中医内科学教学医案选编

第二版

主 编 陈会君

全国百佳图书出版单位

中国中医药出版社

·北 京·

图书在版编目（CIP）数据

中医内科学教学医案选编／陈会君主编．--2 版．

北京：中国中医药出版社，2024.8.

--ISBN 978-7-5132-8829-3

Ⅰ．R25

中国国家版本馆 CIP 数据核字第 2024PA2377 号

中国中医药出版社出版

北京经济技术开发区科创十三街 31 号院二区 8 号楼

邮政编码　100176

传真　010-64405721

山东润声印务有限公司印刷

各地新华书店经销

开本 710×1000　1/16　印张 23　字数 451 千字

2024 年 8 月第 2 版　2024 年 8 月第 1 次印刷

书号　ISBN 978-7-5132-8829-3

定价　89.00 元

网址　www.cptcm.com

服 务 热 线　010-64405510

购 书 热 线　010-89535836

维 权 打 假　010-64405753

微信服务号　zgzyycbs

微商城网址　https://kdt.im/LIdUGr

官 方 微 博　http://e.weibo.com/cptcm

天猫旗舰店网址　https://zgzyycbs.tmall.com

如有印装质量问题请与本社出版部联系（010-64405510）

中医内科学教学医案选编

编 委 会

目 录

前　　言

　　本书参考《中医内科学》对疾病的分类和辨证分型，给每个证型配以相应的教学医案，以便加深学习者对中医内科学理论的认识及更好地理论联系实际。书中医案主要出自近现代名中医的临证经验，其次来源于编者的临床积累。每个疾病的编写内容主要分为三部分：第一部分是关于该疾病概念、病因病机、辨证论治的简要概述；第二部分是针对每个证型选编的临床病案，包括主诉、病史、查体、诊断、治法、方药，并附有按语；第三部分是临证备要。本书可作为中医专业 5 年制、5+3 一体化学生教材补充学习资料使用，也可供研究生入学考试、执业医师考试备考使用，同时可供临床医师参考使用。

　　本书采取分工编写，集中审定的形式完成。本书聘请黑龙江中医药大学周亚滨教授担任主审。其中第一章、第二章由陈会君教授审定，第三章、第四章由张春芳教授审定，第五章到第七章由客蕊教授审定。本书分工：第一章肺系病证由高晶编写，第二章心系病证、第六章气血津液病证由潘立民编写，第三章脾胃病证由徐倩编写，第四章肝胆病证由万冬梅编写，第五章肾系病证、第七章肢体经络病证由翟文姬编写。此外，病案选取和书稿的校对得到了蔡秋杰、赵御凯、董正的大力帮助。

　　本书编写的不当之处，请各位读者提出宝贵意见，以便再版时改正。

陈会君

2024 年 6 月 1 日

第一章　肺系病证

第一节　感　　冒

一、概述

感冒是感受触冒风邪，导致邪犯肺卫，卫表不和的常见外感疾病，临床表现以鼻塞、流涕、喷嚏、咳嗽、头痛、恶寒、发热、全身不适、脉浮为其特征。

【病因病机】感冒是因六淫、时行之邪，侵袭肺卫，以致卫表不和，肺失宣肃而为病。

1. **病因**　外感六淫，风为主因；时行疫毒伤人。

2. **病机**　基本病机是邪犯肺卫，卫表不和。

【辨证论治】

1. **辨证要点**　辨风寒风热；辨不同兼夹；辨偏实偏虚。

2. **治疗原则**　采用解表达邪的治疗原则。风寒证治以辛温发汗；风热证治以辛凉清解；暑湿杂感者，又当清暑祛湿解表。

3. **证治分类**

（1）风寒束表证

治法：辛温解表。

方药：荆防达表汤或荆防败毒散加减。

（2）风热犯表证

治法：辛凉解表。

方药：银翘散或葱豉桔梗汤加减。

（3）暑湿伤表证

治法：清暑祛湿解表。

方药：新加香薷饮加减。

（4）气虚感冒

治法：益气解表。

方药：参苏饮加减。

（5）阴虚感冒

治法：滋阴解表。

方药：加减葳蕤汤化裁。

二、临床病案举隅

（一）风寒束表证

穆某，女，24岁，学生。2012年11月5日初诊。

主诉：畏寒，发热，头痛5日。

病史：近5年来经常鼻塞头痛，每于冬令时症状明显，近2日来鼻塞头痛如蒙，周身头痛，以腰脊为甚，无汗恶寒，二便正常。

查体：体温38.6℃，舌苔薄白而润，脉浮紧。

中医诊断：感冒（风寒证）。

西医诊断：流行性感冒。

治法：辛温解表。

方药：荆防败毒散加减。

荆芥12g，防风10g，茯苓12g，川芎6g，白芷10g，羌活10g，独活10g，柴胡10g，前胡10g，枳壳10g，桔梗10g，甘草6g。2剂，水煎服。

上方服药2剂，汗出，身痛减轻，继服1剂痊愈。

【按】该患者感受寒邪，寒邪袭表，卫阳被遏，邪正相争出现上述风寒表证，治以辛温解表，宣肺散寒，予荆防败毒散，汗出邪退病愈。

（二）风热犯表证

姜某，女，26岁，公司职员。2013年8月17日初诊。

主诉：鼻塞，流涕，发热头痛3日。

病史：8月13日因天气变化感寒，鼻塞流清涕，头稍痛，因工作忙而未在意，今起发热汗出，微恶寒鼻塞流浊涕，口渴欲饮，咽喉肿痛，咳嗽咳黄稠痰，小便黄，大便秘结。

查体：体温39.6℃，咽部充血，扁桃体Ⅱ度肿大，无脓点，舌苔薄黄，脉浮数。

中医诊断：感冒（风热证）。

西医诊断：流行性感冒。

治法：辛凉解表。

方药：银翘散加减。

金银花 15g，连翘 15g，竹叶 10g，牛蒡子 10g，薄荷 6g，瓜蒌 12g，贝母 10g，黄芩 10g，板蓝根 30g，射干 10g，桔梗 10g，芦根 10g，甘草 6g。3 剂，水煎服。

服药 3 剂后诸症消失而痊愈。

【按】该患者外感风热乃由外感风寒，留连日久，郁里化热所致。治宜辛凉解表，宣肺散热，予银翘散加减，因热甚加黄芩、板蓝根清热，咽喉肿痛加射干利咽解毒，痰黄稠加瓜蒌清热化痰，方药对症，服药后邪退病愈。（《中医内科学教学病案精选》）

（三）暑湿伤表证

病案一　刘某，男，40 岁，教师。2013 年 6 月 18 日初诊。

主诉：头痛，身热，汗出 4 日。

病史：6 月 15 日因天气变化，炎热，回家后出现头痛，头重，周身酸痛，恶风，胸闷恶心，身热，小便黄。

查体：体温 38.5℃，舌苔薄黄，脉浮数。

中医诊断：感冒（暑湿证）。

西医诊断：流行性感冒。

治法：清暑祛湿解表。

方药：新加香薷饮加减。

金银花 12g，连翘 10g，香薷 12g，厚朴 10g，扁豆 12g，芦根 12g，黄连 3g，藿香 10g，佩兰 10g，苍术 10g，滑石 18g，甘草 3g。煎后冷服。

服药后可喝藿香正气水 1 支，第 2 日可感症轻，体温降至 37℃再服 1 剂可痊愈。

【按】暑月劳累，感受暑热之邪，发病急，症情明显，即给 1 剂新加香薷饮清暑泄热。方中香薷味辛微温，有解表祛暑之功；金银花、连翘、芦根、黄连清热解毒除烦；用六一散清心利尿祛暑；加苍术、藿香、佩兰、厚朴、扁豆和中化湿，助香薷以解在表之暑邪。服药后身热减退，再服 1 剂即病愈。

病案二　刘某，女，38 岁。2006 年 5 月 17 日初诊。

主诉：发热伴头痛 3 日。

病史：患者 3 日前受风后出现发热，乏力，怕冷，咳嗽，头部胀痛跳痛不能忍，伴有项背的酸痛，无鼻流涕，体温 37.6℃，在门诊给予静滴清开灵、太极通天液、泰诺等，发热稍退，头痛不减，遂来门诊就诊。

查体：舌红，苔黄腻，脉浮数。

中医诊断：感冒（湿热证）。

西医诊断：上呼吸道感染。

治法：芳香辛散，宣化表里湿邪。

方药：三仁汤加减。

杏仁 10g，生薏苡仁 30g，白蔻仁 10g，法半夏 10g，淡竹叶 10g，青蒿 10g，苍耳子 10g，通草 10g，滑石 20g，甘草 6g，猪苓 15g，葛根 30g，菊花 15g。3剂，水煎服，日 1 剂。

【按】本病既有湿郁卫分之表证，又有湿遏气机之里证。故用杏仁轻宣肺气；白豆蔻、半夏芳香化浊；考虑本证有化热之势，故用淡竹叶、滑石。复诊时湿热已化，则应以淡渗利湿为主。（《刘仕昌医案》）

（四）气虚感冒

病案一　张某，女，60 岁，退休工人。2013 年 10 月 18 日初诊。

主诉：畏风，汗出，发热，头痛 3 日。

病史：平素体弱易感冒，10 月 14 日因疲劳受寒，出现恶寒发热，无汗，头痛身楚，咳嗽，痰白，舌淡苔白，脉浮而无力。

查体：体温 38.4℃，舌淡红，脉微浮。

中医诊断：感冒（气虚证）。

西医诊断：流行性感冒。

治法：益气解表。

方药：参苏饮加减。

人参 9g，甘草 6g，紫苏叶 9g，葛根 9g，前胡 9g，半夏 9g，陈皮 6g，枳壳 6g，桔梗 6g，木香 6g，茯苓 9g。3 剂，水煎服。

服药 3 剂后诸症消失而痊愈。

【按】该患者平素气虚卫弱，风寒乘袭，气虚无力达邪。治宜益气解表，方用参苏饮加减。方中人参多用党参代替，茯苓、甘草益气、扶正祛邪，紫苏叶、葛根疏风解表，前胡、桔梗、枳壳、木香、半夏、陈皮宣肺理气、化痰止咳。方药对症，服药后邪退病愈。

病案二　张某，女，65 岁。2005 年 7 月 18 日初诊。

主诉：感冒 1 个半月。

病史：患者平素体弱易感冒，且不易愈。1 个半月前因外出汗出受风遇冷后感冒，出现怕风，怕冷，汗出，手怕冷水，当时略有发热，用西药（具体不详）后，发热退，但畏风寒一直不减，故前来求中医治疗。

查体：面色略显苍白，舌淡红，苔薄白腻，脉缓。

中医诊断：感冒（气虚营卫不足证）。

西医诊断：上呼吸道感染。

治法：益气固表，调和营卫。

方药：桂枝汤合玉屏风散加减。

桂枝 10g，白芍 10g，炙甘草 5g，白术 10g，大枣 3 枚，藿香 10g，滑石 10g，生黄芪 10g，防风 6g，生姜 3 片。7 剂，水煎服，日 1 剂。

【按】虚人感冒夹湿，治疗以桂枝汤调和营卫，玉屏风散益气祛风，加藿香、滑石芳香化湿泄热。药味精简，标本同治，切中病机，功效显著。（《陈瑞春医案》）

（五）阴虚感冒

李某，女，35 岁，公务员，2013 年 6 月 11 日初诊。

主诉：恶寒，身热，咳嗽 4 日。

病史：6 月 7 日因天气变化，外受风热，回家后出现身热，微恶风寒，少汗，头昏，心烦，口干，干咳少痰，舌红少苔，脉细数。

查体：体温 38.1℃，舌苔薄黄，脉浮数。

中医诊断：感冒（阴虚证）。

西医诊断：流行性感冒。

治法：滋阴解表。

方药：加减葳蕤汤化裁。

玉竹 8g，甘草 2g，豆豉 12g，薄荷 5g，葱白 9g，桔梗 5g，白薇 3g，红枣 2 枚。

【按】该患者素体阴虚津少，感受风热之邪，表卫失和，津液不能作汗，症情明显，方用加减葳蕤汤化裁。方中玉竹滋阴生津以助汗源；葱白、豆豉、桔梗、薄荷解表散邪；白薇清热养阴，清而能透；大枣、甘草甘润和中，可助玉竹之养阴。全方解表而不伤阴，滋阴而不留邪，服药后邪退病愈。

三、临证备要

（1）治疗禁忌。临床当辨清病邪之性质，若风寒之候误用辛凉，汗不易出，病邪难以外达，反致不能速解，其或发生变证；而风热之证误用辛温，则有助热燥液动血之弊，或引起传变。除虚体感冒兼顾扶正补虚外，一般均忌用补敛之品，以免留邪。

（2）寒热二证不显著，可予辛平轻剂。感冒轻证，或初起偏寒偏热俱不明显，仅稍有恶风，微热，头胀，鼻塞者，可予辛平轻剂，疏风解表，药用桑叶、薄荷、防风、荆芥等微辛轻清透邪。

（3）寒热杂见者当温凉合用。若风寒外感，表尚未解，内郁化热，或肺有蕴热，复感风寒之证，可取温清并施。辛温与辛凉合用，解表清里，宣肺清热。还需根据寒热的主次及其演变，适当配伍，方如麻杏石甘汤、大青龙汤。

（4）对有并发症和夹杂症者应适当兼顾。感冒病在卫表，一般无传变，但老人、婴幼儿体弱或感受时邪较重者，可见化热入里犯肺，逆传心包（如并发肺炎，流感的肺炎型、中毒型）的传变过程，当以温病辨治原则处理。原有宿疾，再加新感，当据其标本主次，适当兼顾。小儿感冒易夹惊夹食。夹惊者酌配钩藤、薄荷、蝉蜕、僵蚕、石决明等息风止痉；夹食者加神曲、山楂、莱菔子、谷芽、麦芽等消导之品。

第二节　咳　　嗽

一、概述

咳嗽指肺失宣降，肺气上逆作声，咯吐痰液而言，为肺系疾病的主要证候之一。分别言之，有声无痰为咳，有痰无声为嗽，一般多为痰声并见，难以截然分开，故以咳嗽并称。

【病因病机】咳嗽的病因有外感、内伤两大类。外感咳嗽为六淫外邪侵袭肺系；内伤咳嗽为脏腑功能失调，内邪干肺。不论邪从外入，或自内而发，均可引起肺失宣肃，肺气上逆作咳。

1. **病因**　外感六淫；内邪干肺。

2. **病机**　咳嗽的主要病机为邪犯于肺，肺气上逆。

【辨证论治】

1. **辨证要点**　辨外感内伤；辨证候虚实。

2. **治疗原则**　咳嗽的治疗应分清邪正虚实。外感咳嗽，多为实证，应祛邪利肺，按病邪性质分风寒、风热、风燥论治。内伤咳嗽，多属邪实正虚。标实为主者，治以祛邪止咳；本虚为主者，治以扶正补虚。

3. **证治分类**

（1）外感咳嗽

①风寒袭肺证

治法：疏风散寒，宣肺止咳。

方药：三拗汤合止嗽散加减。

②风热犯肺证

治法：疏风清热，宣肺止咳。

方药：桑菊饮加减。

③风燥伤肺证

治法：疏风清肺，润燥止咳。

方药：桑杏汤加减。

（2）内伤咳嗽

①痰湿蕴肺证

治法：燥湿化痰，理气止咳。

方药：二陈平胃散合三子养亲汤加减。

②痰热郁肺证

治法：清热肃肺，豁痰止咳。

方药：清金化痰汤加减。

③肝火犯肺证

治法：清肺泻肝，顺气降火。

方药：黛蛤散合加减泻白散加减。

④肺阴亏耗证

治法：滋阴润肺，化痰止咳。

方药：沙参麦冬汤加减。

二、临床病案举隅

（一）风寒袭肺证

张某，男，42 岁，干部。1936 年 3 月 18 日就诊。

主诉：咳嗽 1 个月，加剧 3 日。

病史：2 月中旬起咳嗽数日。3 月 15 日以来咳嗽加剧，复增恶寒，发热，汗少，鼻塞，咽痛，咳引胸痛，咯痰黏白呈泡沫状，痰内混有黄稠块，口干不欲饮，大便隔日而解。经注射青霉素、口服止咳药均无效，来门诊求治。

查体：体温 38.5℃，听诊两肺无明显异常，胸部 X 线（-），脉浮滑数，舌淡，苔薄白。

中医诊断：咳嗽（风寒袭表，痰浊闭肺证）。

西医诊断：上呼吸道感染。

治法：疏风散寒，宣肺化痰。

方药：三拗汤加味。

麻黄 5g，杏仁 10g，甘草 3g，桂枝 3g，全瓜蒌 15g，鱼腥草 30g。3 剂。

服药 3 剂后汗出热退，咳嗽仍阵作，去桂枝继服 3 剂，咳止，大便通畅，病情转愈。

【按】咳嗽病无论从中医"病名"角度，还是从西医"症状"而言，其临床发病率可谓诸病种或诸症状之最，咳嗽数周不愈，常属多见。自古以来，咳嗽难治。张三锡曰"百病唯咳嗽难治"。三拗汤出自《太平惠民和剂局方》，由仲景麻黄汤化裁而来，具有发散风寒、止咳平喘之功，用于外感风寒，鼻塞，胸闷短气，咳喘痰多。盖言外感咳嗽为感受外邪，导致肺气失宣而病发咳嗽，因而治疗上则宜采用"宣通肺气，疏散外邪"的方法，因势利导，则邪去正安。该方以麻黄宣肺散寒，杏仁、甘草宣肺化痰止咳；加入鱼腥草辛而微寒，既能化痰止咳，又解肺经热毒；瓜蒌宽胸、利气、润肺、通便。资料表明鱼腥草对慢性支气管肺炎疗效显著，与三拗汤相伍一温一微寒，既无温燥之弊，又无苦寒之过，却能相得益彰，大有启门驱贼之势，使客邪易散，肺气安宁，于风寒、风热咳嗽用之颇益。（《中医内科学教学病案精选》）

（二）风热犯肺证

病案一　患者林某，21 岁，男，汉族，未婚，医务人员。

主诉：咳嗽 3 周。

病史：患者于 3 周前开始感咽部不适伴干咳，3 日后咳嗽加剧，痰少，性黏不易咳出，呈灰白色混浊，伴气喘，夜间咳嗽更甚，一躺下就阵发性剧烈咳嗽，严重影响睡眠，畏寒微热，口干面红，咽喉不利，疲乏无力，食欲不振，大便秘结，小便短赤。

查体：舌质红，苔薄黄，舌面少津。脉浮滑数。体温 37.5℃，脉率 88 次/分，呼吸 24 次/分，咽部渐红，双肺呼吸音粗糙，散在少许干性啰音。

中医诊断：咳喘（风热犯肺，肺阴虚证）。

西医诊断：急性支气管炎。

治法：清热解表，宣肺平喘，补养气阴。

方药：麻杏石甘汤合生脉汤加减。

麻黄 6g，杏仁 9g，石膏 24g，太子参 15g，沙参 15g，麦冬 15g，黄芪 15g，百部 15g，金银花 15g，连翘 15g，蒲公英 15g，鱼腥草 30g，甘草 3g。水煎服，先服 1 剂。

二诊：上药服后当晚即见明显效果，咳嗽明显减轻，气道通畅，能平卧入睡，畏寒发热消失，照上方再开 3 剂。

【按】风热犯肺，肺失清肃。治当清热解表，宣肺平喘，补养气阴。太子参、沙参益气养阴，麦冬清热养阴，润肺生津。补润合用。（《中医药学临床验案范例》）

病案二 李某，女，26 岁。2012 年 8 月 4 日初诊。

主诉：咳嗽 20 余日。

病史：20 余日前，受凉感冒后，体温升高，汗多发热，胸中热感，不能食，口渴欲饮，咳嗽全身乏力，四肢倦怠，咳痰少许。

查体：面色红润，额部有汗，汗多，咳嗽声重浊。口干苦欲饮，痰色稍黄，咽红，咽痒、鼻塞、流涕，大便干，脉浮数，舌质红，舌苔薄黄。

中医诊断：咳嗽（外感风热证）。

西医诊断：慢性支气管炎。

治法：辛凉解表，宣肺止嗽。

方药：桑菊饮加减。

金银花 20g，连翘 12g，竹叶 15g，淡豆豉 12g，薄荷 12g，桑叶 12g，菊花 15g，黄芩 12g，栀子 10g，麻黄 6g，生石膏 30g，杏仁 12g，前胡 15g，枇杷叶 15g，浙贝母 20g，鱼腥草 30g。4 剂，水煎服，日 1 剂。

二诊：咳嗽、咳痰消失，体力恢复，仅少许口干欲饮，发热伤阴。处方：北沙参 12g，太子参 10g，川贝母 12g，麦冬 12g，梨皮 12g，枇杷叶 15g，前胡 15g。3 剂，水煎服，日 1 剂。

【按】风热外感治以辛凉，解表宣肺，是为常法。后期如是阴伤，自应养阴润肺。（《许建中医案》）

（三）风燥伤肺证

病案一 陈某，男，8 岁。

主诉：咳嗽 20 余日。

病史：患儿阵阵干咳已 20 余日，于 1963 年 8 月 26 日来诊治。

初为白天频频作咳，服西药后症减，但晨起及夜间醒后仍频咳不止。体温不高，食欲减退，口不干，二便自调。

查体：扁桃体肿大，两肺基底部可闻粗湿啰音，舌苔中心淡黄，边薄白，脉细数。

中医诊断：咳嗽（外感燥邪证）。

西医诊断：咳嗽。

治法：清燥止咳。

方药：清燥止咳方（自拟）。

　　沙参 9g，知母 6g，浙贝母 6g，白芍 9g，梨皮 5g，杏仁泥 4.5g，橘红 4.5g，旋覆花 6g（包），南苏子 4.5g，生姜 1.5g，甘草 2.4g，紫菀 4.5g。7 剂，水煎服。

　　上方每日 1 剂。4 日后咳大减，左肺啰音消失。原方再进 4 剂，干咳全平，肺部啰音完全消失。

　　【按】风燥伤肺，肺失清润。杏仁、橘红宣肺化痰止咳；旋覆花、南苏子、紫菀肃肺止咳；沙参、知母、浙贝母、白芍、梨皮、芦根生津润燥；生姜、甘草调和诸药。（《叶心清医案选》）

　　病案二　朱某，女，39 岁。2012 年 3 月 3 日初诊。

　　主诉：咳嗽，咳痰 1 周。外感后加重 4 日。

　　病史：无明显诱因出现咳嗽，咳痰，痰不易咳出，外感后加重，现晨起咳稍重，黄痰。

　　查体：舌暗红苔黄厚，脉细。

　　中医诊断：咳嗽（风燥犯肺证）。

　　西医诊断：上呼吸道感染。

　　治法：清燥润肺，化痰止咳。

　　方药：清燥救肺汤加减。

　　麦冬 30g，半夏 10g，枇杷叶 30g，杏仁 15g，甘草 20g，紫菀 20g，生石膏 10g，桑叶 25g，拳参 20g，沙参 30g，炙麻黄 5g，穿山龙 30g。7 剂，水煎服，日 1 剂。

　　【按】本例为风燥犯肺，入里化热，灼津生痰。故治以清燥润肺，化痰止咳。方用清燥救肺汤加减。桑叶清肺润燥，使燥邪去而津液得复；炙麻黄宣肺平喘；燥郁肺经气分伤津化热，故用石膏清气分郁热，麦冬、沙参养阴清热生津。热与痰结故用拳参、穿山龙清热化痰而不苦燥，杏仁、枇杷叶、紫菀润肺降气止咳，少佐半夏燥湿化痰，又防寒药伤中生湿。（《带教医案实录》）

（四）痰湿蕴肺证

　　病案一　刘某，女，40 岁，教师。2013 年 6 月 9 日初诊。

　　主诉：咳嗽痰多 3 年，加重 1 日。

　　病史：咳嗽反复发作，咳声重浊，痰多，痰出咳平，痰黏腻色白，每于早晨或食后则咳甚痰多，进甘甜油腻食物加重，胸闷脘痞，呕恶食少，体倦，大便时溏。

　　查体：脉濡滑，舌淡，苔白腻，胸部 X 线：慢性支气管炎。

　　中医诊断：咳嗽（痰湿证）。

西医诊断：慢性支气管炎。

治法：燥湿化痰，理气止咳。

方药：二陈汤加减。

法半夏 15g，陈皮 15g，茯苓 9g，苍术 9g，厚朴 10g，杏仁 12g，紫菀 9g，款冬花 10g，党参 12g，白术 13g，苏子 9g，白芥子 10g。7 剂，日 1 剂，分早晚服。

【按】脾虚健运失常，痰湿内生，上渍于肺，阻碍气机，致咳嗽，气喘，颜面浮肿，痰白而黏量多。"脾为生痰之源，肺为贮痰之器"即指此类证候，健脾益气以治本，利气化痰以治标，标本同治而取效。

病案二　张某，男，75 岁。

主诉：咳嗽 10 年，近 1 周加重。

病史：吸烟 40 年，近 10 年来每逢冬季，咳嗽白痰，近 1 周来受凉，咳喘，胸闷加重，下午低热，夜间咳嗽频数，气短不能平卧。

查体：面色无华，张口抬肩，脉弦数，舌少津，舌暗红，苔薄白。

中医诊断：咳嗽（痰湿蕴肺证）。

西医诊断：慢性支气管炎并肺气肿。

治法：清肺化痰，平喘止咳。

方药：银翘散合射干麻黄汤加减。

防风 15g，荆芥 12g，牛蒡子 12g，金银花 20g，连翘 12g，竹叶 12g，菊花 15g，薄荷 12g，麻黄 10g，杏仁 10g，生石膏 20g，射干 12g，百部 12g，款冬花 15g，川贝母 15g，紫菀 12g，鱼腥草 30g。4 剂，水煎服，日 1 剂。

【按】本案为慢性支气管炎并肺气肿，久不愈，外邪侵袭，内外合邪，痰湿蕴肺所致急性发作，首先疏散外邪，或标本兼治，以疏风解表，兼清肺利痰平喘。（《熊魁梧医案》）

病案三　李某，男，56 岁。2000 年 11 月 12 日初诊。

主诉：咳嗽伴喘息 5 个月余。

病史：患者咳嗽，甚则喘息，反复发作 8 年，且每遇寒加重。此次发作已经 5 个月余，经多方治疗，大量使用抗生素，效果不显著，故前来寻中医治疗。

查体：舌质淡，舌苔白滑，脉沉弦略迟。

中医诊断：咳嗽（痰湿蕴肺证）。

西医诊断：肺炎。

治法：温阳涤饮，降气化痰。

方药：二陈汤加减。

茯苓 30g，肉桂 9g，焦白术 10g，法半夏 12g，橘红 12g，炙款冬花 15g，北细辛 1.5g，炙百部 15g，炙甘草 6g。7 剂，水煎服，日 1 剂。

【按】二陈汤之意化痰和中，肉桂、细辛温阳化饮，橘红、半夏、款冬花、百部止咳化痰。[《中医内科学（案例版）》]

（五）痰热郁肺证

病案一　李某，女，26岁，学生。2013年10月8日初诊。

主诉：咳嗽，痰少，咽干1周。

病史：10月1日起咳嗽，气息粗促，喉中有痰声，痰稠黄，咳吐不爽，胸胁胀满，咳时引痛，面赤，口干而黏，欲饮水，口服西药无效，遂来院进行治疗。

查体：舌质淡红，苔薄黄。脉滑数。

中医诊断：咳嗽（痰热郁肺证）。

西医诊断：上呼吸道感染。

治法：清热肃肺，豁痰止咳。

方药：清金化痰汤加减。

黄芩30g，山栀子15g，知母14g，桑白皮15g，杏仁4.5g，贝母13g，瓜蒌15g，海蛤壳15g，竹沥12g，半夏45g，射干14g。7剂，水煎服，日1剂。

【按】痰热壅肺，肺失肃降，黄芩、山栀、知母、桑白皮清泄肺热；杏仁、贝母、瓜蒌、海蛤壳、竹沥、半夏、射干清肺化痰。清热与化痰并重，标本同治，清化之中兼理气，使热清火降，气顺痰消。

病案二　王某，女，33岁。2013年3月23日初诊。

主诉：患者感冒1周，咳嗽3日。

病史：咳嗽有痰，黄白相间，咽略干，不畏寒。

查体：舌红苔白，脉弦滑略数。

中医诊断：咳嗽（痰热蕴肺证）。

西医诊断：上呼吸道感染。

治法：清热化痰，肃肺止咳。

方药：清金化痰汤加减。

半夏15g，陈皮15g，泽漆15g，金银花15g，桔梗15g，枇杷叶30g，黄芩25g，甘草15g，沙参25g，瓜蒌15g，款冬花20g，紫菀20g。7剂，水煎服，日1剂。

复诊：咳嗽好转，少量黄痰，足下冷。舌红苔白脉滑。处方：上方加细辛3g，百合30g。7剂，水煎服，日1剂。

【按】本例为感受风寒，表证已解，邪气入里化热结于肺经气分，而生痰热，痰重热轻，津液不足。故用黄芩、金银花清泄肺热，泽漆、瓜蒌清热化痰，半夏、陈皮燥湿化痰理气，桔梗、枇杷叶、款冬花化痰止咳，沙参养阴润肺，甘

草健脾和中。二诊痰热减轻，下焦有寒，故加细辛温里散寒，百合养阴润肺止咳。(《带教医案实录》)

(六) 肝火犯肺证

赵某，女，30 岁，职员。2013 年 9 月 13 日初诊。

主诉：咳嗽，气喘 16 日。

病史：9 月 10 日起咳嗽气喘，烦热口苦。常感痰滞咽喉而咳之难出，量少质黏，胸胁胀痛，咳时引痛，症状可随情绪波动而增减。

查体：面红目赤，脉象弦数，舌苔薄黄少津。

中医诊断：咳嗽 (肝火犯肺证)。

西医诊断：上呼吸道感染。

治法：清肝泻肺，顺气降火止咳。

方药：泻白散加味。

桑白皮 10g，知母 10g，地骨皮 10g，桔梗 9g，黄芩 10g，甘草 6g，陈皮 10g，柴胡 7g，生地黄 15g，沙参 15g，川贝母 10g，百合 30g，代赭石 9g，青皮 10g。日 1 剂，分早晚服。服 9 剂。

【按】此证系肝气郁结化火，上逆侮肺，肺失清肃，故气逆咳嗽；木火刑金，肺络损伤则咳吐鲜血或痰中带血。治以清肺平肝，顺气降火之法而病愈。方中并无止咳平喘之品，所谓治病必求其本也。

(七) 肺阴亏耗证

赵某，女，5 岁半。1987 年 3 月 26 日初诊。

主诉：咳嗽 2 年。

病史：患儿咳嗽已 2 年，初起第 1 年咳嗽极密，近 1 年稍轻，但仍大咳，以早晚为多，痰少，无明显发喘，2 年来常反复发热，胃口不好，日夜汗均多。

查体：精神好，营养中，咽红，双侧扁桃体Ⅰ度肿大，微红，颈淋巴结如蚕豆大，曾拍胸部 X 线只发现肺门有钙化灶，1 : 2000 结核菌素试验阴性，舌质稍红，苔薄白，脉细。

中医诊断：久咳 (肺阴虚证)。

西医诊断：慢性咽炎-支气管炎。

治法：养阴润肺，止咳化痰。

方药：沙参麦冬汤加减。

青黛 3g，海蛤壳 15g，沙参 15g，麦冬 10g，五味子 8g，茯苓 15g，白芍 15g，甘草 5g。7 剂，水煎服，日 1 剂。

4月2日二诊：诊后咳减，但3日前夜间曾咳嗽3~4小时，并少许喘。之后近2日咳继续减少，体检患儿精神好，舌质稍红，苔微黄。守上方加百部10g，麻黄4g。

【按】肺阴亏虚，虚热内灼，肺失润降。方选沙参麦冬汤加减。本方有甘寒养阴、润燥生津之功，可用于阴虚肺燥，干咳少痰。沙参、麦冬、滋养肺阴；白芍补虚，五味子敛肺、茯苓健脾；海蛤壳、青黛清热凉血化痰。（《中国当代名医医案医话选》）

三、临证备要

（1）治疗禁忌。外感咳嗽忌用敛肺、收涩的镇咳药，误用则致肺气郁遏不得宣畅，不能达邪外出，邪恋不去，反而久咳伤正。必须采用宣肃肺气、疏散外邪治法，因势利导，邪去则正安。内伤咳嗽忌用宣肺散邪法。误用每致耗损阴液，伤及肺气，正气愈虚。必须注意调护正气，即使虚实夹杂，亦当标本兼顾。

（2）注意审证求因，切勿见咳止咳。咳嗽是人体祛邪外达的一种病理表现，治疗绝不能单纯地见咳止咳，必须按照不同的病因分别处理。一般来说，咳嗽的轻重可以反映病邪的微甚，但在某些情况下，因正虚不能祛邪外达，虽咳轻微，但病情却重，应加警惕。

（3）病有治上、治中、治下的区分。治上者，指治肺，主要有温宣、清肃两法，直接针对咳嗽主病之脏施治。治中者，指治脾，即健脾化痰和补脾养肺等法。健脾化痰适用于痰湿偏盛，标实为主，咳嗽痰多者；补脾养肺适用于脾虚肺弱，脾肺两虚，咳嗽神疲食少者。治下者治肾，咳嗽日久，咳而气短，则可考虑用治肾（益肾）的方法。总之，治脾治肾是通过治疗他脏以达到治肺目的的整体疗法。

第三节　哮　病

一、概述

哮病是一种发作性的痰鸣气喘疾患。发时喉中有哮鸣声，呼吸气促困难，甚则喘息不能平卧。

【病因病机】哮病的发生为痰伏于肺，每因外邪侵袭、饮食不当、情志刺激、体虚劳倦等诱因引动而触发，以致痰壅气道，肺气宣降功能失常。

1. **病因**　外邪侵袭；饮食不当；情志刺激；体虚病后。

2. **病机**　哮病的发生是由于脏腑功能失调，津液凝聚成痰，伏藏于肺，成为发病的潜在"夙根"，因各种诱因如气候、饮食、情志、劳累等诱发，这些诱因每多错杂相关，其中尤以气候变化为主。

【辨证论治】

1. **辨证要点**　哮病总属邪实正虚之证。发时以邪实为主，当分寒、热、寒包热、风痰、虚哮五类，注意是否兼有表证。而未发时以正虚为主，应辨阴阳之偏虚，肺、脾、肾三脏之所属。若久发正虚，虚实错杂者，当按病程新久及全身症状辨别其主次。

2. **治疗原则**　当宗丹溪"未发以扶正气为主，既发以攻邪气为急"之说，以"发时治标，平时治本"为基本原则。

3. **证治分类**

（1）发作期

①寒哮证

治法：宣肺散寒，化痰平喘。

方药：射干麻黄汤或小青龙汤加减。

②热哮证

治法：清热宣肺，化痰定喘。

方药：定喘汤或越婢加半夏汤加减。

③寒包热哮证

治法：解表散寒，清化痰热。

方药：小青龙加石膏汤或厚朴麻黄汤加减。

④风痰哮证

治法：祛风涤痰，降气平喘。

方药：三子养亲汤加味。

⑤虚哮证

治法：补肺纳肾，降气化痰。

方药：平喘固本汤加减。

附：喘脱危证

治法：补肺纳肾，扶正固脱。

方药：回阳急救汤合生脉饮加减。

（2）缓解期

①肺脾气虚证

治法：健脾益气，补土生金。

方药：六君子汤加减。

②肺肾两虚证

治法：补肺益肾。

方药：生脉地黄汤合金水六君煎加减。

二、临床病案举隅

（一）发作期

1. 寒哮证

病案一　刘某，女，20 岁。2013 年 9 月 18 日初诊。

主诉：反复发作咳喘哮鸣 5 年，加重 1 周。

病史：患者 5 年以来反复发作咳喘，每遇受凉即发，诊断为"支气管哮喘"，每次发作经用西药平喘药、抗生素、激素以及对症处理才能控制及缓解，近半年来发作频繁。1 周前因气候骤变，疲劳着凉致旧恙发作，西药治疗无效，故来求治。诊见咳嗽气喘，不能平卧，咯吐白色泡沫痰，渴喜热饮，形寒怕冷，受寒易发，面色青晦，痰量较多，喉间哮鸣有声，二便正常。

查体：呼吸稍促，口唇紫绀，舌苔白滑，脉弦紧或浮紧。

听诊：两肺闻及哮鸣音，心率 95 次/分，律齐，舌苔白滑，脉弦紧或浮紧。胸部 X 线：两肺纹理增多，增粗。提示支气管哮喘。

中医诊断：哮病（寒哮证）。

西医诊断：支气管哮喘。

治法：宣肃化痰，泻肺平喘。

方药：射干麻黄汤。

杏仁 10g，炙麻黄 5g，干地龙 10g，炙僵蚕 10g，半夏 10g，射干 10g，白芍 30g，葶苈子 25g，细辛 3g，生黄芪 15g，炙甘草 3g。5 剂，水煎 2 次，早晚各 1 次。

【按】方中麻黄辛温，是肺经专药，无汗表实而喘宜生用，以宣肺发汗平喘；有汗表虚而喘宜蜜炙，以润肺止咳定喘；射干利咽消痰结；麻黄与射干相配，取其虫类可除风之共性，以除哮喘之风根。杏仁、半夏、葶苈子化痰降气平喘；地龙、炙僵蚕祛风、化痰、通络；白芍、生黄芪和养气血；细辛温肺化饮；炙甘草调和诸药。诸药相配具有宣肺化痰、泻肺平喘之功。

病案二　陈某，女，75 岁。2013 年 10 月 21 日初诊。

主诉：哮喘病 10 年，10 日前因感冒复发。

病史：患者于 10 日前感冒，微咳，静脉滴注先锋霉素 6 日未缓解，微咳，痰多不易咳出，欲呕，甚则喘息不得卧，畏寒，无热，无汗。

查体：舌暗苔白，脉弦细。

中医诊断：哮证（冷哮证）。

西医诊断：哮喘。

治法：解表散寒，温肺化饮。

方药：小青龙汤合二陈汤加减。

半夏 15g，陈皮 20g，泽漆 20g，炙麻黄 7.5g，桂枝 10g，生白芍 15g，干姜 5g，细辛 5g，甘草 15g，五味子 5g。7 剂，水煎服，日 1 剂。

【按】本例为哮喘发作期，由外感风寒引动伏饮，即外寒内饮证。诸药相合，使风寒去，内饮除，肺之宣降复常则喘咳自止。（《带教医案实录》）

病案三　高某，女，37 岁。2012 年 4 月 23 日初诊。

主诉：咳喘多年，近 1 周加重。

病史：患者幼年肺炎，治愈后，长期遗留咳嗽，不愈。4 岁起呼吸不畅，气促，睡眠中常有喘鸣，近 1 周咳喘发作。

查体：咳嗽，咳喘，咳白色痰少许，全身倦怠，食纳差，身体消瘦，月经正常。面色无华，胸廓呈桶状，脉浮数，舌红暗，苔薄白。

中医诊断：哮证（寒哮证）。

西医诊断：支气管哮喘。

治法：辛温解表，温化寒痰，宣肺平喘。

方药：小青龙汤合射干麻黄汤加减。

防风 15g，荆芥 12g，苏叶 15g，葱白 6g，干姜 10g，桂枝 10g，炒白芍 12g，炙甘草 12g，牛蒡子 12g，厚朴 12g，细辛 3g，五味子 10g，麻黄 10g，杏仁 12g，射干 12g，瓜蒌 15g，鱼腥草 20g，板蓝根 20g。5 剂，水煎服，日 1 剂。

【按】久病寒喘，正虚邪实，反复发作，发作时，宜先治标兼顾扶正。喘止邪消，则宜扶正固本，少佐祛邪。一旦外邪内饮全部消除，则宜专补脾肾，稍佐活血化瘀，以防久病入络。（《许建中医案》）

2. 热哮证

刘某，男，34 岁，工人。1990 年 11 月 7 日初诊。

主诉：哮喘反复发作 4 年，加重 1 个月。

病史：哮喘反复发作 4 年余，近 1 个月来持续频繁发作。喉中作水鸡声，痰鸣喘咳，气急，咯黄色黏痰，排吐不利，胸部闷痛，咳则尤甚，咽干作痒，口干，烦热，面赤自汗，口唇、指端微绀。

查体：舌苔黄腻，质红，脉滑数。

中医诊断：哮病（热哮证）。

西医诊断：支气管哮喘。

治法：清热宣肺，化痰平喘。

方药：定喘汤。

蜜炙麻黄 6g，炒黄芩 10g，知母 10g，桑白皮 10g，光杏仁 10g，法半夏 10g，海浮石 10g，芦根 20g，射干 6g，广地龙 10g，金荞麦根 15g，南沙参 10g。7 剂，水煎服。

11 月 14 日二诊：药服 3 日哮喘即告减轻，痰易咳出，连服 1 周，喘平，咽痒，面赤自汗，胸部闷痛俱见消失。但有干咳，咳痰质黏，咽部干燥，唇红。痰热郁蒸，耗伤阴津。治宜清化痰热，养阴生津。

处方：蜜炙麻黄 5g，炒黄芩 10g，知母 10g，桑白皮 10g，光杏仁 10g，海浮石 10g，芦根 30g，金荞麦根 15g，天冬 10g，麦冬 10g，南沙参 10g，生甘草 3g，地龙 10g。7 剂，水煎服。药后症状消失，继续调治巩固半个月。

【按】痰热蕴肺，壅阻气道，肺失清肃。麻黄宣肺平喘；黄芩、桑白皮、海浮石、金荞麦清热肃肺；天冬、麦冬、南沙参润肺，并防麻黄过于耗散；地龙清肺平喘；甘草调和诸药，标本同治。（《周仲瑛临床经验辑要》）

3. 寒包热哮证

王某，男，30 岁，工人。2013 年 4 月 20 日初诊。

主诉：反复发作咳喘哮鸣 3 年，加重 1 周。

病史：2000 年以来，喉中哮鸣有声，胸膈烦闷，呼吸急促，喘咳气逆，咳痰不爽，痰黏色黄，烦躁，发热，恶寒，无汗，身痛，口干欲饮，大便偏干，虽在职工医院治疗，但效果不明显，来系统诊治。

查体：急性病容，舌苔白腻罩黄，舌尖边红，脉弦紧。两肺呼吸音粗糙，满布哮鸣音。

中医诊断：哮病（寒包热哮证）。

西医诊断：支气管哮喘。

治法：解表散寒，清化痰热。

方药：小青龙汤加减。

炙麻黄 6g，五味子 10g，干姜 3g，半夏 10g，白芍 12g，炙甘草 3g，细辛 3g，银杏肉 10g，葶苈子 6g，橘红 6g，桑白皮 10g，猪苓 12g，云苓 12g。3 剂，水煎早晚分服。

药后 2 日复诊，喘息未发，全夜安寐，诸症消失。再予原方连服 7 剂，哮喘完全停止，出院。

【按】患者有哮喘病史，反复发作，畏寒肢冷，脉浮紧，诊为素体内有水饮，外有寒邪。投以温肺散寒化痰平喘之小青龙汤。加泻肺利气的葶苈子和化痰祛湿药茯苓、猪苓，银杏肉、桑白皮、半夏、葶苈子、橘红化痰降气平喘；五味子敛肺止咳；麻黄散寒解表；白芍和养气血；细辛、干姜温肺化饮；炙甘草调和诸药。哮喘发作停止。取其"病痰饮者，当以温药和之"之意。

4. 风痰哮证

刘某，女，26 岁。2013 年 7 月 18 日初诊。

主诉：反复发作咳喘哮鸣 3 年，加重 1 周。

病史：患者 2010 年以来反复发作咳喘，喉中痰涎壅盛，声如拽锯，喘急胸满，但坐不得卧，咳痰黏腻难出，多为白色泡沫痰液，无明显寒热倾向，面色青暗，发作前自觉鼻、咽、眼、耳发痒，喷嚏，鼻塞，流涕，胸部憋塞，为求中医系统治疗遂来就诊。

查体：呼吸稍促，舌苔厚浊，脉滑实。听诊：两肺闻及哮鸣音，心率 90 次/分，律齐。

中医诊断：哮病（风痰证）。

西医诊断：支气管哮喘。

治法：祛风涤痰，降气平喘。

方药：三子养亲汤加味。

白芥子 9g，苏子 9g，莱菔子 9g，麻黄 10g，杏仁 8g，僵蚕 8g，厚朴 8g，半夏 9g，陈皮 10g，茯苓 10g。7 剂，水煎服，日 1 剂。

【按】痰浊伏肺，风邪引触，肺气郁闭，升降失司。白芥子温肺利气涤痰；苏子降气化痰，止咳平喘；莱菔子行气祛痰；麻黄宣肺平喘；杏仁、僵蚕祛风化痰；厚朴、半夏、陈皮降气化痰；茯苓健脾化痰。

5. 虚哮证

周某，男，34 岁。1976 年 1 月 24 日初诊。

主诉：哮喘 4 年，日益加重，反复发作。

病史：婴儿时期曾患奶癣。4 年前开始哮喘，每逢春秋必发，且逐年加重，常持续两三个月不见缓解。平时特别怕冷，易感冒，不欲饮水。此次发病起于去秋，迄今时轻时重，曾用多种西药包括激素等治疗未能控制，为求中医系统治疗遂来就诊。

诊查：半夜后哮鸣气急，舌苔薄白，脉细弦。

中医诊断：哮喘（虚证）。

西医诊断：哮喘。

治法：助阳解表蠲饮。

处方：生麻黄 6g，桂枝 6g，生白芍 9g，生甘草 6g，苏子 12g，姜半夏 9g，陈皮 6g，炙细辛 3g，熟附片 12g（先煎），磁石 3g（先煎）。14 剂。

另方：黄芪片 100 片，每日 3 次，每次 5 片。

2月7日二诊：药后哮喘缓解，日来喉间稍有哮喘，胸闷气短，有痰。原方改生麻黄 9g，加局方黑锡丹 6g 分吞，7 剂，水煎服，日 1 剂。

另方：胆荚片（猪胆汁、皂荚、草河车）两包，每日 3 次，每次 5 片。

上方服后哮喘基本控制，咳痰亦轻，嗣后改用丸药，予附桂八味丸温肾扶阳为主，并加用黄芪片、地龙片吞服。3 个月后随访，未见复发。

【按】哮病久发，痰气瘀阻，肺肾两虚，摄纳失常。本方补益肺肾，降气平喘，适用于肺肾两虚，痰气交阻，摄纳失常之喘哮。（《中国现代名中医医案精华》）

附：喘脱危证

赵某，女，50 岁。2013 年 8 月 28 日初诊。

主诉：反复发作咳喘哮鸣 10 年，加重 1 个月。

病史：患者反复发作咳喘，喘息鼻扇，张口抬肩，气短息促，烦躁，昏蒙，面青，四肢厥冷，汗出如油，为求中医系统治疗遂来就诊。

查体：脉细数不清，浮大无根，舌质青暗，苔腻或滑。

中医诊断：哮病（喘脱危证）。

西医诊断：哮喘。

治法：补肺纳肾，扶正固脱。

方药：回阳急救汤合生脉饮加减。

人参 6g，附子 9g，甘草 6g，山萸肉 3g，五味子 10g，麦冬 10g，龙骨 8g，牡蛎 6g，冬虫夏草 10g，蛤蚧 9g。7 剂，水煎 2 次，早晚各服 1 次。

【按】痰浊壅盛，上蒙清窍，肺肾两亏，气阴耗伤，心肾阳衰，人参、附子、甘草益气回阳；山萸肉、五味子、麦冬固阴救脱；龙骨、牡蛎敛汗固脱；冬虫夏草、蛤蚧纳气归肾。

（二）缓解期

1. 肺脾气虚证

王某，40 岁，农民。女，2013 年 6 月 23 日初诊。

主诉：咳嗽气喘 6 年，加重半个月。

病史：患者咳喘反复发作多年，气短声低，喉中时有轻度哮鸣，痰多质稀，色白，自汗，怕风，常易感冒，倦怠无力，食少便溏，为求中医系统治疗遂来就诊。

查体：面色苍白无华，舌胖有齿痕，舌质淡，苔白，脉细弱。

中医诊断：哮病（肺脾气虚证）。

西医诊断：哮喘。

治法：健脾益气，补土生金。

方药：六君子汤加减。

党参 12g，白术 15g，山药 13g，薏苡仁 13g，茯苓 15g，法半夏 10g，陈皮 15g，五味子 13g，甘草 10g，7 剂，水煎服，日 1 剂。

【按】哮病日久，肺虚不能主气，脾虚健运无权，气不化津，痰饮蕴肺，肺气上逆。党参、白术健脾益气；山药、薏苡仁、茯苓甘淡补脾；法半夏、陈皮燥湿化痰；五味子敛肺气；甘草补气调中。

2. 肺肾两虚证

曾某，女，32 岁，1995 年 10 月 7 日初诊。

主诉：反复发作气喘哮鸣 4 年。

病史：1991 年 10 月以来常有气喘哮鸣发作。每次发作时呼吸急促，张口抬肩，面白肢凉，气不接续，神疲乏力，自汗畏寒。住院前每次发作，必须用必可酮气雾剂或异丙肾上腺素气雾剂才能缓解，但维持时间短。由于哮喘频繁发作，患者形体消瘦，面青肢凉，呼吸困难，非常痛苦，为求中医系统治疗遂来就诊。

查体：舌质淡，苔薄，脉濡细，两肺可见哮鸣音。

中医诊断：哮病（肺肾气虚证）。

西医诊断：哮喘。

治法：补肺益肾。

方药：补肺益肾汤加味。

黄芪 20g，葶苈子 10g，茯苓 20g，麦冬 20g，党参 20g，泽泻 20g，生地黄 20g，牡丹皮 20g，橘红 10g，苏子 10g，射干 10g。7 剂，水煎服，日 1 剂。

上方服后，症状明显好转，再服 7 剂后，症状完全消失，半年后随访患者未见复发。

【按】本例患者病程日久，迁延不愈由肺及肾，肺肾俱虚，气失摄纳，使喘促频繁发作，屡发不止，日益加重，中医辨证属肺肾气虚型。《临证指南医案》中有"幼稚天哮"的观点，说明哮喘的发作与肾阳虚有关。肺肾气虚体质是哮喘迁延不愈的主要原因。针对慢性支气管哮喘的病理机制，采用补肺益肾、扶正固本的治法，以补为主，补中有泻，取得满意疗效。（《中医内科学教学病案精选》）

三、临证备要

（1）注意寒热虚实之间的兼夹与转化。寒痰冷哮久郁可化热，尤其在感受外邪引发时，更易如此。小儿、青少年阳气偏盛者，多见热哮，但久延而至成年、老年，阳气渐衰，每可转从寒化，表现冷哮。虚实之间也可在一定条件下互相转化。一般而言，新病多实，发时邪实，久病多虚，平时正虚，但实证与虚证可以因果错杂为患。实证包括寒热两证在内。如寒痰日久耗伤肺脾肾的阳气，实证可以转化为气虚、阳虚证；痰热久郁耗伤肺肾阴液，实证则可转化为阴虚证。虚证属于阳气虚者，因肺脾肾不能温化津液，而致津液停积为饮，兼有寒痰标实现象。兼腑实者，又当泻肺通腑，以恢复肺之肃降功能。因肝气侮肺，肺气上逆而致者，治当疏利肝气，清肝肃肺。

（2）发时治标顾本，平时治本顾标。临证所见，哮病发作之时，虽以邪实为多，亦有正虚为主者，缓解期常以正虚为主，但其痰饮留伏的病理因素仍然存在。因此，对于哮病的治疗，发时未必全从标治，当治标顾本，平时亦未必全恃扶正，当治本顾标。尤其是大发作有喘脱倾向者，更应重视回阳救脱。急固其本，若拘泥于"发时治标"之说，则坐失救治良机。平时当重视治本，区别肺、脾、肾的主次，在抓住重点的基础上，适当兼顾，其中尤以补肾为要着，因肾为先天之本、五脏之根，肾精充足则根本得固。但在扶正的同时，还当注意参入降气化痰之品，以祛除内伏之顽痰，方能减少复发。

（3）重视虫类祛风通络药的应用。风邪致病者，为痰伏于肺，外感风邪触发，具有起病多快、病情多变等风邪"善行而数变"的特性。治当祛风解痉，药用麻黄、苏叶、防风、苍耳草等，特别是虫类祛风药擅长走窜入络，搜剔逐邪，可祛肺经伏邪，增强平喘降逆之功，且大多具有抗过敏、调节免疫功能作用，对缓解支气管痉挛、改善缺氧现象有显著疗效，药如僵蚕、蝉蜕、地龙、露蜂房等。

第四节 喘 证

一、概述

喘证是以呼吸困难，甚至张口抬肩，鼻翼扇动，不能平卧为临床特征的病证。

【病因病机】

1. **病因** 外邪侵袭；饮食不当；情志所伤；劳欲久病。

2. **病机** 若外邪侵袭，或他脏病气上犯，皆可使肺失宣降，肺气胀满，呼吸不利而致喘。如肺虚气失所主，亦可少气不足以息而为喘。肾为气之根，与肺同司气体之出纳，故肾元不固，摄纳失常则气不归原，阴阳不相接续，气逆于肺而为喘。另外，如脾经痰浊上干，中气虚弱，土不生金，肺气不足；或肝气上逆乘肺，升多降少，均可致肺气上逆而为喘。

【辨证论治】

1. **辨证要点** 首当分清虚实，实喘当辨外感内伤，虚喘应辨病变脏腑。

2. **治疗原则** 喘证的治疗应分清虚实邪正。实喘治肺，以祛邪利气为主，虚喘以培补摄纳为主。至于虚实夹杂、寒热互见者，又当根据具体情况分清主次，权衡标本，辨证选方用药。

3. 证治分类

（1）实喘

①风寒壅肺证

治法：宣肺散寒。

方药：麻黄汤合华盖散加减。

②表寒肺热证

治法：解表清里，化痰平喘。

方药：麻杏石甘汤加减。

③痰热郁肺证

治法：清热化痰，宣肺平喘。

方药：桑白皮汤加减。

④痰浊阻肺证

治法：祛痰降逆，宣肺平喘。

方药：二陈汤合三子养亲汤加减。

⑤肺气郁闭证

治法：开郁降气平喘。

方药：五磨饮子加减。

（2）虚喘

①肺气虚耗证

治法：补肺益气养阴。

方药：生脉散合补肺汤加减。

②肾虚不纳证

治法：补肾纳气。

方药：金匮肾气丸合参蛤散加减。

③正虚喘脱证

治法：扶阳固脱，镇摄肾气。

方药：参附汤送服黑锡丹。

二、临床病案举隅

（一）实喘

1. 风寒壅肺证

徐某，男，40岁，公司职员。2007年10月18日初诊。

主诉：咳嗽，气喘 3 年，加剧 1 周。

病史：2004 年以来，每到冬天咳喘复作，治疗效果不佳。2007 年 10 月因感冒而出现恶寒发热，无汗，胸部胀闷，痰多稀薄而带泡沫，色白质黏，头痛，鼻塞，纳差，日渐加重，大便微干，小便清长。治疗无效，遂来门诊治疗，门诊以"哮喘"收入院治疗。

查体：喘而气促，呼吸抬肩，苔薄白而滑，脉浮紧。

中医诊断：气喘（风寒壅肺证）。

西医诊断：慢性支气管肺炎。

治法：宣肺散寒。

方药：麻黄汤加减。

麻黄 10g，桂枝 6g，杏仁 10g，紫苏 8g，半夏 9g，橘红 10g，苏子 12g，紫菀 10g，白前 10g。7 剂。煎服，每日两次分服。

【按】风寒上受，内舍于肺，邪实气壅，肺气不宣，方用麻黄汤加减。麻黄、桂枝、紫苏温肺散寒，半夏、橘红、杏仁、苏子、紫菀、白前化痰利气。

2. 表寒肺热证

王某，男，24 岁，学生。1997 年 1 月 8 日初诊。

主诉：咳嗽，气喘 1 个月，加剧并伴胸痛 1 周。

病史：去年入冬以来经常感冒，1996 年 12 月 8 日以来断续咳喘，今年元旦以来咳嗽、气喘加剧并出现胸痛、口渴、咽干，虽经用止咳祛痰、退热等药治疗无效，为求中医系统治疗来诊。

查体：舌红，苔薄黄。脉细数（92 次/分）。血常规：白细胞 $10×10^9$/L，淋巴细胞 $0.26×10^9$/L，中性粒细胞 $0.74×10^9$/L；胸部 X 线示左下支气管肺炎。

中医诊断：气喘（风热袭肺，寒郁化热证）。

西医诊断：支气管肺炎。

治法：清热，宣肺，平喘。

方药：麻杏石甘汤加减。

麻黄 10g，生石膏 50g，杏仁 10g，金银花 20g，连翘 20g，炙甘草 6g，桑白皮 10g，黄芩 10g，枇杷叶 12g，沙参 30g，芦根 30g。7 剂，水煎服，日 1 剂。

服用 7 剂后，咳嗽、胸痛、气喘减轻。胸部 X 线示左下肺炎性阴影消失，但仍有轻度咳嗽咯痰。又予前方加减服用 10 剂，诸症消失而愈。

【按】患者初为感冒，寒邪郁久化热，热邪犯肺，肺气上逆，故气喘、咳嗽、胸痛。投以麻杏石甘汤，辛凉宣泄，清肺平喘，因热甚加桑白皮、黄芩、金银花、连翘以增强清泄肺热之力，口渴加芦根、沙参清热生津，加枇杷叶降逆平喘。（《中医内科学教学病案精选》）

3. 痰热郁肺证

王某，女，70 岁。2005 年 11 月 9 日初诊。

主诉：2005 年 3 月行左肺切除术，因着凉后气短、痰多 1 周。

病史：2005 年 3 月因肺脓肿行左肺切除术，近 1 周因受凉后，出现气短、喘憋加重，自服阿奇霉素，症状不见好转，今日就诊。刻下：气短，喘憋，动则喘甚，夜间不能平卧，胸闷，咳嗽，咯黄白痰，痰量较多，易咯，乏力，心悸，面色㿠白，平素易感冒，纳、眠可，二便调。

查体：双肺呼吸音粗，可闻及散在湿啰音；胸部 X 线示双肺纹理增粗、紊乱，肺中代偿肺气肿征；舌暗红，苔黄，脉象弦数。

中医诊断：喘证（肺气不足，痰热郁肺证）。

西医诊断：慢性喘息性支气管炎并肺部感染。

治法：益气固表，宣肺平喘。

方药：玉屏风散合麻杏石甘汤加减。

生黄芪 20g，防风 15g，炒白术 12g，麻黄 10g，杏仁 12g，生石膏 30g，陈皮 15g，半夏 10g，百部 12g，紫菀 15g，川贝母 12g，浙贝母 20g，板蓝根 20g，丹参 15g。7 剂，水煎服，日 1 剂。加用阿奇霉素 0.25g，日 1 次。嘱避风寒，畅情志。

二诊：服上方 7 剂后，喘憋减轻，但咳痰量仍较多，舌红，苔黄，脉弦滑。痰热壅肺的表现仍旧明显，故治以清肺化痰，降气平喘。改用三子养亲汤合麻杏石甘汤加减。

苏子 15g，白芥子 12g，莱菔子 12g，陈皮 15g，半夏 12g，胆南星 10g，竹茹 12g，麻黄 10g，杏仁 12g，生石膏 20g，紫菀 15g，款冬花 15g，浙贝母 20g，板蓝根 20g，鱼腥草 20g。7 剂，水煎服，日 1 剂。停用阿奇霉素。嘱避风寒，适劳作。

【按】肺气不足则见喘憋，动则喘甚，面色㿠白，平素易感冒。复感外邪，风寒袭肺，入里化热，热邪灼津成痰，痰热阻肺。临床可见胸闷，咳嗽，咯黄白痰，量多。（《许建中医案集》）

4. 痰浊阻肺证

病案一　张某，男，40 岁。2012 年 9 月 10 日初诊。

主诉：反复发作气喘、咳嗽 1 年，咯痰不爽加重 1 周。

病史：2011 年 9 月起咳喘，喘而胸满闷塞、咯痰，反复发作，每遇气候变化或饮食不节则气喘、咳嗽，痰多咯出不爽，胸中满闷，夜间影响睡眠，困乏无力，饮食无味，二便正常。

查体：舌苔白腻，脉象缓滑。胸部 X 线示支气管炎。

中医诊断：气喘（痰浊阻肺证）。

西医诊断：支气管炎。

治法：祛痰降逆，宣肺平喘。

方药：二陈汤合三子养亲汤加减。

茯苓 10g，法半夏 10g，橘红 10g，白芥子 6g，炒莱菔子 15g，苏子 10g，杏仁 10g，地龙 6g，瓜蒌 15g，旋覆花 10g，紫菀 10g，黄芩 6g。3 剂，水煎服，日 1 剂。

药后痰利，咳喘减轻，仍感纳差、痰多。上方合平胃散加味。喘平咳减，饮食增加。继服 7 剂后，症状消失，痊愈。

【按】李时珍云："脾为生痰之源，肺为贮痰之器。"酒食伤中，脾失健运，痰浊内生，壅塞于肺，肺失肃降，肺气上逆而致气喘咳嗽，痰多不利。法半夏、陈皮、瓜蒌、茯苓化痰；苏子、白芥子、莱菔子化痰下气平喘；黄芩清热；地龙通络；杏仁、紫菀、旋覆花肃肺化痰降逆。先予祛痰降逆平喘，再给宣肺理脾，定喘止咳，症状痊愈。

病案二　张某，男，77 岁。2014 年 2 月 12 日初诊。

主诉：咳嗽，咳痰，口干 2 年，近 1 个月加重。

病史：患者多年前患有慢性支气管炎，有冠心病病史，常咳嗽，咳黄痰，口干。

查体：舌暗红，苔黄，脉细。

中医诊断：喘证（痰浊阻肺证）。

西医诊断：慢性支气管炎。

治法：清肺，理气化痰。

方药：二陈汤加减。

泽漆 20g，金沸草 15g，拳参 20g，半夏 15g，陈皮 15g，杏仁 15g，防己 15g，瓜蒌 15g，甘草 15g，沙参 30g。7 剂，水煎服，日 1 剂。

【按】平素多咳嗽，复发，必有邪气引动，痰多时黄，口干，乃风邪入里化热，与伏饮相结，加防己以兼治心病，补气利水，防饮邪传溢。（《带教医案实录》）

5. 肺气郁闭证

赵某，女，56 岁，退休。2010 年 10 月 8 日初诊。

主诉：咳嗽，气喘 3 年，加剧 1 周。

病史：患者咳喘每遇情志刺激而诱发，发时突然呼吸短促，息粗气憋，胸闷胸痛，咽中如窒，但喉中痰鸣不著，平素常多忧思抑郁，失眠，心悸，为求中医系统治疗遂来诊查。

查体：苔薄，脉弦。双肺可闻及干湿啰音，X 线示肺纹理增粗。

中医诊断：气喘（肺气郁痹证）。

西医诊断：支气管肺炎。

治法：开郁降气平喘。

方药：五磨饮子加减。

沉香 8g，槟榔 8g，乌药 10g，木香 10g，枳壳 10g，苏子 12g，金沸草 8g，代赭石 6g，杏仁 10g，柴胡 6g。7 剂，水煎服，日 1 剂。

【按】肝郁气逆，上冲犯肺，肺气不降。方药用五磨饮子加减。本方行气开郁降逆，沉香、柴胡、槟榔、乌药、木香、枳壳行气解郁；苏子、金沸草、代赭石、杏仁降逆平喘。

（二）虚喘

1. 肺气虚耗证

李某，男，60 岁，湖北枣阳某乡镇，经商。1950 年 5 月初诊。

主诉：素有咳血，突发喘气，呼吸痰促。

病史：素有咳血病史，今日突发喘气，呼吸痰促，胸闷不舒，气怯声低，烦躁，口咽干燥，咳声低弱，痰吐稀薄，自汗畏风，为求中医系统治疗遂来诊查。

查体：苔薄少津，脉无力。

中医诊断：喘证（肺气虚耗证）。

西医诊断：慢性支气管炎。

治法：滋养肺阴，润燥清热。

方药：清燥救肺汤。

麦冬 12g，巨胜子 10g，党参 10g，冬桑叶 10g，炙甘草 10g，石膏 10g，枇杷叶 10g（去毛，炙），杏仁 10g（去皮、尖，炒，打），阿胶 10g（烊化）。以上 9 味，以水先煎前 8 味，待其水减半，取汁，去渣，入阿胶烊化，日 1 剂，分 2 次，温服。药服 1 剂而喘减，2 剂而喘平。

【按】肺阴亏虚，虚火上炎，肺失清肃。全方配伍，共奏清燥润肺、养阴益气之功，全方宣、清、润、补、降五法并用，肺金之燥热得以清宣，肺气之上逆得以肃降，则燥热伤肺之证自除。（《李今庸临床经验辑要》）

2. 肾虚不纳证

病案一　夏某，58 岁，女。

主诉：咳嗽喘促多年，突然加重。

病史：喘证已历多年，既往每届冬令发作甚。本次自冬至夏，发作持续不已，呼吸困难，动则喘甚，稍有咳嗽，痰少，喉中少有痰鸣，心慌，形瘦神惫，二便正常，睡眠尚可。

查体：舌质淡，脉沉细。

中医诊断：喘证（肺肾两虚，痰浊阻气证）。

西医诊断：慢性支气管炎。

治法：补肾纳气，降气化痰。

方药：苏子降气汤加减。

肉桂 2.5g（后下），炙黄芪 12g，当归 10g，钟乳石 10g，炒苏子 10g，法半夏 10g，胡桃肉 10g，陈皮 5g，沉香 2.5g（后下），生姜 2 片。7 剂，日 1 剂。

二诊：气喘减轻，但动则仍甚，咳少无痰，舌苔白，脉沉细，面色无华。

肉桂 2.5g（后下），炙黄芪 12g，当归 10g，钟乳石 10g，炒苏子 10g，法半夏 10g，胡桃肉 10g，紫石英 12g，熟地黄 12g，诃子 5g，沉香 2.5g（后下），生姜 2 片。14 剂，日 1 剂。

三诊：气喘减轻，咳少，痰不多，唯头昏不适，苔脉如前。原法再进，原方去钟乳石，加枸杞子 10g。

患者服上方后，病情缓解，持续 4 个月气喘未作，是年冬季轻度发作 2 次，经用上方迅即控制。

【按】肺病及肾，肺肾俱虚，气失摄纳。补肺纳肾，降气化痰，气喘减轻，但动则仍甚，咳少无痰，舌苔白，脉沉细，面色无华，仍当从肾虚水泛为痰作喘进治。补肺纳肾，降气平喘，选苏子降气汤加减。（《周仲瑛临床经验辑要》）

病案二　卢某，男，60 岁，干部。2005 年 3 月 2 日初诊。

主诉：咳嗽，气喘难平伴怕冷，心悸 4 个月余。

病史：患者近 4 个月来每日午后咳嗽，气喘难平，怕冷，心悸，头晕，胸闷，夜晚脘中气冲不能平卧，曾用中西药（具体不详）治疗，效果不佳。

查体：面色少华，口唇稍紫，胸廓扩张。舌质淡红，边有齿痕，苔腻，脉弦滑。

中医诊断：喘证（肾虚不纳证）。

西医诊断：哮喘。

治法：纳肾，平冲，定喘。

方药：加减桂枝龙牡汤。

龙骨 20g，牡蛎 30g，代赭石 30g，桂枝 3g，炙苏子 9g，五味子 5g，沉香 3g，麦冬 9g，太子参 15g。7 剂，水煎服，日 1 剂。

【按】方中用桂枝降逆，合龙骨、牡蛎重镇潜阳平冲，代赭石、沉香纳气平喘，炙苏子降气平喘，共治其标；五味子、麦冬、太子参补益脾肺之气，以治其本。标本兼治，虚实共调。[《中医内科学（案例版）》]

病案三　姜某，女，62岁。2013年3月23日初诊。

主诉：咳多年，近半年喘。

病史：咳嗽时轻时重，偶有心悸，下肢肿，脘痞。

查体：舌暗红，苔薄白，脉沉细。

中医诊断：喘证（肾虚不纳证）。

西医诊断：哮喘。

治法：补肾理肺。

方药：六味地黄丸合参蛤散加减。

熟地黄50g，山药25g，黄芪50g，山茱萸15g，牡丹皮15g，茯苓15g，泽泻15g，防己10g，旋覆花20g，枇杷叶25g。7剂，水煎服，日1剂。

【按】患者久咳，正气大伤，现咳轻而喘，下肢肿，脘痞，是气虚不运所致，故以六味地黄丸加枇杷叶、旋覆花补肾化痰，下气定喘。黄芪、防己补气利水。

3. 正虚喘脱证

病案一　辛某，男，64岁，退休工人。2007年7月8日初诊。

主诉：素有咳喘史，突然加重。

病史：患者有喘咳病史，近期喘逆剧甚，张口抬肩，鼻扇气促，端坐不能平卧，稍动则咳喘欲绝，有痰鸣，心慌动悸，烦躁不安，面青唇紫，汗出如珠，肢冷，二便正常，食欲尚可，睡眠不佳，为求中医系统治疗遂来诊查。

查体：脉浮大无根，心率120次/分，双肺可听到痰鸣音。

中医诊断：喘证（正虚喘脱证）。

西医诊断：支气管哮喘。

治法：扶阳固脱，镇摄肾气。

方药：参附汤送服黑锡丹。

人参12g，附子9g，黄芪10g，炙甘草10g，山萸肉12g，冬虫夏草6g，五味子12g，蛤蚧（粉）8g，龙骨8g，牡蛎8g。7剂，水煎服，日1剂。

【按】本例为肺气欲绝，心肾阳衰。方中人参、黄芪、炙甘草补益肺气，山萸肉、冬虫夏草、五味子、附子、蛤蚧（粉）摄纳肾气，龙骨、牡蛎敛汗固脱。

病案二　娄某，男，61岁。2012年11月12日初诊。

主诉：咳嗽哮喘1年，加重1个月。

病史：患者咳喘10余年，冬重夏轻，反复发作，饮冷及着凉均可诱发本病，初用青霉素、链霉素、泼尼松、麻黄碱等药可暂安，后服用无效，近因天气寒冷病情加重。

查体：X线检查两肺纹理粗糙，透明度增强，右心扩大，横膈下移。端坐呼吸，咳嗽哮喘，张口抬肩，两颊暗红，颈静脉怒张，口唇发绀，喉中痰鸣，周身凉汗，下肢水肿，饮食难进。舌质青紫，苔薄白稍腻，脉虚大而数。

中医诊断：咳嗽（正气喘脱证）。

西医诊断：慢性支气管炎。

治法：补肾纳气，回阳固脱。

方药：阳和汤加减。

麻黄9g，熟地黄18g，鹿角霜12g，肉桂10g，附子10g，山萸肉15g，硫黄2g，钟乳石12g，沉香10g，龙骨12g，牡蛎12g，人参6g，山药12g，五味子15g。7剂，水煎服，日1剂。

【按】本案属肺肾气衰。首宜壮下元，益气固脱以救险情，故用甘温力宏之人参大补心、脾、肾之元气。配附子、硫黄、钟乳石、肉桂大辛大热之品，以温壮肾阳；龙骨、牡蛎、五味子平敛浮越之阳；用大量熟地黄，佐其大队温热之味，标本同治，不忘健脾。（《名老中医临证验案医话》）

三、临证备要

（1）注意寒热的转化互见。喘证的证候之间存在着一定的联系，临床辨证除分清实喘虚喘之外，还应注意寒热的转化。如实喘中的风寒壅肺证，若风寒失于表散，入里化热，可出现表寒肺热；痰浊阻肺证，若痰郁化热，或痰阻气壅，血行瘀滞，又可呈现痰热郁肺，或痰瘀阻肺证。

（2）掌握虚实的错杂。本病在反复发作过程中，每见邪气尚实而正气已虚，表现为肺实肾虚的"下虚上实"证。因痰浊壅肺，见咳嗽痰多，气急，胸闷，苔腻；肾虚于下，见腰酸，下肢欠温，脉沉细或兼滑。治疗宜化痰降逆，温肾纳气，以苏子降气汤为代表方，并根据上实下虚的主次分别处理，上盛为主加用杏仁、白芥子、莱菔子，下虚为主加用补骨脂、胡桃肉、紫石英。另外，可因阳虚饮停，上凌心肺，泛溢肌肤，而见咳喘心悸，胸闷，咳痰清稀，肢体浮肿，尿少，舌质淡胖，脉沉细。治当温肾益气行水，用真武汤加桂枝、黄芪、防己、葶苈子、万年青根等。若痰饮凌心，心阳不振，血脉瘀阻，致面、唇、爪甲、舌质青紫，脉结代者，可加用活血化瘀之丹参、桃仁、红花、川芎、泽兰等。

（3）虚喘尤重治肾，扶正当辨阴阳。虚喘有补肺、补肾及健脾、养心的不同治法，每多相关，应结合应用，但肾为气之根，故必须重视治肾，纳气归原，使根本得固。扶正除辨别脏腑所属外，须进一步辨清阴阳。阳虚者温养阳气，阴虚者滋阴填精，阴阳两虚者根据主次酌情兼顾。一般而论，以温阳益气为主。

（4）对于喘脱的危重证候，尤当密切观察，及时采取应急措施。

第五节　肺　胀

一、概述

肺胀是多种慢性肺系疾患反复发作，迁延不愈，导致肺气胀满，不能敛降的一种病证。临床表现为胸部膨满，憋闷如塞，喘息上气，咳嗽痰多，烦躁，心悸，面色晦暗，或唇甲紫绀，脘腹胀满，肢体浮肿等。

【病因病机】

1. 病因　久病肺虚；感受外邪；年老体虚。

2. 病机　肺胀的基本病机总属本虚标实，肺、肾、心、脾脏气亏虚为本，痰浊、水饮、血瘀互结为标，二者彼此影响，互为因果，复为外邪所诱发，而致气道壅塞，肺气胀满，不能敛降，发为肺胀。

【辨证论治】

1. 辨证要点　辨虚实标本；辨证候轻重。

2. 治疗原则　治疗应抓住治标、治本两个方面，祛邪与扶正共施，依其标本缓急，有所侧重。

3. 证治分类

（1）痰浊壅肺证

治法：化痰降气，健脾益肺。

方药：苏子降气汤合三子养亲汤加减。

（2）痰热郁肺证

治法：清肺化痰，降逆平喘。

方药：越婢加半夏汤或桑白皮汤加减。

（3）痰蒙神窍证

治法：涤痰，开窍，息风。

方药：涤痰汤加减。

（4）阳虚水泛证

治法：温肾健脾，化饮利水。

方药：真武汤合五苓散加减。

（5）肺肾气虚证

治法：补肺纳肾，降气平喘。

方药：平喘固本汤合补肺汤加减。

二、临床病案举隅

（一）痰浊壅肺证

蔡某，男，57 岁。1992 年 5 月 2 日初诊。

主诉：咳嗽、咯痰 30 年，加剧并伴气喘 1 个月。

病史：1962 年以来咳嗽反复发作，经西医诊断为"慢性支气管炎""肺气肿"。久治少效，上月初开始咳嗽气急、心悸胸闷加剧，经同事介绍前来求治。现咳嗽气急，痰多色白，口干不饮。

查体：面色暗滞，语声不扬。舌红、苔黄腻，脉滑细。X 线检查示慢性支气管炎、肺气肿。

中医诊断：肺胀（痰浊壅肺证）。

西医诊断：慢性支气管炎，阻塞性肺气肿。

治法：化痰止咳，纳气平喘。

方药：苏子降气汤合三子养亲汤加味。

葶苈子 12g，炙苏子 9g，白芥子 12g，莱菔子 9g，苦杏仁 9g，浙贝母 12g，陈皮 5g，制半夏 9g，沉香 5g（后下），生地黄 12g，当归 5g，丹参 15g。3 剂，水煎服，日 1 剂。

5 月 5 日二诊：药后证情减轻，上方加瓜蒌皮 10g，薤白 10g。7 剂。

【按】本方以苏子降气汤合三子养亲汤化裁而来。以苏子降气化痰平喘，白芥子温肺利膈豁痰，莱菔子利气行滞消痰，葶苈子泻肺化痰利水，四者合用共奏化痰之功；取沉香温肾纳气平喘，生地黄滋肾培本，且制诸药之燥；佐以杏仁、浙贝母化痰止咳，半夏、陈皮燥湿健脾；更用当归、丹参养血活血化瘀。全方配伍，有行有补，有燥有润，降纳并施，标本兼顾，是治疗肺实肾虚咳喘的效方。（《中医内科学教学病案精选》）

（二）痰热郁肺证

李某，女，35 岁。2012 年 9 月 8 日初诊。

主诉：喘咳吐痰，加重 1 周。

病史：患者 8 月 20 日感冒咳嗽突然加重，喘息气粗，胸满，烦躁，目胀睛突，痰黄，黏稠难咯，伴身热，有汗不多，口渴欲饮，溲赤，便干。为求中医系统治疗遂来诊查。

查体：体温 38℃，舌边尖红，苔黄或黄腻，脉数。

中医诊断：肺胀（痰热郁肺证）。

西医诊断：支气管炎。

治法：清肺化痰，降逆平喘。

方药：桑白皮汤加减。

麻黄 12g，黄芩 12g，石膏 10g，桑白皮 12g，杏仁 9g，半夏 10g，苏子 12g，瓜蒌皮 12g。5 剂，日 1 剂，水煎，分 2 次服。

【按】痰热壅肺，清肃失司，肺气上逆。选方桑白皮汤。方中麻黄宣肺平喘，黄芩、石膏、桑白皮清泄肺中郁热；杏仁、半夏、瓜蒌皮、苏子化痰降气平喘。

（三）痰蒙神窍证

刘某，女，55 岁。2013 年 9 月 18 日初诊。

主诉：咳喘，心悸反复发作，加剧 10 日伴抽搐。

病史：患者咳喘反复发作，10 日前因感冒咳喘心慌加重，伴震颤、烦躁、失眠，经止咳平喘治疗未见缓解，昨日突然出现神志恍惚，烦躁不安，嗜睡，或伴肢体抽搐，咳逆喘促，咳痰不爽。

查体：体温 38℃，瞳孔散大，对光反射迟钝，苔黄腻，舌质暗红，脉细滑数。

中医诊断：肺胀（痰蒙神窍证）。

西医诊断：慢性支气管感染。

　　　　　　肺气肿。

　　　　　　肺心病。

治法：涤痰，开窍，息风。

方药：涤痰汤加减。

半夏 15g，茯苓 15g，橘红 10g，胆星 10g，竹茹 10g，枳实 10g，连翘 15g，菖蒲 10g，远志 12g，郁金 12g，麦冬 20g，玄参 20g，水牛角 30g。7 剂，水煎服，日 1 剂。

急煎，鼻饲，每次 100mL，两小时 1 次，服药 4 小时后神志转清，继服原方 1 剂。

【按】痰蒙神窍，引动肝风，选方涤痰汤，本方可涤痰开窍，息风止痉，半夏、茯苓、橘红、胆星涤痰息风；竹茹、枳实清热化痰利膈；连翘清热化痰；麦冬、玄参滋阴清热；菖蒲、远志、郁金开窍化痰降浊。

（四）阳虚水泛证

病案一　邓某，女，48 岁。入院日期：1963 年 6 月 15 日。

主诉：浮肿已半年，近 1 周来加重而入院。

病史：患者于 1961 年元月感冒后，开始咳嗽气喘，下肢浮肿，经治疗后好转，但常心悸。两月前症状又加重，动则心悸气短，下肢逐渐浮肿，心下痞满，咳嗽，吐白痰，尿少，为求中医系统治疗遂来诊查。

查体：面唇青紫，苔白滑，舌胖质暗，脉沉细。

中医诊断：肺胀（阳虚水泛证）。

西医诊断：慢性支气管炎；阻塞性肺气肿；慢性肺源性心脏病；心力衰竭Ⅲ度。

治法：温阳宣肺，豁痰利湿。

方药：真武汤加开鬼门法治之。

附子 6g，杭芍 9g，白术 9g，茯苓 12g，甘草 9g，麻黄 3g，生石膏 12g，生姜 9g，杏仁 9g，白茅根 30g，车前子 15g（包），大枣 5 枚（擘）。

上方服药 3 剂后，尿量显著增加，每日达 1500～1900mL，下肢浮肿明显减轻。用药至第 5 剂后肿退，仅小腿略肿，咳嗽减轻，故上方加入宽胸理气之品，厚朴 6g，陈皮 6g。服药至第 6 剂后，浮肿消失，心率减慢，两肺底可闻及湿性啰音，考虑还有胸闷、咳嗽、气短等症，上方去白茅根、厚朴、车前子，加入止咳降气之苏子 9g。再服药 5 剂后咳嗽已止，仅微有气喘，心下稍有痞满，又予厚朴麻黄汤清肺泄热，豁痰平喘。服药 1 周后，诸症均除，心率 83 次/分，食纳正常，二便自调，故出院返家。

【按】心肾阳虚，痰湿阻遏，肺气壅塞。附子、桂枝温肾通阳，茯苓、白术健脾利水，赤芍活血化瘀。标本同治。（《中国现代名中医医案精华》）

病案二　王某，男，62 岁。1989 年 12 月 26 日就诊。

主诉：咳嗽 30 余年，加剧半年。

病史：咳嗽阵作，日轻夜重，胸闷，动则气喘，痰稀白夹黏，量多难咳，食欲不佳，二便尚调，形寒。听诊心音低远，呼吸音低粗，两肺底满布湿啰音。X线示横膈明显下降，肺透亮度增加，肺纹理明显增粗。

查体：面㿠体瘦，四肢清冷，舌淡胖而紫，苔白滑带腻，脉沉细数。

中医诊断：肺胀（阳虚水泛证）。

西医诊断：肺不张。

治法：温阳导痰，通肺降气。

方药：导痰汤加减。

制附片 7g，干姜 3g，桂枝 6g，胆南星 10g，制半夏 10g，枳实 10g，炒白术 6g，茯苓 10g，川贝末 6g（另冲），炙苏子 10g，降香 10g，广陈皮 6g，炙甘草 6g。6 剂，水煎服，日 1 剂。

【按】本证之病机，脾肾阳虚是本，寒痰聚肺是标，不治其本，则无以绝痰饮之源，不治其标，则不能开气脉之闭，是以治上之策，当标本兼顾，一面温补脾肾，一面导痰顺气，用温阳导痰法治之。方用附子、干姜二药为君，一补肾阳，一补脾阳，此益火之源以消阴翳之意；臣以桂枝、白术及胆南星、枳实、茯苓、广陈皮等药，前者助君药温补脾肾，奏健脾运中之功，后者理气开泄，起消痰导痰之力；佐苏子、川贝、降香降气平喘，使有形之痰易于咯出，使甘草协同诸药，本方组方较严，选药颇精，故用后奏效颇速。（《徐迪华医案》）

（五）肺肾气虚证

病案一　赵某，男，55 岁。2012 年 5 月 8 日初诊。

主诉：反复喘咳 10 余年，加剧并伴浮肿、心悸 1 年。

病史：2002 年以来咳嗽反复发作，2003 年开始喘促并加重，出现心悸、浮肿，不能平卧，卧则喘甚。就诊时喘促气短症状明显。二便正常，睡眠不佳，食欲不振，为求中医系统治疗遂来诊查。

查体：语声低微，不能相续，面色紫暗，双下肢中度浮肿，舌淡紫质稍胖，苔薄，脉促。

中医诊断：肺胀（肺肾两虚证）。
　　　　　　心悸。

西医诊断：肺源性心脏病。

治法：温补肺肾，通阳利水。

方药：参赭镇气汤加味。

党参 20g，代赭石 20g，生龙骨 20g，生芡实 15g，生山药 20g，山萸肉 20g，炒紫苏子 6g，当归 12g，丹参 20g，生牡蛎 20g，生白术 12g，茯苓 12g，沉香 6g，桂枝 12g。5 剂，日 1 剂，水煎，分 2 次服。

【按】本例患者辨证为肺肾两虚，复加心阳不振，心脉瘀阻，水气凌心，故在参赭镇气汤原方去阴凝之白芍，加当归、丹参活血通脉，白术、茯苓健脾利水，桂枝温通心阳，沉香温肾纳气。诸药合用，共奏纳气归于肺肾、振奋心阳、通畅心脉、消退水肿的效果。

病案二　李某，女，38 岁。2006 年 2 月 21 日初诊。

主诉：患者哮喘、慢性支气管炎 30 年，常在季节交替、气候改变或经前发病加重。

病史：患者 34 年前（4 岁时）因肺炎继发哮喘，经治疗后病情稳定，但仍每于春秋季节发作。发作时，不能平卧，喘憋严重，常需住院抗炎平喘及激素治疗。刻下喘憋较重，动则加重，咳嗽，咳吐白痰，量不多，不易咳出。

查体：舌质暗红，舌苔白中后部厚腻，舌下脉络迂曲，脉弦。

中医诊断：肺胀（肺肾气虚证）。

西医诊断：慢性支气管炎。

治法：调理肺肾，降气平喘化痰。

方药：自拟方。

炙麻黄 5g，紫菀 15g，杏仁 10g，厚朴 10g，地龙 10g，蝉蜕 8g，百部 10g，五味子 10g，枸杞子 10g，山茱萸 10g，巴戟天 10g，黄芩 10g，金荞麦 15g，橘红 10g，太子参 15g。7 剂，水煎服，日 1 剂。

【按】 本病与痰、瘀相关，故临床必查痰量、痰色，舌下脉络。本病喘息发作与经期有关，故可配伍疏肝补肾之品，动则喘甚为肾虚的表现，故加枸杞子、山茱萸以调补肝肾。（《谢海洲医案》）

三、临证备要

（1）掌握证候的相互联系。临床常见痰浊壅肺、痰热郁肺、痰蒙神窍、阳虚水泛、肺肾气虚五个证候。各证常可互相兼夹转化，夹杂出现。临证既需掌握其辨证常规，又要根据其错杂表现灵活施治，其中以痰蒙神窍、阳虚水泛、肺肾气虚尤为危重，如不及时控制则预后不良。

（2）老年、病久者应防止感邪恶化，警惕变证丛生。老年、久病体虚的疾病后期患者，每因感邪使病情恶化，若不及时控制，极易发生变端，出现神昏、惊厥、出血、喘脱等危重证候。但因正气衰竭，无力抗邪，正邪交争之象可不显著，故凡近期内咳喘突然加剧，痰色变黄，舌质变红，虽无发热恶寒表证，亦要考虑有外邪的存在，应注意痰的色、质、量等变化，结合全身情况，综合判断。

第六节　肺　痈

一、概述

肺痈是肺叶生疮，形成脓疡的一种病证，属内痈之一。临床以咳嗽、胸痛、发热、咯吐腥臭浊痰，甚则脓血相兼为主要特征。

【病因病机】

1. 病因 感受风热；痰热素盛；内外合邪。

2. 病机 肺痈的病机主要为热伤肺气，蒸液成痰，热壅血瘀，血败肉腐。由于热邪郁肺，蒸液成痰，邪阻肺络，血滞为瘀，而致痰热与瘀血郁结，蕴酿成脓，血败肉腐化脓，肺损络伤，脓疡溃破外泄。

【辨证论治】

1. 辨证要点　根据其临床表现，辨证总属实热之证。初起及成痈阶段，为热毒瘀结在肺，邪盛证实。溃脓期，大量腥臭脓痰排出后，因痰热久蕴，肺之气阴耗伤，表现虚实夹杂之候。恢复期，则以阴伤气耗为主，兼有余毒不净。

2. 治疗原则　治疗当以祛邪为原则，采用清热解毒、化瘀排脓的治法。脓未成，应着重清肺消痈；脓已成，需排脓解毒。按照有脓必排的要求，尤以排脓为首要措施。具体处理可根据病程，分阶段施治。

3. 证治分类

（1）初期

治法：疏风散热，清肺化痰。

方药：银翘散加减。

（2）成痈期

治法：清肺解毒，化瘀消痈。

方药：用千金苇茎汤合如金解毒散加减。

（3）溃脓期

治法：排脓解毒。

方药：加味桔梗汤加减。

（4）恢复期

治法：清养补肺。

方药：沙参清肺汤或桔梗杏仁煎加减。

二、临床病案举隅

（一）初期

病案　刘某，女性，29 岁，公司职员。2012 年 9 月 19 日初诊。

主诉：发热恶寒，咳嗽 1 周。

病史：该患者因淋雨感冒，近 1 周，恶寒发热，咳嗽，咯白色黏痰，痰量日渐增多，胸痛，咳则痛甚，呼吸不利，口干鼻燥，服药无效，为求系统治疗来院就诊。

查体：神清，体温 38.3℃，两肺散在痰鸣音，舌苔薄黄，脉浮数而滑。

中医诊断：肺痈（初期）。

西医诊断：流行性感冒。

治法：疏风散热，清肺化痰。

方药：银翘散加减。

金银花 12g，连翘 15g，芦根 12g，竹叶 15g，桔梗 15g，贝母 10g，牛蒡子 12g，前胡 12g，甘草 15g，豆豉 10g，鱼腥草 12g，黄芩 10g，桑白皮 12g。7 剂，水煎服，日 1 剂。

药后诸症均已明显减轻。

【按】风热外袭，卫表不和，邪热壅肺，肺失清肃。治宜疏风散热，清肺化痰，方选银翘散加减。本方疏散风热，轻宣肺气，用于肺痈初起，恶寒发热，咳嗽痰黏。金银花、连翘、芦根、竹叶疏风清热解毒；豆豉、鱼腥草、黄芩、桑白皮清热化痰；桔梗、贝母、牛蒡子、前胡、甘草利肺化痰。

（二）成痈期

病案一　李某，男性，25 岁，农民。1969 年 9 月 10 日初诊。

主诉：发热汗出，寒战 1 个月。

病史：咳嗽喘促，咯吐脓痰，胸闷作痛，转侧不利，不能平卧，口干咽燥，不欲饮水，头晕作痛，纳呆，四肢无力，大小便正常。

查体：体温 38.5℃。形体瘦弱，面色㿠白，痰液脓如米粥，痰中夹有血丝，气味腥臭，语音怯弱。舌质红，苔薄微黄，脉滑数。右上肺叩诊浊音，语颤增强，右肺闻及散在湿啰音。X 线发现片状阴影，诊断为"肺脓肿"。

中医诊断：肺痈（成痈期）。

西医诊断：肺脓肿。

治法：清热解毒，化瘀排脓。

方药：千金苇茎汤加味。

苇茎 30g，冬瓜仁 30g，桃仁 9g，薏苡仁 15g，蒲公英 15g，连翘 9g，鱼腥草 30g。5 剂，水煎，每日分 3 次服。

9 月 15 日二诊：药后诸症均已明显减轻。药既对证，击鼓再战，原方加金银花 15g，黄连 6g，8 剂，以增强清热解毒之功。X 线复查示肺部阴影吸收。追踪观察至 1970 年 3 月，逐渐恢复健康。

【按】千金苇茎汤，本已确切。然本案珍惜正气未衰的有利时机，急速攻邪，使邪有出路，不致酿成重患。《医门法律·肺痈肺痿门》曰："凡治肺痈病，以清肺热，救肺气，俾其肺叶不致焦腐，其金乃生，故清一分热，即存一分肺气。"今于原方中，加金银花、连翘、蒲公英、鱼腥草等清热解毒之品，正在于此。当邪减正衰，出现"神疲乏力"症时，加用党参、黄芪扶正祛邪。若欲固护正气而早用，则恋邪留患，祸如反掌；若一味攻邪，则正气不支，势难康复。今遵急则治其标、缓则治其本之旨，先行祛邪，次以扶正，主次分明，奏效显著。（《中医内科学教学病案精选》）

病案二　刘某，女，42 岁。2013 年 3 月 3 日初诊。

主诉：发热 10 日，咳嗽，咳出浓浊带血痰，气味腥臭，加重 2 日。

病史：患者 10 日前出现高热，咳嗽，胸中满痛，近几日出现吐痰浓浊带血，气味腥臭，咳喘不得卧，口干而渴，便结溲赤。

查体：舌质红，苔厚腻，脉滑数。

中医诊断：肺痈（成痈期）。

西医诊断：肺脓肿。

治法：清热解毒，化瘀排脓。

方药：苇茎汤加减。

桔梗 12g，生薏苡仁 30g，金银花 30g，蒲公英 30g，生桑皮 18g，鱼腥草 30g，川贝母 12g，瓜蒌仁 18g，冬瓜仁 30g，黄芪 30g，丹参 30g，当归 18g，玄参 30g，天花粉 30g，麦冬 18g。7 剂，水煎服，日 1 剂。

【按】本例属风热袭肺失于宣散，热壅血瘀腐败成脓所致，故治以清热，化瘀，排脓。待邪去正虚之时可适入补益之剂，以善其后而收功。（《名老中医验案医话》）

（三）溃脓期

患者邢某，男，36 岁，通渭县人。

主诉：疼痛恶寒，咳吐稠痰，加重 3 日。

病史：该患者突然疼痛恶寒，随之咳嗽气短胸部疼痛，咳吐黄稠痰量多，经服抗炎退热药，体温未退，咳嗽气短胸部疼痛未减，而咳出黄稠痰如米粥样腥臭难闻，出汗，不能平卧，气喘气急，急求中医治疗，小便亦黄而量少，大便 3 日未解，至今发病已 3 日余，胃胀，纳差，发呕。为求中医系统治疗遂来就诊。

查体：体温 40℃，舌质红，苔黄腻，脉象滑数。X 线提示右肺呈大片浓密模糊阴影，边缘不清。

中医诊断：肺痈（湿热壅肺证）。

西医诊断：肺脓肿。

治法：清肺化痰，解毒排脓。

方药：葶苈大枣泻肺汤加味。

葶苈子 20g，大枣 10 枚，薏苡仁 30g，桃仁 10g，鱼腥草 30g，桂枝 10g，芦根 30g，黄芩 10g，炙桑白皮 30g，地骨皮 30g，大黄 3g，生甘草 10g。4 剂，水煎服，日 1 剂。

患者 4 剂尽服后，自觉咳嗽、吐痰较前已有清稀，胸部疼痛、气短已轻，已能平卧一时，体温 38℃，舌质红，苔黄腻，脉象滑数，大便已通，但还是较为干燥，小便黄，出汗较前已少，再宜前方加冬瓜仁30g，橘络10g，6剂，水煎服，日1剂。

【按】此种病多由外感热毒，或风寒化热壅肺，肺受热灼，热壅血瘀，郁久腐败化脓所致。治宜宣肺逐邪，以葶苈大枣泻肺汤加味。葶苈子苦寒，能开泻肺气，且有泄水逐痰之功，治实证有奇效。加千金苇茎汤以清热化痰，逐痰排脓。如苇茎能清热生津，泄热滑痰；薏苡仁甘淡微寒，上清肺热而排脓，下利肠胃而渗湿；桃仁活血祛瘀，泄血分之热毒。二诊加冬瓜仁消痈祛脓，且有醒脾涤痰之功；橘络以通胸肺之络，理气行气止痛。诸药共用，具有清热泻肺、渗湿祛痰、化痰排脓、止咳理气、通络止痛之作用。（《刘景泉、刘东汉医案》）

（四）恢复期

张某，男，55岁，农民。2009年8月10日初诊。

主诉：发热咳嗽，咳痰1个月。

病史：该患者曾患肺痈，经治疗好转，身热渐退，咳嗽减轻，咯吐脓痰渐少，臭味亦淡，痰液转为清稀，精神渐振，食纳好转。胸胁隐痛，难以平卧，气短，自汗盗汗，低热，午后潮热，心烦，口燥咽干，面色无华，形体消瘦，精神萎靡，病情时轻时重。

查体：体温38℃，舌质淡红，苔薄，脉细数无力，两肺底可闻痰鸣音。

中医诊断：肺痈（恢复期）。

西医诊断：感冒。

治法：清养补肺。

方药：沙参清肺汤加减。

沙参12g，玄参10g，麦冬8g，百合8g，玉竹12g，党参10g，太子参8g，黄芪12g，当归8g，贝母10g，冬瓜仁12g，生甘草8g，牡丹皮8g。7剂，水煎服，日1剂。

【按】邪毒渐去，肺体损伤，阴伤气耗，治宜养阴补肺，沙参、麦冬、百合、玄参、牡丹皮、玉竹滋阴润肺；党参、太子参、黄芪益气生肌；当归养血和营；贝母、冬瓜仁清肺化痰；甘草调和诸药。全方滋阴润燥，邪正兼顾，标本兼治。

三、临证备要

（1）脓液能否排出是治疗成败的关键。在痈脓破溃时，蓄结之脓毒尚盛，邪气仍实，不能忽视脓毒的清除。桔梗为排脓的主药，且用量宜大。脓毒去则正自易复，不可早予补敛，以免留邪，延长病程，即使见有虚象，亦当分清主次，酌情兼顾。恢复期虽属邪衰正虚，阴气内伤，应以清养补肺为主，扶正以托邪，但仍需防其余毒不净，适当佐以排脓之品。若溃后浓痰一度清稀而复转臭浊，或腥臭脓血迁延日久不尽，时轻时重，此为邪恋正虚，脓毒未净，虚实错杂，提示邪毒复燃或转为慢性，更须重视解毒排脓之法。

（2）防止发生大咯血。本病在成痈溃脓时，若病灶部位有较大的肺络损伤，可以发生大量咳血，应警惕出现血块阻塞气道，或气随血脱的危象，当按照"血证"治疗，采取相应的急救措施。

（3）慎温补，宜通腑。本病不可滥用温补保肺药，尤忌发汗损伤肺气；还应注意保持大便通畅，以利于肺气肃降，使邪热易解。

（4）痈脓流入胸腔者预后较差。痈脓破溃流入胸腔，可形成脓胸的恶候，表现为持续高热，咳嗽困难，气促胸痛，面色㿠白，脉细而数，其预后较差。当予大剂清热解毒排脓药，正虚者酌配扶正药。必要时可做胸腔穿刺引流。

此外，如迁延转为慢性，病程在 3 个月以上，经内科治疗，肺部脓腔仍然存在，有手术指征者，可转外科处理。

第七节　肺　痨

一、概述

肺痨是具有传染性的慢性虚弱疾患，以咳嗽、咯血、潮热、盗汗及身体逐渐消瘦为主要临床特征。

【病因病机】

1. **病因**　外因——感染"痨虫"。内因——正气虚弱；禀赋不足；酒色劳倦；病后失调；营养不良。

2. **病机**　为痨虫蚀肺。痨虫侵蚀肺脏，腐蚀肺叶，而致肺失清肃，从而发生咳嗽、咳痰、胸痛，如损伤肺中络脉，则发生咳血等症。

【辨证论治】

1. **辨证要点**　辨病变脏器；辨病理性质。

2. **治疗原则**　治疗当以补虚培元和抗痨杀虫为原则，根据体质强弱分清主次，但尤需重视补虚培元，增强正气，以提高抗病能力。

3. **证治分类**

（1）**肺阴亏损证**

治法：滋阴润肺。

方药：月华丸加减。

（2）虚火灼肺证

治法：滋阴降火。

方药：百合固金汤合秦艽鳖甲散加减。

（3）气阴耗伤证

治法：益气养阴。

方药：保真汤或参苓白术散加减。

（4）阴阳虚损证

治法：滋阴补阳。

方药：补天大造丸加减。

二、临床病案举隅

（一）肺阴亏损证

李某，男，40岁，农民。1996年4月2日初诊。

主诉：咳嗽，痰中带血1个月，咳嗽加重1周进行。

病史：患者自1周前因感冒后未行治疗，仍然进行农田体力劳动而引起咳嗽，并咯血数口，血色鲜红，伴低热。近1个月来入夜盗汗，疲乏无力。曾在当地卫生院治疗，症状未见好转，且日渐病情加重，故前来就诊。形体消瘦，两颊潮红，口干咽燥，咳嗽，痰中带血，夜间盗汗，疲乏无力，纳可，大便干结。

查体：体温37.8℃，右肺可闻及湿啰音，舌质红、苔厚，脉细数。

中医诊断：肺痨（肺阴亏耗证）。

西医诊断：右上肺浸润型肺结核。

治法：滋阴润肺，抗痨杀虫。

方药：月华丸加减。

北沙参20g，麦冬20g，天冬20g，玉竹15g，百合15g，百部15g，仙鹤草15g，白茅根15g。10剂，水煎服，日1剂，分两次服用。并结合结核化疗方案。

1个月后复诊，患者痰血已净，余症未愈，前方去仙鹤草，加党参10g，继服两剂，平时用百部、冬虫夏草煎水频服。2个月后患者X线提示肺部病灶吸收良好，痰菌涂片阴性，继续坚持化疗，随诊未见复发。

【按】阴虚肺燥，肺失滋润，肺伤络损，用月华丸。本方养阴润肺止咳，化痰抗痨止血，用于阴虚咳嗽、咳血者，是治疗肺痨的基本方。北沙参、麦冬、天冬、玉竹、百合滋阴补肺；白及补肺生肌止血；百部润肺止咳，抗痨杀虫；仙鹤草、白茅根以润肺和络止血。［《中医内科学（案例版）》］

（二）虚火灼肺证

病案一 董某，男，34 岁，农民。1995 年 8 月 13 日初诊。

主诉：咳嗽，痰中带血 3 个月，咳嗽加重，咯血增多 5 日。

病史：患者素体虚弱，易感冒咳嗽。本次咳嗽间断发作半年，吐白痰，身倦无力，伴见午后心烦，潮热。咳嗽，痰中带血 3 个月，近 5 日咳嗽加重咯血量增加，睡眠差，头晕，胸痛，食欲下降。

查体：舌质红，苔薄白，脉细数，尺部虚软无力。胸部 X 线示右上肺浸润型肺结核。

中医诊断：肺痨（肺肾阴虚，虚火上炎证）。

西医诊断：右上肺浸润型肺结核。

治法：养阴清火，润肺止血。

方药：百合固金汤加减。

生地黄 20g，牡丹皮 10g，仙鹤草 12g，百部 10g，百合 12g，北沙参 10g，川贝母 10g，藕节 15g，茜草根 10g，花蕊石 10g，冬虫夏草 6g，阿胶 6g，白及粉 6g。冲服，7 剂。

8 月 20 日复诊：服药 1 周，痰中已无血，胸不作痛，潮热退。脉弦细无力，舌淡红。继以健脾育阴、益气养荣之剂。处方：山药 15g，百部 15g，生地黄 20g，玄参 15g，山茱萸 10g，白术 10g，川贝母 6g，甘草 6g，冬虫夏草 6g，北沙参 10g，人参 3g。

复诊方随症略加减，共服 40 剂，症状消失，饮食正常，体质增强。经胸部 X 线复查，肺结核病变已基本稳定。

【按】因素体虚弱，正气不足，外邪侵肺，肺阴日损，伤及肺络，出现一系列肺肾阴虚、虚火内生之征象，治以养阴清火、润肺止血之剂百合固金汤加减。方中百合、生地黄、沙参滋阴、润肺、生津，牡丹皮、茜草根、藕节凉血止血，仙鹤草收敛止血，更加花蕊石、白及粉、阿胶涩精止血，百部、川贝母止咳、杀虫，7 剂血止，继以冬虫夏草固肾补阴、健脾育阴之剂而使病情基本稳定。（《中医内科学教学病案精选》）

病案二 袁某，男，41 岁。2006 年 3 月 2 日初诊。

主诉：呼吸气短伴咳嗽、咳痰 5 日。

病史：患者 3 年前始患肺结核，间断咯血，曾住院经西药抗结核、止血等药物治疗，虽有好转，但仍时止时发，故前来求中医治疗。现患者面色苍白，呼吸气短，咳嗽痰少，自觉胸中闷热，烦躁易怒，潮热盗汗，失眠多梦。

查体：舌淡，尖红，苔白少，脉细数。

中医诊断：肺痨（阴虚火旺，虚火上炎证）。

西医诊断：肺结核。

治法：滋阴制火，引火归原。

方药：自拟方。

生地黄 15g，熟地黄 15g，百合 30g，白及 12g，沙参 15g，炙百部 12g，黑栀子 10g，川贝母 10g，白茅根 30g，三七参 6g，牛膝 10g，甘草 6g。7 剂，水煎服，日 1 剂。

【按】肺痨系由痨虫侵肺，临床咯血有多种不同类型。此例为肺阴不足，阴虚火旺，灼金伤络，迫血外溢之证，故治以滋阴降火，清热止血。取百合固金汤中百合、生地黄、熟地黄滋阴清热，百部润肺止咳而杀痨虫，白及、三七收敛止血，栀子、白茅根凉血止血，合而用之，阴液充足，虚火自降，咯血即止也。（《名老中医临证验案医话》）

（三）气阴耗伤证

病案一　宋某，男，27 岁。2012 年 7 月 18 日初诊。

主诉：咳嗽半年，音哑近 4 个月。

病史：该患者咳嗽半年，音哑近 4 个月，咳嗽不多，音哑喉痛，食欲不振，腹痛便溏，日渐消瘦。

查体：形体消瘦，面色㿠白，舌苔白垢，脉象滑细，痰中结核菌（+）。

中医诊断：肺痨（气阴耗伤证）。

西医诊断：肺结核。

治法：滋阴益肺，化痰止咳。

处方：自拟方。

炙白前 5g，炙紫菀 5g，半夏曲 10g，炙百部 5g，化橘红 5g，枇杷叶 6g，炒杏仁 6g，白术 5g，土杭芍 10g，焦薏苡仁 6g，紫川朴 5g，云茯苓 10g，冬桑叶 6g，苦桔梗（生、炒各半）6g，凤凰衣 6g，诃子肉（生、煨各半）10g，粉甘草（生、炙各半）3g。7 剂，水煎服，日 1 剂。

二诊：服药 2 剂，大便好转，日 1 次，食欲渐增，咳嗽甚少，喉痛减轻，音哑如旧，仍遵前法治之。前方去桑叶，加南沙参、北沙参各 6g，炒苍术 6g。

三诊：前方服 4 剂，大便已正常，食欲增强，精神甚好，咳嗽不多，音哑虽未见效，但喉间已不发紧。

处方：诃子肉（生、煨各半）10g，苦桔梗（生、炒各半）6g，粉甘草（生、炙各半）3g，炙白前 5g，化橘红 5g，黛蛤散 5g，马勃 6g（布包），炙百部 5g，炒紫菀 5g，炒苍术 6g，云茯苓 10g，白杏仁 6g，炒白术 6g，紫川朴 5g，凤凰衣 5g，土杭芍 10g。

方服 4 剂，现症尚余音哑未见显效外，他症均消失，拟专用诃子亮音丸治之。

【按】久嗽不愈，伤及声带，遂致发音嘶哑。肺与大肠相表里，肺气不宣，则腹痛便溏。脾胃不强，则消化无力，食欲减退，营养缺少，身体消瘦。幸无过午潮热、夜间盗汗之象，阴分未见大伤，尚冀恢复可期。拟清肺健脾以治。（《施今墨临床经验集》）

病案二　郝某，男，6 岁。1972 年 10 月 20 日初诊。

主诉：发热伴盗汗 5 日余。

病史：3 岁时，发热后出现低热盗汗。

查体：面黄肌瘦，毛发枯燥，不欲饮食，小便短赤，大便干燥，舌质红，苔少，脉细数。

中医诊断：肺痨（气阴耗伤证）。

西医诊断：肺结核。

治法：清肺燥，养胃阴。

方药：养胃汤加减。

桑叶 15g，沙参 30g，石斛 5g，玉竹 5g，天冬 3g，扁豆 5g，乌梅 5g，牡蛎 10g。7 剂，水煎服，日 1 剂。

【按】本例患儿因热病伤阴，肺胃失养，痨虫感染后所得，故采用滋养肺胃之阴的法则治疗，取得良效。然小儿纯阳之体易虚易实，多有内热。故在巩固方药中，除滋养肺胃之阴外，配合生津之品，使热清液增，肺胃之气生而病愈。（《张鹏举医案》）

（四）阴阳虚损证

张某，女，58 岁，退休职员。2009 年 8 月 10 日初诊。

主诉：反复咳逆喘息，少气，咯血。

病史：患者因素体虚弱，反复咳嗽，间断咯血。咳痰色白有沫，夹血丝，血色暗淡，潮热，自汗，盗汗，声嘶，面浮肢肿，心慌，唇紫，肢冷，形寒，见五更泄泻，口舌生糜，睡眠不佳。为求中医系统治疗遂来就诊。

查体：苔黄而剥，舌质光淡隐紫，少津，脉微细虚大无力，痰中结核菌（+）。

中医诊断：肺痨（阴阳虚损证）。

西医诊断：肺结核。

治法：滋阴补阳。

方药：补天大造丸加减。

人参 6g，黄芪 9g，白术 9g，当归 5g，枣仁 6g，远志 4.5g，白芍 5g，山药 6g，茯苓 5g，枸杞子 12g，熟地黄 12g，紫河车 48g，鹿角胶 48g，龟甲 24g。7剂，水煎服，日 1 剂。

【按】阴伤及阳，精气虚竭，肺、脾、肾俱损。方选人参、黄芪、白术、山药、茯苓补益肺脾之气，熟地黄滋养肾阴，当归、白芍养血活血；枣仁、远志养血安神；枸杞子、龟甲培补阴精；鹿角胶、紫河车助真阳而填精髓。全方补先天，助后天，益精血，养气阴，补而不峻，滋而不腻，气血阴阳并补。

三、临证备要

（1）辨主症治疗。肺痨的证治分类已如上述，但临床有时表现以某一症状为突出，为了便于处理，故列"辨主症治疗"一节，叙述其辨证、选方、用药。

①咳嗽。用润肺宁嗽法。方取海藏紫菀、贝母、桔梗润肺化痰止咳，知母、五味子、阿胶滋阴补血而退虚热。或用加味百花膏，药用紫菀、款冬花、百部止咳化痰，抗痨杀虫，百合、乌梅润肺而敛阴。属于气虚者，可用补肺汤，药用参、芪益气，熟地黄、五味子补肾而纳气，紫菀、桑白皮化痰止咳。若痰浊偏盛者，可用六君子汤合平胃散治疗。

②咳血。一般常用补络止血法。方取白及枇杷丸，药用白及、阿胶补肺止血，生地黄、藕节凉血止血，蛤粉、枇杷叶肃肺化痰而止咳。亦可采用补络补管汤，药用龙骨、牡蛎、山萸肉酸涩收敛，补络止血，佐以三七化瘀而止血。若咳血较著者，加代赭石以降气镇逆止血；夹瘀者加三七、郁金、花蕊石之类；有实火者，配大黄粉或赭石粉等；属于虚寒出血者，宜加炮姜。

③潮热、骨蒸。一般患者多为阴虚，当用清热除蒸法。如柴胡清骨散，药用秦艽、银柴胡、青蒿、地骨皮清热除蒸，鳖甲、知母滋阴清热，佐以猪脊髓、猪胆汁等坚阴填髓。至于气阴两虚而潮热骨蒸者，可用黄芪鳖甲散固护卫阳，清热养阴。

④盗汗、自汗。用和营敛汗法。一般以阴虚盗汗为多见，方取当归六黄汤，药用黄芪固表，当归和营，黄芩、黄柏、地黄清热养阴。若气虚自汗，可用牡蛎散、玉屏风散以补气实卫，固表止汗。此外，无论自汗或盗汗均可加用糯稻根、瘪桃干、麻黄根、浮小麦、煅龙骨、煅牡蛎等收涩敛汗，或用五倍子末敷填神阙。

⑤泄泻。一般用培土生金法，选方如参苓白术散。但辨证属于肾阳不足之五更泄者，当用四神丸。脾肾双亏者二方合用之。

⑥遗精、月经不调。当用滋肾保肺法以滋化源，选取大补元煎为主方，补益元气阴血。见阳痿遗精者，酌加煅龙骨、煅牡蛎、金樱子、芡实、莲须、鱼鳔胶等固肾涩精；女子月经不调或经闭者，加芍药、丹参、丹皮、益母草调其冲任。

（2）重视补脾助肺。因脾为生化之源，能输水谷之精气以养肺，故当重视补脾助肺，即"培土生金"的治疗措施，以畅化源。肺脾同病，气阴两伤，伴见疲乏、食少、便溏等脾虚症状，治当益气养阴、健脾补肺，忌用地黄、阿胶、麦冬等滋腻药。进而言之，即使肺阴亏损之证，亦当在甘寒滋阴的同时，兼伍甘淡实脾之药，增强脾胃对滋阴药的运化吸收，以免纯阴滋腻碍脾。但用药不宜香燥，以免耗气、劫液、动血，方宗参苓白术散意。

（3）掌握虚中夹实的特殊性。本病虽属慢性虚弱性疾病，但因感染痨虫致病，要根据补虚不忘治实的原则，同时杀虫抗痨。如阴虚火旺者，当在滋阴的基础上参以降火；若阴虚火旺，痰热内郁，咳嗽痰稠，色黄量多，舌苔黄腻，口苦，脉弦滑者，当重视清化痰热，配合黄芩、知母、天花粉、海蛤壳、鱼腥草等；若气虚夹有痰湿，咳嗽，痰多色白，纳差，胸闷，舌苔白腻者，当在补益肺脾之气的同时，参以宣化痰湿，配合半夏、橘红、茯苓、杏仁、薏苡仁之类；如咳血而内有"蓄瘀"，瘀阻肺络，咳血反复难止，血出鲜紫相杂，夹有暗块，胸胁刺痛或掣痛，舌质紫，脉涩者，当祛瘀止血，药用三七、血余炭、花蕊石、广郁金、醋大黄等。

（4）忌苦寒太过伤阴败胃。本病虽具火旺之证，但本质在于阴虚，故治当以甘寒养阴为主，适当佐以清火，苦寒之品不宜单独使用。即使内火标象明显者，亦只宜暂予清降，中病即减，不可徒持苦寒逆折，过量或久用，以免苦燥伤阴，寒凉败胃伤脾。

（5）在辨证基础上配合抗痨杀虫药物。根据药理实验结果和临床验证，很多中草药有不同程度的抗痨杀菌作用，如百部、白及、黄连、大蒜、冬虫夏草、功劳叶、葎草等，均可在辨证基础上结合辨病适当选用。

第八节　肺　痿

一、概述

肺痿是指因咳喘日久不愈，肺气受损，或肺阴耗伤所致的肺叶痿弱不用，临床以长期反复咳吐浊唾涎沫为主症的慢性虚损性疾患。

【病因病机】本病病因可分久病损肺和误治津伤两个方面，且以前者为主。发病机理为肺虚津气失于濡养所致。

1. **病因**　久病损肺；误治津伤。

2. **病机**　本病发病机理，总缘肺脏虚损，津气大伤，以致肺叶枯萎。因肺有虚热，热灼肺津，或肺虚有寒，气不化津，以致津气亏损，肺失濡养，肺叶弱而不用则痿。

【辨证论治】

1. 辨证要点　应辨虚热、虚寒。虚热证易见肺津干枯、阴伤火旺、火逆上气之象；虚寒证常见肺气虚羸、阳衰气弱之象。

2. 治疗原则　治疗总以补肺生津为原则。虚热证，治当生津清热，以润其枯；虚寒证，治当温肺益气而摄涎沫。临床以虚热证为多见，但久延伤气，亦可转为虚寒证。治疗应时刻注意保护津液，重视调理脾肾。

3. 证治分类

（1）虚热证

治法：滋阴清热，润肺生津。

方药：麦门冬汤合清燥救肺汤加减。

（2）虚寒证

治法：温肺益气。

方药：甘草干姜汤或生姜甘草汤加减。

二、临床病案举隅

（一）虚热证

徐某，女，56岁，2007年9月23日初诊。

主诉：发热，咳嗽，咳吐稠黏痰1周。

病史：9月16日以来，发热，微恶寒，无汗，咳嗽，咳吐稠黏痰，咳声不扬，甚则音嘎，气急喘促，口渴咽燥，午后潮热，纳呆，胸痛，心悸，头晕。曾服发汗药治疗，未见效。既往有咳嗽史。

查体：体温39℃，神志清醒，呈急性病容。发育营养欠佳，形体消瘦，皮毛干枯，皮肤干燥，面色晦滞。左右胸廓对称。听诊：右肺下部呼吸音减弱，左肺未闻异常，舌红少津，脉细数。胸部X线示右肺下部有片状模糊阴影，边缘不清晰；右侧位见右肺中叶呈密度一致的三角形阴影。

中医诊断：肺痿（阴伤火旺，肺津干枯证）。

西医诊断：右叶肺不张。

治法：滋阴清热，润肺生津，佐以宣肺化痰。

方药：麦门冬汤加减。

麦冬9g，太子参9g，半夏9g，橘红9g，杏仁9g，浙贝母9g，冬瓜仁15g，枇杷叶9g，甘草5g，茯苓9g，瓜蒌皮9g，桔梗6g，石膏15g，桑叶10g，粳米5g，大枣6枚。4剂，水煎服。连服4剂后，症状大减，热退，尚有轻度咳嗽，痰少不稠。

续服上方 3 剂后，症状消失。X 线：右肺中叶已无不张现象，稍有肺纹理增深。

【按】肺痿临证有虚实寒热之别，本案系体质阴虚，易受外邪侵袭，起病后用药过汗，汗多伤津，热郁于肺而失其肃降之权，津液枯竭，肺火日炽，津枯肺燥，以致肺叶枯萎，治以润肺生津，佐以宣肺化痰，麦门冬汤加减。太子参、甘草、大枣、粳米益气生津，甘缓补中；桑叶、浙贝母、石膏清泄肺经燥热；阿胶、麦冬、冬瓜仁滋肺养阴；杏仁、枇杷叶、瓜蒌皮、半夏化痰止咳，下气降逆。

（二）虚寒证

病案一 胡某，女，56 岁，工人。1994 年 3 月 13 日初诊。

主诉：咳嗽 8 年，加重并咯吐涎沫 15 日。

病史：反复咳嗽近 8 年，近天来咳嗽频作，咯吐涎沫，痰量多，色白清稀，尤以早晚痰量更多，咳时短气不足以息，伴有头晕，神疲乏力，食少纳呆，形寒肢冷，小便频数。为求中医系统治疗遂来就诊。

查体：舌质淡，苔白，脉虚弱，胸部 X 线诊断为慢性支气管炎。

中医诊断：肺痿（肺气虚寒，气不化津证）。

西医诊断：慢性支气管炎。

治法：温肺益气。

方药：甘草干姜汤合生姜甘草汤加减。

炙甘草 12g，干姜 12g，党参 15g，益智仁 10g，白术 15g，熟附片 10g（先煎），生姜 6~8 片。5 剂。药后症减。

【按】本例患者，久咳耗伤阳气，致使肺气虚寒，气不化津，积成涎沫，肺气虚冷，不能温摄津液，肺失滋养，痿弱不用，而成虚寒肺痿，投以温肺益气之剂以图缓效。（《中医内科学教学病案精选》）

病案二 范某，女，57 岁。2013 年 5 月 23 日初诊。

主诉：近年来咳嗽，气喘，加重 1 周。

病史：近年来咳嗽，气喘不断，午后面部潮热，口干咽燥，喜饮水，盗汗，纳减，日趋消瘦。

查体：面色苍白，两目下陷，精神疲惫，语声低弱，头晕心慌，舌质淡，少苔，脉虚弱。

中医诊断：肺痿（虚寒证）。

西医诊断：肺结核伴肺不张。

治法：救阴扶阳。

方药：炙甘草汤加减。

炙甘草 15g，阿胶 15g，党参 15g，生地黄 20g，桂枝 10g，麦冬 12g，火麻仁 12g，生姜 12g，大枣 6 枚，藕节 5 个，血余炭 10g。7 剂，水煎服，日 1 剂。

【按】肺痿一症，与西医肺不张颇相似，尤在泾曰："肺者痿也，如草木之枯萎而不荣，为津灼而肺焦也。"（《带教医案实录》）

三、临证备要

（1）重视调补脾胃。脾胃为后天之本，肺金之母，培土有助于生金。阴虚者，宜补胃津以润肺燥，使胃津能上输以养肺；气虚者，宜补脾气以温养肺体，使脾能转输精气以上承。另外，肾为气之根，司摄纳，补肾可以助肺纳气。

（2）不可妄投燥热，以免助火伤津，亦忌苦寒滋腻碍胃。肺痿病属津枯，故应时刻注意保护其津，无论寒热，皆不宜妄用温燥之药，消灼肺津。即使治疗虚寒肺痿，亦必须掌握辛甘合用的原则。

（3）慎用祛痰峻剂。肺痿属虚，故应牢记缓而图之之法则，忌用峻剂攻逐痰涎，犯虚虚实实之戒，宜缓图取效。

（4）时刻注意病机演变，随时调整治则治法。肺痿有虚热、虚寒之分，二者不仅可以相互转化，甚则可相兼为病，从而出现气阴两虚、寒热错杂之证。因此，在辨治过程中，应时刻注意病机演变，分清主次，抓住主证，兼顾次证，施治方可中的。

第二章 心系病证

第一节 心 悸

一、概述

心悸是指心之气血阴阳亏虚，或痰饮瘀血阻滞，致心神失养或心神受扰，出现心中悸动不安，甚则不能自主的一种病证，临床一般多呈发作性，每因情志波动或劳累过度而诱发，且常伴胸闷、气短、失眠、健忘、眩晕等症。按病情轻重，分为惊悸和怔忡。

【病因病机】 心悸的发生多因体质虚弱、饮食劳倦、七情所伤、感受外邪及药食不当等，以致气血阴阳亏损，心神失养，心主不安，或痰、饮、火、瘀阻滞心脉，扰乱心神。

1. **病因** 体虚劳倦；七情所伤；感受外邪；药食不当。

2. **病机** 气血阴阳亏虚，心失所养，或邪扰心神，心神不宁。

【辨证论治】

1. **辨证要点** 辨病性的虚实；辨本脏与他脏疾病。

2. **治疗原则** 心悸应分虚实论治。虚证分别予以补气、养血、滋阴、温阳；实证则应祛痰、化饮、清火、行瘀。但本病以虚实错杂为多见，且虚实的主次、缓急各有不同，故治当相应兼顾。

3. **证治分类**

（1）心虚胆怯证

治法：镇惊定志，养心安神。

方药：安神定志丸加减。

（2）心血不足证

治法：补血养心，益气安神。

方药：归脾汤加减。

（3）阴虚火旺证

治法：滋阴清火，养心安神。

方药：天王补心丹合朱砂安神丸加减。

（4）心阳不振证

治法：温补心阳，安神定悸。

方药：桂枝甘草龙骨牡蛎汤合参附汤加减。

（5）水饮凌心证

治法：振奋心阳，化气行水，宁心安神。

方药：苓桂术甘汤加减。

（6）瘀阻心脉证

治法：活血化瘀，理气通络。

方药：桃仁红花煎加减。

（7）痰火扰心证

治法：清热化痰，宁心安神。

方药：黄连温胆汤加减。

（8）邪毒犯心证

治法：清热解毒，益气养阴。

方药：银翘散合生脉散加减。

二、临床病案举隅

（一）心虚胆怯证

病案一　张某，女，47岁。2012年11月15日初诊。

主诉：心悸2个月，加重1周。

病史：患者2个月前因狗突然从面前过，受到惊吓心慌，从此晚上失眠多噩梦，有时惊醒，心中恐惧，近1周病情加重，心害怕慌乱不宁，乏力，时自汗出，头晕，月经、二便正常。

查体：舌淡，苔薄，脉沉弱少数。其他体检未发现异常。

中医诊断：心悸（心虚胆怯证）。

西医诊断：神经衰弱。

治法：镇惊定志，养心安神。

方药：安神定志丸加减。

人参15g，龙骨30g，琥珀15g，酸枣仁15g，远志15g，茯神13g，茯苓10g，山药 13g, 麦冬 13g, 生地黄 12g, 熟地黄 10g, 肉桂 5g, 五味子 15g。6 剂, 日 1 剂。

6 剂后, 心悸惊恐大减, 睡眠改善。

【按】暴惊则气乱, 神无所归, 虑无所定, 故发惊悸; 久则心气不足, 故慌乱不宁而恐惧。清阳不升则头晕。故用安神定志丸。龙骨、琥珀镇惊安神; 酸枣仁、远志、茯神养心安神; 人参、茯苓、山药益气壮胆; 麦冬、生地黄、熟地黄滋养心血; 配伍少许肉桂, 有鼓舞气血生长之效; 五味子收敛心气。方药对症。

病案二 李某, 男, 61 岁。1999 年 7 月 9 日初诊。

主诉: 心悸胸闷 1 个月余。

病史: 患者 5 年前因劳累始出现心前区疼痛, 未经系统治疗, 后经常感觉心悸胸闷, 近日病情加重, 遂前来求中医诊治。

查体: 舌质红, 苔薄白, 脉细结代。

中医诊断: 心悸 (心虚胆怯证)。

西医诊断: 冠心病。

治法: 益气养阴, 活血化瘀。

方药: 自拟生脉活血汤。

太子参 15g, 麦冬 10g, 五味子 6g, 当归 15g, 川芎 15g, 赤芍 15g, 丹参 20g, 茯苓 12g, 柏子仁 10g, 生牡蛎 30g, 炙甘草 6g, 合欢皮 15g, 酸枣仁 20g。7 剂, 水煎服, 日 1 剂。

【按】心悸辨证要点不外虚实两端, 虚则权衡气血阴阳之深浅, 实则辨气滞、血瘀、痰浊、痰热、热毒之所侵, 心悸患者以气阴两虚, 心血瘀滞为多见, 吴震西老以自拟生脉活血汤治疗效果比较显著。方中生脉饮益气养阴, 生津复脉; 用当归、川芎、赤芍、丹参、合欢皮活血化瘀, 行气开郁; 用柏子仁、酸枣仁、茯苓、生牡蛎、炙甘草养心安神。(《吴震西医案》)

(二) 心血不足证

病案一 申某, 女, 62 岁。2012 年 7 月 15 日初诊。

主诉: 心慌气短 2 年, 加重 1 个月。

病史: 患者 2010 年 6 月以来, 出现心慌、气短等症状。未予治疗。近 1 个月, 因家事繁忙, 症状加重, 伴乏力气短, 心前区憋闷, 食欲不佳。

查体: 面色不华, 脉虚数 (90 次/分), 舌淡, 苔薄白。心电图显示窦性心动过速、频发性期前收缩。

中医诊断: 心悸 (心脾两虚证)。

西医诊断: 窦性心动过速。

治法：补血养心，益气安神。

方药：归脾汤加减。

黄芪 15g，党参 20g，白术 10g，炙甘草 10g，当归 15g，龙眼肉 15g，茯神 10g，远志 6g，炒酸枣仁 18g，木香 6g，砂仁 6g，大枣 8 枚，生姜 9g。6 剂，日 1 剂。

6 剂后，心悸明显减轻，脉有力，饮食增加，困减觉安稳。

【按】心主血藏神，血虚失养，神不守舍，故心神不安而发惊悸。久致劳伤心脾，化源不足，无所上传，病情日渐加重，渐成脾气心血两虚。方选归脾汤加减。黄芪、党参、白术、炙甘草益气健脾，以资气血生化之源；当归、龙眼肉补养心血；茯神、远志、酸枣仁宁心安神；砂仁、木香理气醒脾，使补而不滞。生姜、大枣调和脾胃，以资化源。诸药合用，化源充足，心血得补，神有所养，诸症乃平。

病案二　孙某，女，44 岁。2005 年 5 月 6 日初诊。

主诉：心悸不宁伴失眠 1 年余。

病史：患者 1 年余心悸不宁，睡眠不佳，噩梦纷扰，头晕头痛，心烦焦虑，口干苦。

查体：舌红少苔，脉弦数。

中医诊断：心悸（心血不足证）。

西医诊断：冠心病。

治法：疏泄肝胆，养心宁神。

方药：柴胡龙骨牡蛎汤加减。

柴胡 9g，龙骨 20g，牡蛎 20g，半夏 15g，黄芩 10g，大黄 7g，太子参 20g，生地黄 20g，麦冬 15g，柏子仁 20g，石菖蒲 15g，炒酸枣仁 20g，桂枝 10g，茯神 20g，远志 15g，夜交藤 30g，甘草 15g。7 剂，水煎服，日 1 剂。

【按】方中柴胡、黄芩、大黄、半夏由小柴胡汤化裁所得，可疏泄肝胆郁热，以除胸腹烦满；桂枝使内陷之邪从外而解；龙骨、牡蛎补敛心气，镇怯安神；配伍酸枣仁、茯神、远志、夜交藤、石菖蒲、柏子仁、麦冬等养心安神之品；甘草、太子参、生地黄等益气养阴。虚实寒热兼顾，共达疏泄肝胆、养心宁神之效。[《中医内科学（案例版）》]

病案三　李某，女，70 岁。1900 年 3 月 20 日初诊。

主诉：心悸气短，胸闷，失眠 1 个月。

病史：患者心悸已有 40 年之久，近 1 个月病情加重。心悸气短，胸闷，失眠，多梦易醒，健忘，肢体疲倦，食少，食后胃脘胀满，大便稀且不成形。

查体：面色萎黄，舌质红，苔薄白，脉细数。

中医诊断：心悸（气血双亏，心失所养证）。

西医诊断：冠心病。

治法：健脾益气，补血养心。

方药：归脾汤加减。

党参 12g，柏子仁 12g，茯苓 12g，炒白术 10g，炙甘草 9g，炒酸枣仁 18g，当归 12g，炙远志 10g，夜交藤 18g，莲肉 10g，白芍 10g，五味子 6g。6 剂，水煎服，日 1 剂。

【按】心悸之疾，有虚有实。本病例久患心悸，又属年高，心神失养症状颇为突出，故用酸枣仁、莲肉、五味子、柏子仁、远志、夜交藤及当归、芍药以养血安神。其脾胃虚弱，气血生化不足，不能奉养心神，以致心悸气短，久而不愈，因此治以参、苓、术、草等健脾益气为主，力求恢复脾胃功能，使水谷精微得以敷布，则全身得养，心神自宁。（《夏锦堂医案》）

（三）阴虚火旺证

刘某，女，42 岁。2013 年 5 月 15 日初诊。

主诉：心悸，胸闷，多梦 1 年。

病史：患者于 2012 年 5 月以来常感心悸不安，胸闷咽干，寐短多梦，头晕。月经史：13 岁初潮，基本正常。

查体：舌质红，苔少，脉细结代。心电图示频发室性早搏呈二联律。

中医诊断：心悸（阴虚火旺证）。

西医诊断：心律失常，室性早搏。

治法：滋阴清火，养心安神。

方药：朱砂安神丸加减。

朱砂 2g，黄连 9g，炙甘草 10g，当归 6g，生地黄 5g。18 剂，日 1 剂。经来停服，坚持 3 个月。

18 剂后，早搏明显减少，胸闷已舒，睡眠好转，头晕已消。

【按】阴血不足，难以养心，虚火妄动，上扰心神发为心悸，火扰则寐短多梦，头晕胸闷。方选朱砂安神丸，镇清并举，泄中兼养，使心火得降，阴血得充，镇心安神，则心烦失眠、惊悸怔忡自除。

（四）心阳不振证

病案一　白某，女，36 岁。干部。1994 年 2 月 3 日初诊。

主诉：心悸伴头晕，胸闷 2 年。

病史：患者于 1992 年春不慎感冒，以后经常心悸，脉律不齐伴头晕、目昏、胸闷憋气，劳累或生气后易发，服用西药抗心律失常药无效，求中医治疗。现心悸阵作，偶有停跳感，乏力头晕。胸闷憋气，神疲纳差，睡眠不安，面色无华。

查体：舌淡暗，脉沉细无力，脉律不整，心电图示室性早搏频发、Ⅱ度1型房室传导阻滞。

中医诊断：心悸（心阳不振证）。

西医诊断：心律失常，室性早搏。

治法：温补心阳，安神定悸。

方药：生脉散合桂枝甘草汤。

炙甘草6g，党参10g，黄芪30g，麦冬30g，枸杞子30g，五味子10g，柏子仁10g，桂枝10g，石菖蒲10g，郁金10g，牡丹皮10g，川续断15g，桑寄生20g，菟丝子10g，龙骨30g，牡蛎30g。日1剂，水煎服，连服10日。

2月24日二诊：继服药14剂，心悸减轻，自觉早搏明显减少。

1994年9月随诊，未发早搏，精神体力均佳。

【按】该患者心血亏损，心阳不足，应补心阳，安神定志，生脉散合桂枝甘草汤加党参、黄芪益气助阳；麦冬、枸杞子滋阴，取"阳得阴助而生化无穷"之意；桂枝温振心阳，炙甘草益气养心；龙骨、牡蛎重镇安神定悸方用。（《祝谌予临证验案精选》）

病案二 徐某，男，72岁。2006年6月12日初诊。

主诉：心悸，胸闷，气短1个月。

病史：患者1个月前外感风寒后出现畏寒，咳嗽，咯白色黏痰，心电图示室性期前收缩，呈二联律，右束支传导阻滞，为求系统治疗而就诊。

查体：面色淡黄，畏寒，二便调，舌红苔薄黄，脉迟结。

中医诊断：心悸（心阳不振证）。

西医诊断：冠状动脉粥样硬化性心脏病。

治法：化痰散结，温气补阳。

方药：自拟方。

红参10g，附子10g，枇杷叶20g，桔梗15g，白芥子15g，款冬花20g，紫菀20g，桂枝5g，天南星15g，陈皮15g，丹参10g，三七（碎）15g。7剂，水煎服，日1剂。

【按】此患者畏寒，脉迟结，乃一派阳虚之象，阳气不足，心失温阳，故心悸，胸中阳虚，宗气运转乏力，故胸闷气短。舌红苔薄黄为真寒假热之舌象，方用红参温润，补气温阳不伤阴。附子走少阴心肾而助阳，少用桂枝振奋阳气。久病及血，故加丹参、三七活血化瘀，桔梗载药上行。（《带教医案实录》）

（五）水饮凌心证

病案一　沈某，女，46 岁，干部。2013 年 2 月 13 日初诊。

主诉：心悸 1 年，加重并伴下肢水肿 20 日。

病史：患者去年 6 月出现心悸，近 20 日心悸加重，胸脘闷痛，窒息，下肢浮肿，按之凹陷，怕冷，渴不欲饮，小便短少，伴恶心，欲吐。

查体：舌淡胖，苔白滑，脉象弦滑。心电图示心房颤动。心房率 400 次/分，心室率 80 次/分。

中医诊断：心悸（水饮凌心证）。

西医诊断：心律失常，心房纤颤。

治法：振奋心阳，化气行水，宁心安神。

方药：苓桂术甘汤加减。

茯苓 12g，桂枝 9g，白术 6g，甘草 6g，葶苈子 9g，五加皮 9g，猪苓 6g，防己 6g，泽泻 9g，当归 9g，川芎 9g。7 剂，水煎服，日 1 剂。

【按】患者因脾肾阳虚，水饮内停，上凌于心，心阳受困则心悸，用苓桂术甘汤加减。茯苓、白术相须，健脾祛湿，是治病求本之意；甘草、桂枝相伍辛甘养阳，四药合用健脾助饮，淡渗利湿。葶苈子、五加皮、猪苓、防己、泽泻温阳利水；当归、川芎活血化瘀，痰饮渐消，心悸得复。

病案二　肖某，男，53 岁。2003 年 4 月 23 日初诊。

主诉：心悸反复发作 30 余年。

病史：青年时曾因发热后出现阵发性胸闷心悸，时有期前收缩，平时常服心律平，时发时止，未发时如常人，发作时感心悸恍惚，近日咳嗽咳痰，胃纳一般，二便尚可。

查体：舌红苔厚腻，脉沉濡无力。

中医诊断：心悸（水饮凌心证）。

西医诊断：心肌炎后遗症。

治法：化痰祛瘀，通痹泄浊。

方药：瓜蒌薤白半夏汤加减。

全瓜蒌 10g，薤白 9g，半夏 9g，丹参 15g，郁金 9g，葛根 9g，柴胡 9g，生山楂 30g，石菖蒲 9g，桂枝 3g，甘松 4.5g，苦参 9g，枳壳 9g，桔梗 6g。14 剂，水煎服，日 1 剂。

【按】时有心悸，口苦，舌苔厚腻，脉濡，病机为痰瘀壅盛，内阻胸阳。治以《金匮要略》瓜蒌薤白半夏汤加减，祛痰化浊通心阳。辅以柴胡、甘松、枳壳、桔梗调畅气机，石菖蒲、郁金开窍豁痰，丹参、葛根、生山楂活血化瘀，桂

枝温通心阳，苦参抗心律失常，合用使痰消浊去，心阳复振，故药后明显好转。（《颜德馨医案》）

（六）瘀阻心脉证

病案一　陈某，女，25 岁，职员。1991 年 6 月 9 日初诊。

主诉：心悸，气短，胸痛 2 个月余。

病史：住院 2 个月，用抗生素、异搏定等药，效果不明显，申请中医治疗。现感心慌心悸，心前区时刺痛，平时多闷痛，伴气短乏力，自汗，手心热，面色萎黄，形体消瘦。

查体：舌质紫暗，苔薄白，脉结代。心电图示窦性心律不齐，ST 段下移，T 波低平，频发室性早搏，呈二联律。

中医诊断：心悸（气阴不足兼瘀血阻滞证）。

西医诊断：病毒性心肌炎。

治法：益气养阴兼活血祛瘀。

方药：血府逐瘀汤合生脉饮加减。

柴胡 15g，生地黄 20g，当归 20g，桃仁 15g，红花 15g，枳壳 15g，赤芍 15g，桔梗 15g，川芎 15g，党参 20g，麦冬 15g，五味子 15g，玉竹 15g，丹参 30g，黄芪 30g，甘草 15g。日 1 剂，水煎服。

二诊：服上方 7 剂，胸闷胸痛，心悸症状明显减轻，早搏减少（12 次/分）但仍气短乏力，胸痛，舌暗红苔薄白，脉结代。药已奏效，效不更方。

三诊：服上方 14 剂，胸闷心悸进一步减轻，偶有胸痛，早搏 5~6 次/分，感乏力，咽干痛，舌质转润，苔薄白，脉结。此以瘀血减除，气阴不足为突出矛盾。改益气养阴为主，兼活血通络。方药：前方去柴胡、枳壳、桔梗、赤芍加桂枝 15g，茯苓 15g，白芍 15g，柏子仁 15g，砂仁 10g。此方服 30 剂，诸症渐平，面色转红，身感有力，但劳累后仍有早搏，因此再服两周上方，改归脾丸月余。查心电图，已完全正常，追访半年，患者已痊愈上班。

【按】患者因血瘀气滞，心脉瘀阻，心阳被遏，心失所养，气阴不足，故用血府逐瘀汤合生脉饮加减，活血、行气、滋阴，共奏活血而无耗血之虑，行气而无伤阴之弊。方药对症，邪退病愈。（《张琪临证经验荟要》）

病案二　李某，男，41 岁。1991 年 3 月 9 日初诊。

主诉：胸闷、心悸半年。

病史：半年前劳累后出现胸闷不畅，心悸不安，就诊于外院。心电图示窦性心律不齐，室性期前收缩。口服西药疗效不显，遂求治于中医。现主症为胸闷气短，心悸怔忡，神疲乏力，纳食尚可。

查体：面色苍白无华，舌苔薄白，脉细而结。

中医诊断：心悸（痰浊瘀血凝滞证）。

西医诊断：冠状动脉粥样硬化性心脏病。

治法：温通心阳，化痰理气，活血通络。

方药：桂枝甘草龙骨牡蛎汤合瓜蒌薤白半夏汤加减。

川桂枝 9g，苦参片 12g，大丹参 15g，生甘草 9g，薤白头 9g，白茯苓 10g，全瓜蒌（打）30g，煅龙骨 30g，左牡蛎 30g（先煎），广郁金 9g，杜红花 4.5g。7 剂，水煎服，日 1 剂。

【按】患者以心阳虚损为主，夹杂痰浊、瘀血，故以桂枝甘草龙骨牡蛎汤合瓜蒌薤白半夏汤加减主之。桂枝、甘草辛甘化阳，配龙骨、牡蛎不仅有固摄镇惊作用，并能化痰祛浊；瓜蒌性寒而豁痰理气，薤白性温而通阳，一寒一温，相得益彰，增强化痰通痹之功；配丹参、红花、郁金以增通脉之力；茯苓甘淡，入心肾两经，甘能补，淡能渗，有利湿和土宁神之功；苦参一般认为是清热燥湿、利尿止血之品，唐代孙思邈《备急千金要方》中早已用以治疗心痛。（《李今庸医案》）

（七）痰火扰心证

赵某，女，46 岁，干部。2013 年 4 月 13 日初诊。

主诉：心悸，胸闷，惊恐不安 6 个月，加重 20 日。

病史：平素胆小怕事，半年前因车祸受到惊吓，感心慌心悸，时有头晕，发作时心中惊悸不安，恶闻人声。近 20 日病情加重。心悸不已，心烦，胸闷，头晕，食欲减退。

查体：舌红，苔黄腻，脉结代。心电图示冠状动脉供血不足，心律不齐，频发性早搏。

中医诊断：心悸（痰火扰心证）。

西医诊断：冠心病。

治法：清热化痰，宁心安神。

方药：黄连温胆汤加减。

黄连 10g，茯苓 15g，竹茹 10g，半夏 12g，陈皮 12g，枳实 10g，远志 5g，生龙骨 15g，朱砂 1g，石菖蒲 15g，甘草 15g。5 剂，日 1 剂。

服药 5 剂，惊悸心烦好转。

【按】平日胆怯之人，突逢惊变，心惊神乱，难以自持，发生惊悸，该患者又痰火内蕴，上扰心神，故日渐加重。痰火内扰，则胸闷，心烦，头晕，舌红苔黄，胃中不和，饮食不佳。脉道不畅，故见结代。选用黄连温胆汤，方中陈皮、半夏理气化痰，茯苓健脾利湿，甘草和中益气，枳实下气，黄连、竹茹清热，石菖蒲豁痰

宁神、化湿和胃，龙骨、朱砂镇心安神，远志交通心肾，合则痰火得清，宁神壮胆。（《中医内科学教学病案精选》）

（八）邪毒犯心证

郭某，女，23岁，干部。1978年7月3日初诊。

主诉：4日前始有咽痛发热，继而心慌气短，活动后加重。

病史：平素身体正常，无其他病史。

查体：体温38℃，脉率100次/分，咽部充血，扁桃体Ⅱ度肿大，甲状腺无明显肿大，血沉23mm/h，心电图示T波及$V_1 \sim V_6$倒置。

中医诊断：外感心悸（邪毒犯心证）。

西医诊断：上呼吸道感染、心肌炎。

治法：清热解毒养心。

方药：银翘散合生脉散加减。

丹参30g，板蓝根30g，太子参15g，玄参12g，麦冬10g，远志10g，五味子10g，桔梗10g，当归10g，柏子仁15g，茯苓12g，连翘12g，竹茹10g，莱菔子10g，焦三仙30g。7剂，水煎服，日1剂。

7月19日二诊：精神好转，食欲增加，活动后仍有心慌，舌脉同前。

党参18g，麦冬12g，当归15g，丹参24g，川芎12g，大青叶12g，板蓝根15g，玄参15g，海桐皮15g，秦艽12g，柏子仁10g，五味子10g，忍冬藤24g，甘草6g。

服药2周后，自觉症状消失，心电图好转，心率70次/分，带方出院，巩固治疗。

【按】该患心悸由外感所致，邪毒犯心，损及阴血，耗伤阴气，心神失养。本方辛凉之中配伍少量辛温之品，疏散与解毒相配，外散风热，兼清热解毒之功，邪退病愈。（《郭士魁临床经验选集》）

三、临证备要

（1）在辨证论治基础上，酌情加用经现代药理研究证实有抗心律失常作用的中草药，可进一步提高疗效。如快速型心律失常加用益母草、苦参、莲子心、延胡索等，缓慢型心律失常加用麻黄、细辛、熟附子、桂枝等。

（2）功能性心律失常，多为肝气郁结所致，特别是因情志刺激而发者，当在辨证基础上加郁金、佛手、香附、柴胡、枳壳、合欢皮等疏肝解郁之品，往往取得良好效果。

（3）根据中医"久病必虚""久病入络"的理论，心悸日久当补益与通络并用。

（4）临证如出现严重心律失常，如室上性心动过速、快速心房纤颤、Ⅲ度房室传导阻滞、室性心动过速、严重心动过缓、病态窦房结综合征等，导致较严重的血流动力学异常者，当及时运用中西医两法加以处理。

第二节　胸　　痹

一、概述

胸痹是指以胸部闷痛，甚则胸痛彻背，喘息不得卧为主症的一种疾病。轻者仅感胸闷隐痛，呼吸欠畅，重者则有胸痛，严重者心痛彻背，背痛彻心。

【病因病机】

1. **病因**　寒邪内侵；饮食失调；情志失节；年迈体虚。

2. **病机**　胸痹的主要病机为心脉痹阻，病位在心，涉及肝、肺、脾、肾等脏。其病理变化为本虚标实，虚实夹杂。

【辨证论治】

1. **辨证要点**　辨标本虚实；辨病情轻重。

2. **治疗原则**　先治其标，后治其本，先从祛邪入手，然后再予扶正，必要时可根据虚实标本的主次，兼顾同治。

3. **证治分类**

（1）心血瘀阻证

治法：活血化瘀，通脉止痛。

方药：血府逐瘀汤加减。

（2）气滞心胸证

治法：疏肝理气，活血通络。

方药：柴胡疏肝散加减。

（3）痰浊闭阻证

治法：通阳泄浊，豁痰宣痹。

方药：瓜蒌薤白半夏汤合涤痰汤加减。

（4）寒凝心脉证

治法：辛温散寒，宣通心阳。

方药：枳实薤白桂枝汤合当归四逆汤加减。

（5）气阴两虚证

治法：益气养阴，活血通脉。

方药：生脉散合人参养荣汤加减。

（6）心肾阴虚证

治法：滋阴清火，养心和络。

方药：天王补心丹合炙甘草汤加减。

（7）心肾阳虚证

治法：温补阳气，振奋心阳。

方药：参附汤合右归饮加减。

二、临床病案举隅

（一）心血瘀阻证

病案一　李某，女，40 岁，干部。1999 年 3 月初诊。

主诉：胸闷胸痛 3 年，痛引肩背。

病史：患者胸闷憋气，时有剧烈刺痛，痛引肩背，并有阵发性胸中窒闷，难以忍受之感 3 年。曾用双嘧达莫、瓜蒌薤白汤等稍有缓解，但屡次复发，每于生气或劳累时发病。既往无其他病史。

查体：神清，血压 16/11.3kPa（120/85mmHg），心率 72 次/分，律齐，腹部平软，无压痛，肝脾肋下未及，未触及包块。舌质紫暗苔白，脉沉迟。实验室检查：心电图大致正常。

中医诊断：胸痹（心血瘀阻证）。

西医诊断：冠心病。

治法：活血化瘀。

方药：血府逐瘀汤加减。

当归 15g，生地黄 15g，桃仁 15g，红花 15g，枳壳 15g，赤芍 15g，川芎 15g，柴胡 15g，桔梗 10g，牡丹皮 15g，怀牛膝 15g，丹参 15g，甘草 10g，薤白 15g，桂枝 15g。7 剂，水煎服，日 1 剂。

【按】血行瘀滞，胸阳痹阻，心脉不畅。方选血府逐瘀汤加减。本方祛瘀通脉，行气止痛。川芎、桃仁、红花、赤芍活血化瘀，和营通脉；柴胡、桔梗、枳壳、牛膝调畅气机，行气活血；当归、生地黄补养阴血。[《中医内科学（案例版）》]

病案二　陈某，女，49 岁。1983 年 12 月 5 日就诊。

主诉：发作性心悸 10 年，加重 1 周。

病史：10 年前曾诊断为“风湿性关节炎”“风湿性心脏病”“阵发性房颤”。近来心悸阵作，甚则怔忡不安，胸闷，四肢关节肿痛，畏寒，面浮跗肿，小溲短少，心电图示心房纤颤。

查体：苔薄白，脉弦细而促结。

中医诊断：胸痹（瘀阻心脉证）。

西医诊断：风湿性心脏病。

治法：通阳宽胸，祛风活血。

方药：自拟方。

桂枝 6g，全瓜蒌 12g，丹参 30g，生地黄 30g，桑枝 30g，鬼箭羽 15g，威灵仙 12g，防己 12g，泽泻 30g，川芎 15g，薏苡仁 30g，炒杜仲 30g。7 剂，水煎服，日 1 剂。

【按】本例为风湿性心脏病，有阵发性房颤，系从痹证发展而来，《素问·痹论》曰"脉痹不已，复感于邪，内舍于心"而成心痹，血脉瘀阻，致令心脉不畅，心神失宁，故脉促结，心动悸。治拟通阳活血，祛风除痹，乃心悸怔忡、风湿痹证双顾之法，同时注重守方久服。（《杨继荪医案》）

（二）气滞心胸证

病案一　李某，女，60 岁。2006 年 2 月 11 日初诊。

主诉：反复发作性心前区疼痛 3 年。

病史：有冠心病史多年，3 年来每因劳累、生气、紧张而诱发心前区疼痛，向后背放射，持续约 5 分钟可缓解，或含服速效救心丸可在 3 分钟内缓解，每周发作 1 次。1 周前生气后出现心前区疼痛发作频繁，每日发作 3~4 次，休息或含化速效救心丸可迅速缓解，伴午后双下肢浮肿，夜寐欠安，醒后难以再次入睡，纳可，口干，口苦，二便调。

查体：舌淡红，苔白，脉细缓。B 超示脂肪肝。心电图示 ST 段水平型下移大于 0.05mV，T 波低平。

中医诊断：胸痹（气滞心胸证）。

西医诊断：不稳定型心绞痛。

治法：疏利气机，温通心阳。

方药：枳实薤白桂枝汤加减。

枳实 12g，厚朴 10g，桂枝 10g，半夏 10g，丹参 12g，瓜蒌 15g，生地黄 12g，茯苓 12g，白术 10g，苏梗 10g，干姜 6g，炙甘草 10g。5 剂，水煎服，日 1 剂。

复诊：服药后，心前区疼痛再未发作，晨起眼睑浮肿，午后双下肢浮肿，双手发胀，口干口苦，夜寐稍有改善。转予益气温阳，利水消肿法。

【按】该患年届 60 岁，老年久病，正气不足，气血不利，加上情志抑郁，血脉更加滞塞。当务之急，疏通气机，温通心阳，用枳实薤白桂枝汤去薤白。以枳实、川朴、瓜蒌、苏梗调畅气机，桂枝温通心阳，助阳化气，丹参、生地黄养血活血，半夏、茯苓、白术健脾燥湿以防气滞引起痰浊内停。5剂后心痛未发，以浮肿为主，方随证变，用五苓散。（《卢化平医案集》）

病案二　王某，女，30岁。2013年3月5日初诊。

主诉：胸闷痛，脘痞闷1周，加重2日。

病史：因郁怒而胸痛及背，持续1小时以上，常胸闷痛，脘痞闷，呃逆则适。

查体：舌淡红，苔薄白，脉细。

中医诊断：胸痹（气滞心胸证）。

西医诊断：冠心病。

治法：行气消痞。

方药：枳实薤白桂枝汤。

枳实15g，厚朴15g，瓜蒌皮20g，薤白15g，桂枝10g，旋覆花20g，郁金15g，陈皮30g，柴胡30g，牡丹皮15g。7剂，水煎服，日1剂。

二诊：服上方后胸痛减轻，舌暗红苔薄白，脉沉细，原方加红花5g，桃仁15g，7剂，水煎服，日1剂。

【按】胸痹心中痞，留气结在胸，胸满，胁下逆抢心，枳实薤白桂枝汤主之。需疏肝理气，化饮消痞。基础方加枳实、厚朴行气消痞；薤白、桂枝辛温通阳，温阳化饮，开胸散寒；瓜蒌宽胸理气。（《带教医案实录》）

（三）痰浊闭阻证

病案一　周某，男，48岁。1992年3月2日初诊。

主诉：间断胸闷作痛伴放射性左肩臂疼痛2年。

病史：1990年3月起，经常胸闷作痛，经医院确诊为"冠心病""动脉硬化"，常服"丹参片"等药。今晨病又发作，感到气短、肩痛。平常多痰，心绪不佳。睡眠不佳，为求中医系统治疗遂来就诊。

查体：血压200/110mmHg。舌苔白腻，脉弦滑。心电图示心肌供血不足。

中医诊断：胸痹心痛（痰浊闭阻证）。

西医诊断：冠心病。
　　　　　　高血压病。

治法：通阳泄浊，豁痰散结。

方药：瓜蒌薤白半夏汤加味。

瓜蒌15g，薤白12g，半夏12g，枳壳10g，紫菀10g，橘红12g，龙胆草3g，檀香6g，茯苓10g，白芍12g，吴茱萸3g。日1剂。

服药6剂，胸痛减轻，胃纳欠佳，原方加丹参15g，砂仁3g。续服6剂，胸痛消失，胃纳转佳。继用此方加减连服 1 个月，病情稳定。血压 170/100mmHg。

【按】患者痰浊内蕴，阻滞络脉，使胸阳难展，心脉痹阻，乃成胸痹心痛。故胸闷，疼痛，循经放射至肩臂。痰湿邪重，故脉滑苔腻。方中瓜蒌开胸中痰结，半夏、橘红化痰降逆，薤白辛温通阳，白芍、吴茱萸、龙胆草、檀香抑肝和胃，紫菀、半夏、橘红、枳壳、茯苓开泻肺气以化痰浊。后加丹参活血，砂仁和胃。始终坚守此方，重在去除痰浊。（《中医内科学教学病案精选》）

病案二　王某，男，42 岁。2012 年 3 月 9 日初诊。

主诉：胸闷痛 1 年，加重 1 个月。

病史：患者长期胸闷痛，头晕，失眠。

查体：左心室高电压，轻度心肌缺血，舌质嫩红，舌体大，苔薄黄厚腻，脉沉细无力，左手大于右手。

中医诊断：胸闷（痰浊内阻证）。

西医诊断：心绞痛。

治法：通阳泄浊，豁痰宣痹。

方药：瓜蒌薤白半夏汤。

瓜蒌 15g，薤白 10g，清半夏 10g，桂枝 10g，赤芍 12g，当归 12g，川芎 12g，炒桃仁 10g，红花 10g，葛根 30g，草决明 15g，毛冬青 10g，黄精 12g。7 剂，水煎服，日 1 剂。

【按】胸痹本虚标实、虚中夹实证。心为阳中之阳，属火。故胸痹病阳虚者最多，所以治疗本病，不忘固阳。（《名老中医临证验案医话》）

（四）寒凝心脉证

病案一　张某，女，40 岁。1986 年 10 月 9 日初诊。

主诉：胸部刺痛 5 年，遇寒或劳累加重。

病史：患者胸部刺痛 5 年，遇寒或劳累加重。初诊胸中痞闷有窒息感，面色晦暗，皮肤有黑斑，卒然心痛如绞，心痛彻背，喘不得卧，伴形寒，甚则手足不温，冷汗自出，心悸，面色苍白，小便清长，大便正常。

查体：舌质紫暗，苔白腻，脉沉涩。

中医诊断：胸痹（寒凝心脉，气滞不通证）。

西医诊断：心绞痛。

治法：温通心脉，活血行瘀。

方药：温经汤合桃核承气汤加减。

吴茱萸 5g，桃仁 15g，党参 9g，麦冬 12g，川芎 12g，赤芍药 12g，当归 12g，制半夏 12g，牡丹皮 9g，生甘草 12g，阿胶 9g（酒烊化后分冲），生大黄 12g，桂枝 12g，生姜 9g。4 剂，水煎服，日 1 剂。

二诊：上方去生大黄、生姜，加丹参 15g，红花 6g。10 剂，水煎服。

【按】患者心痛遇寒发作，因寒凝心脉，气血痹阻。方中吴茱萸、生姜、桂枝温经散寒，通阳宣痹，使血得温而行；半夏辛温，消痞散结；大黄、赤芍、桃仁、红花、牡丹皮等通行血痹，使瘀血去，新血生；党参、甘草、当归、麦冬补气养血，使正气复邪自去。（《裴沛然医案集》）

病案二　王某，女，60 岁。2014 年 3 月 23 日初诊。

主诉：患者阵发性心前区疼痛 1 年，加重 1 周。

病史：患者阵发性心痛，全身郁胀，脸肿，手足不温，冷汗自出，心悸气短，面色苍白，为求系统诊疗经门诊以心肌梗死收入院。

查体：窦性心律不齐，冠状动脉供血不全，脉沉细，舌嫩红，偏干无苔。

中医诊断：胸痹（寒凝血瘀证）。

西医诊断：心肌梗死。

治法：益气养阴散寒，回阳复脉。

方药：自拟方。

人参 9g，炮附子 9g，五味子 10g，麦冬 15g，干姜 6g，炙甘草 15g，瓜蒌 15g，薤白 4.5g，桂枝 10g，白芍 15g，大枣 4 枚。7 剂，水煎服，日 1 剂。

【按】素体阳虚，阴寒凝滞，气血痹阻，心阳不振。治宜益气养阴散寒，回阳复脉。诸药配伍方药对症，服药后邪退病愈。

（五）气阴两虚证

阮某，男，53 岁。2005 年 5 月 13 日初诊。

主诉：胸闷，阵发性胸前区疼痛 4 个月余。

病史：近 4 个月因工作学习紧张，出现胸闷，阵发性胸前区疼痛。今年元月初以来，经常突发胸前区刺痛，持续约 5 分钟，服硝酸甘油可缓解。现症：胸闷不适，乏力，易烦躁，口苦，头面部出汗，上臂疼痛，尿多，大便结。

查体：心电图示 ST-T 改变，提示心肌缺血。舌暗红，苔薄白，脉沉细。

中医诊断：胸痹（气阴两虚，心脉痹阻证）。

西医诊断：心绞痛。

治法：益气养阴，活血通痹。

方药：生脉散加减。

生晒参 10g，黄芪 10g，人参叶 10g，麦冬 10g，五味子 10g，葛根 30g，丹参 30g，川芎 15g，水蛭 7g，枸杞子 30g，降香 10g，枳壳 10g，三七 6g，山楂 30g。7 剂，水煎服，日 1 剂。医嘱：畅情志，慎饮食，适寒温，勿劳累。

二诊：服上方后胸闷减轻，胸痛症状已缓，仅轻度心悸，易紧张，乏力。查：舌仍暗红，苔薄白，脉沉细。原方加赤灵芝30g。7剂，水煎服，日1剂。

【按】本案患者胸痹心痛日久不愈，既有舌脉瘀象，又有劳累加重、舌淡、脉细等气血虚之征。故用益气养阴活血通脉之法，方中黄芪、生晒参、枸杞子、五味子益气养心，水蛭、葛根、三七、降香、北山楂、延胡索等活血祛瘀，通络止痛。（《刘祖贻医案集》）

（六）心肾阴虚证

邹某，男，42岁。2008年6月2日初诊。

主诉：胸闷心悸反复发作，加重1周。

病史：该患反复发作心痛憋闷多年，最近症状加重，伴心悸盗汗，虚烦不寐，腰酸膝软，头晕耳鸣，口干便秘，为求中医系统治疗遂来就诊。

查体：舌红少津，苔薄，脉细数。心电图示心肌供血不足。

中医诊断：胸痹心痛（心肾阴虚证）。

西医诊断：心绞痛。

治法：滋阴清火，养心和络。

方药：天王补心丹加减。

生地黄12g，玄参5g，天冬9g，麦冬9g，人参5g，炙甘草6g，茯苓5g，柏子仁9g，酸枣仁9g，五味子5g，远志5g，丹参5g，当归9g，芍药9g，阿胶6g，桔梗9g。7剂，水煎服，早晚分服。

【按】水不济火，虚热内灼，心失所养，血脉不畅。方选天王补心丹加减，生地黄、玄参、天冬、麦冬滋水养阴，以降虚火；人参、炙甘草、茯苓益助心气；柏子仁、酸枣仁、五味子、远志交通心肾，养心安神；丹参、当归、芍药、阿胶滋养心血而通心脉；桔梗载药上行。

（七）心肾阳虚证

杨某，男，50岁。于2006年2月2日初诊。

主诉：阵发性胸闷疼痛两年，加重1周。

病史：两年前开始出现阵发性心前区疼痛，曾于中国医科大学附属第一医院就诊，诊其为阳气虚衰胸痹，冠心病、不稳定型心绞痛、窦性心动过缓。给予口服消心痛、救心丸等药物治疗，但效果不显，病情反复发作，时轻时重。1周前，因生气胸闷疼痛症状加重，自服消心痛，疼痛无明显减轻。现症：胸部闷痛，气短，心悸乏力，头晕怕冷，纳少，大便量少不干，小便正常，双下肢无浮肿。

查体：心律不齐，闻及期前收缩。心电图示心肌缺血，窦性心动过缓，心律

52 次/分。舌绛，脉沉缓无力。

中医诊断：胸痹（心肾阳虚证）。

西医诊断：冠心病；不稳定型心绞痛；窦性心动过缓。

治法：温阳益气，养心复脉，兼行气化瘀。

方药：生脉散、保元汤加减。

西洋参 7.5g，麦冬 20g，五味子 10g，黄芪 50g，桂枝 10g，淫羊藿 15g，川芎 15g，赤芍 15g，檀香 15g，香附 25g，川楝子 15g，丹参 30g，大枣 10 枚。5 剂，水煎服，每剂取汁 300mL，每日早、晚分服。

【按】阳气虚衰，胸阳不振，气机痹阻，血行瘀滞。方选生脉散、保元汤加减。西洋参、麦冬、五味子三药合用，一补一润一敛，共奏益气养阴、生津止渴、敛阴止汗之功。（《邢锡波医案集》）

三、临证备要

（1）胸痹治疗应以通为补，通补结合。其"通"法包括芳香温通法，如冠心苏合丸、速效救心丸、麝香保心丸、复方丹参滴丸等；宣痹通阳法，如瓜蒌薤白半夏汤、枳实薤白桂枝汤等；活血通络法，如血府逐瘀汤、丹参饮、川芎嗪、三七总苷、冠心Ⅱ号、脉络宁注射液等。临证可加用养血活血药，如鸡血藤、益母草、当归等，活血而不伤正。"补"法包括补气血，选用八珍汤、当归补血汤、四物汤等；温肾阳，选加淫羊藿、仙茅、补骨脂；补肾阴，选加旱莲草、牛膝、生地黄等。临床证明，通法与补法是治疗胸痹的不可分割的两大原则，应通补结合，或交替应用。

（2）活血化瘀法的应用。活血化瘀法治疗胸痹不失为一个重要途径，但切不可不辨证施治，一味地活血化瘀。临床治疗应注意在活血化瘀中伍以益气、养阴、化痰、理气之品，辨证配伍用药。活血化瘀药物临床上主要选用养血活血之品，如丹参、鸡血藤、当归、赤芍、郁金、川芎、泽兰、牛膝、三七、益母草等。破血活血之品，如乳香、没药、苏木、三棱、莪术、水蛭等，虽有止痛作用，但易伤及正气，应慎用，不可久用、多用。同时，必须注意有无出血倾向或征象，一旦发现，立即停用，并予相应处理。

（3）芳香温通药的应用。寒邪内闭是胸痹发作的重要病机之一，临床采用芳香走窜、温通行气类中药，如桂心、干姜、吴茱萸、麝香、细辛、蜀椒、丁香、木香、安息香、苏合香油等。实验研究证实，芳香温通类药大多含有挥发油，可解除冠脉痉挛，增加冠脉流量，减少心肌耗氧量，改善心肌供血，同时对血液流变性、心肌收缩力均有良好的影响。

附　真心痛

一、概述

真心痛是胸痹进一步发展的严重病症，其特点为剧烈而持久的胸骨后疼痛，伴心悸、水肿、肢冷、喘促、汗出、面色苍白等症状，甚至危及生命。

【病因病机】

1. 病因　年老体衰；阳气不足；七情内伤；气滞血瘀；过食肥甘或劳倦伤脾；痰浊化生；寒邪侵袭；血脉凝滞。

2. 病机　为本虚标实，而急性期则以标实为主。

【辨证论治】

1. 辨证要点　心痛是真心痛最早出现、最为突出的症状，其疼痛剧烈，难以忍受，且范围广泛，持续时间长久，患者常有恐惧、濒死感。

2. 治疗原则　在发作期必须选用有速效止痛作用之药物，以迅速缓解心痛症状。疼痛缓解后予以辨证施治，常以补气活血、温阳通脉为法，心痛发作时应用宽胸气雾剂口腔喷雾给药，或舌下含化复方丹参滴丸，或速效救心丸，或麝香保心丸，缓解疼痛，并合理护理：卧床休息，低流量给氧，保持情绪稳定、大便通畅等。必要时采用中西医结合治疗。

3. 证治分类

（1）气虚血瘀

治法：益气活血，通脉止痛。

方药：保元汤合血府逐瘀汤加减。

（2）寒凝心脉

治法：温补心阳，散寒通脉。

方药：当归四逆汤加味。

（3）正虚阳脱

治法：回阳救逆，益气固脱。

方药：四逆加人参汤加减。

二、临床病案举隅

（一）气虚血瘀

宋某，男，60岁。

主诉：心前区疼痛2个月。

病史：患者近 2 个月，明显感觉心前区时痛如刺，伴左肩胛区酸痛，入夜尤甚，服用速效救心丸缓解，纳可，口干不欲饮，二便如常，为求中医系统治疗，遂来就诊。

查体：印堂晦滞，舌质隐青，舌苔薄白，脉涩，心电图示心肌缺血。

中医诊断：真心痛（气虚血瘀证）。

西医诊断：心绞痛。

治法：补气化瘀止痛。

方药：血府逐瘀汤加减。

赤芍 15g，桃仁 5g，红花 10g，当归 15g，生地黄 15g，枳壳 15g，川芎 15g，桔梗 10g，牛膝 25g，生黄芪 10g，甘草 5g。4 剂，水煎口服，日 1 剂。

二诊：服药后，症状基本消失。此乃瘀血渐化之征，上方生地黄易熟地黄 20g，加何首乌 15g。4 剂，水煎服，日 1 剂。

【按】肝气郁结，气机不达，血行迟滞，瘀阻心脉，不通而痛，沿心经而发。方中赤芍、桃仁、红花、当归活血化瘀；生黄芪、牛膝、川芎补气行血。二诊后症状基本消失，此乃血瘀渐化之征，生地黄易熟地黄，加何首乌，以加强养阴之力，一防肝亢而气逆，二则扶正固本，故收显效。（《任继学医案》）

（二）寒凝心脉

张某，男，40 岁，2012 年 9 月 4 日初诊。

主诉：心前区疼痛 1 个月，加重 3 日。

病史：患者心前区疼痛反复发作 1 个月，3 日前因受寒病情加重，胸痛彻背，胸闷气短，心悸不宁，神疲乏力，形寒肢冷，二便正常，口服西药症状减轻，仍感不适，遂来就诊。

查体：舌质淡暗，舌苔白腻，脉沉无力结代。

中医诊断：真心痛（寒凝心脉证）。

西医诊断：心绞痛。

治法：温补心阳，散寒通脉。

方药：当归四逆汤加味。

当归 9g，芍药 9g，桂枝 9g，附子 6g，细辛 3g，人参 3g，甘草 6g，通草 6g，三七 8g，丹参 6g，大枣 8 枚，干姜 6g，蜀椒 6g。7 剂，水煎服，日 1 剂。

【按】本案因感受寒邪，寒凝经脉，血行不畅所致，方选当归四逆汤加减。当归补血活血；芍药养血和营；桂枝、附子温经散寒；细辛散寒，除痹止痛；人参、大枣、甘草益气健脾；通草、三七、丹参通行血脉；干姜、蜀椒散寒通脉。温、补、通三者并用，温中有补，补中兼行，扶正祛邪，标本兼顾，共奏温中散寒、养血通脉之效。

（三）正虚阳脱

叶某，男，53岁，1983年8月27日初诊。

主诉：胸闷、胸痛2周，加重2日。

病史：2周前游泳着凉后，咽痛，鼻塞，胸痛，背痛，反射至左肩部，疼痛与活动有关，每次数分钟至半小时，呈闷痛、胀痛，服药后无好转。2日前胸痛加重，出冷汗，晚上8点症状重现，伴昏厥、大便失禁被送入急诊，给予异丙肾上腺素、阿托品、硝酸甘油等西药治疗。现症：胸痛、胸闷、神志尚清，但时有恍惚，偶或谵妄，痰多，泛恶。

查体：舌质暗，舌苔黄腻；脉虚弦，呈屋漏象。心电图示窦性静止，结性心律，心率40次/分，可疑为心肌梗死。

中医诊断：真心痛（心气虚弱，心阳衰急证）。

西医诊断：冠心病。

心肌梗死可疑。

窦性静止。

结性心律。

治法：益气回阳，养心通络，兼化痰湿。

方药：参附汤加减。

生晒参（另煎）6g，熟附块6g，丹参9g，炙远志3g，全瓜蒌12g，陈胆星3g，制半夏5g，炒陈皮5g，清炙草3g，干菖蒲9g，炒枳壳5g，炒竹茹5g，生香附9g，砂仁3g（后下）。3剂，水煎服，日1剂。医嘱：卧床，勿屏气用力，保持大便通畅。

9月1日二诊：胸闷隐痛已减轻，痰多，胃纳少馨。查：苔黄腻较化；脉虚弦，屋漏象有好转，重按乏力；血压126/76mmHg；心率52次/分；呼吸20次/分。治宜益气温阳，养心通络。

生晒参6g（另煎），熟附块6g，丹参9g，炙远志3g，全瓜蒌12g，陈胆星3g，制半夏5g，炒陈皮5g，清炙草3g，干菖蒲9g，炒枳壳5g，生香附9g，砂仁3g（后下），香谷芽12g。3剂。

中西药治疗月余，病情稳定，后一直在门诊治疗。1年后已能正常上班。

【按】本案的机理是心阳衰急，命门火衰，脾气欲绝，脉气衰败，气血运行无力。故用参附汤加味回阳救脱，并以化痰宽胸，活血通络相配伍，幸得转危为安。（《张镜人医案》）

第三节　厥　证

一、概述

厥证是由阴阳失调，气机逆乱所引起的，以突然昏倒，不省人事，四肢逆冷为主要临床表现的一种病证。轻者短时苏醒，醒后无偏瘫、失语、口眼歪斜等后遗症；重者昏厥时间较长，甚则可一厥不醒死亡。

【病因病机】引起厥证的病因较多，常在素体亏虚或素体气盛有余的基础上，因情志内伤、久病体虚、亡血失津、饮食不节等因素诱发。主要病机为气机突然逆乱，升降乖戾，气血阴阳不相顺接。

1. **病因**　情志内伤；久病体虚；亡血失津；饮食不节。

2. **病机**　主要是气机突然逆乱，升降乖戾，气血阴阳不相顺接。

【辨证论治】

1. **辨证要点**　辨病因；辨虚实。

2. **治疗原则**　厥证主要的治疗原则是醒神回厥，醒后需辨证论治，调治气血。气厥实证顺气开郁，气厥虚证补气回阳；血厥实证活血顺气，血厥虚证补养气血；痰厥行气豁痰；食厥和中消导。

3. **证治分类**

（1）气厥

①实证

治法：顺气降逆开郁。

方药：五磨饮子加减。

②虚证

治法：补气回阳。

方药：生脉饮、参附汤、四味回阳饮。

（2）血厥

①实证

治法：平肝息风，理气通瘀。

方药：羚角钩藤汤或通瘀煎加减。

②虚证

治法：补养气血。

方药：急用独参汤灌服，继服人参养荣汤。

（3）痰厥

治法：行气豁痰。

方药：导痰汤加减。

（4）食厥

治法：和中消导。

方药：昏厥若在食后未久，应用盐汤探吐以去实邪，再用神术散合保和丸加减。

二、临床病案举隅

（一）气厥

（1）实证

病案一　黄某，女，27 岁。2013 年 8 月初诊。

主诉：神识模糊，不省人事 1 日。

病史：平素性情急躁，每遇困难常常悲伤啼泣，加之近日天气转热，儿子有病，忧虑而发。晨起煮饭时，忽觉有一物自下腹上冲，顷刻神识模糊，不省人事，目闭，状似中风，遂被家人送到医院治疗。

查体：按其右脉和缓，左脉略有弦象。

中医诊断：气厥（肝火上扰证）。

西医诊断：癔病。

治法：当先敛肝火，降逆气。

方药：奔豚汤。

生葛根 15g，黄芩 6g，李根皮 21g，酒川芎 6g，当归 6g，制半夏 12g，老生姜 12g，远志肉 6g，酸枣仁 6g，杭白芍 6g。文火煎，去渣温服。

【按】素性急躁，又多忧郁，郁极肝火冲动，上干心主之官，故神志不清。方选奔豚汤加减。方中黄芩、葛根、李根皮等苦泄降火；川芎、当归、芍药等辛温滋血而敛肝；生姜、半夏燥脾降火；远志、酸枣仁宁心。汤药下咽不久，即目开语出，诸症顿除。继以甘麦大枣汤善后。（《福建中医医案医话选编》）

病案二　段某，男，42 岁。2013 年 5 月 5 日初诊。

主诉：头晕眼花，心脏不舒 1 年，加重 1 个月。

病史：患者常因劳累过度，情志抑郁，突觉头晕眼花，心里难受，出汗后失去知觉，病四肢厥逆，不时抽搐。

查体：患者面色青黄，口唇发紫，两目直视，烦躁易怒，善太息，饮食明显减少，舌淡暗有深裂纹，脉弦数，二便正常。

中医诊断：厥证（气厥实证）。

西医诊断：抽搐。

治法：疏肝解郁，化痰息风。

方药：自拟方。

丹参30g，檀香6g，砂仁6g，羚羊角6g，钩藤12g，郁金12g，赤芍10g，僵蚕10g，川芎10g，川贝母10g。7剂，水煎服，日1剂。

【按】劳累过度，正气已衰，七情抑郁，尤易犯肝，肝失疏泄而郁结不解，气机不行而阳郁不达，进而血瘀不行，痰湿阻滞，心脑失养，窍闭不宣，故肢冷厥逆遂发；肝为风木之脏而主筋，阳郁血瘀痰凝，筋脉闭郁失养，虚风随之内动，故抽搐。治以疏肝解郁，活血通络，化瘀止痉，平肝息风。肝主条达，病由气生，应做好思想工作，配合精神疗法，从而起到相得益彰的作用。（《张学文医案》）

（2）虚证

吴某，女，44岁。2001年5月16日初诊。

主诉：突然昏厥，不省人事2小时。

病史：患者突然昏厥，不省人事2小时。患者40岁时生一女，加倍爱护，发病前因女遭车祸突然死亡，骤受惊吓，突然昏倒，四末发凉，心悸不宁，无四肢抽搐，无口吐白沫及异常叫声。

查体：体温36.7℃，脉搏90次/分，呼吸28次/分，血压110/80mmHg，处于昏睡状态，自动体位，面色苍白，律齐，神经系统体检正常。舌质淡，脉沉细。

中医诊断：厥证（气厥虚证）。

西医诊断：昏厥。

治法：补气回阳。

方药：先静滴生脉注射液，缓解期可用四味回阳饮加减。

人参20g，黄芪30g，炙附子20g，炮姜15g，炙甘草10g，远志20g，酸枣仁15g。7剂，水煎服，日1剂。

【按】患者40岁得女，元气耗伤，骤遇惊恐，恐则气下，清阳不升，一时气机不相顺接，导致厥证发生，选生脉注射液。成分为人参、五味子、麦冬。诸药合用，使气复津生，汗止阴存，脉得气充，则可复生。配合四味回阳饮，人参甘温，益气生津，黄芪补气升阳，益气固表；人参、附子、炮姜合用益气助阳；远志、酸枣仁养心安神；甘草和中。[《中医内科学（案例版）》]

（二）血厥

（1）实证

陈某，女，45岁。2013年1月2日初诊。

主诉：突然昏倒，不知人事。

病史：患者平素急躁易怒，月前因和同事吵架，突然昏倒，不知人事，牙关紧闭，面赤唇紫。

查体：舌暗红，脉弦有力。

中医诊断：厥证（血厥实证）。

西医诊断：昏厥。

治法：平肝息风，理气通瘀。

方药：羚角钩藤汤。

羚羊角粉 15g（可先吞服），钩藤 12g，桑叶 15g，菊花 15g，泽泻 15g，石决明 20g，乌药 12g，青皮 12g，香附 12g，当归 12g。7 剂，煎服，日 1 剂。

【按】本案患者平素急躁易怒，怒而气上，血随气升，蒙阻清窍。治宜平肝息风，理气通瘀，方选羚角钩藤汤或通瘀煎加减。方中羚羊角粉（可先吞服）清心肝；钩藤、桑叶、菊花、泽泻、石决明平息肝风；乌药、青皮、香附、当归理气通瘀。

（2）虚证

严妇张氏，年 40 许。

主诉：月前猝倒，移时始苏，今晨又晕仆。

病史：体素不健，生育多，不时发病。月前猝倒，移时始苏。今晨餐后，正操作中，又晕仆，无何亦醒，其夫始为之治。先有同屋某医诊为痫病，方书竹茹温胆汤。夫业药，疑而未决，延赵守真会诊。切脉问证，乃曰：此非痫证，系血厥也。痫证当口吐涎沫，脉多弦滑；今病则否，不吐涎而脉微肢厥，面色㿠白，脉多弦滑。

中医诊断：厥证（血厥虚证）。

西医诊断：昏厥。

治法：补气养血。

方药：白薇汤加减。

白薇 6g，当归 24g，党参 15g，甘草 9g。依服 10 剂，当不复发。后果如所言。

【按】本病属心气虚，营血弱，经脉敷荣失调，阴阳不相顺接，故而为厥。一俟气过血还，阴阳复通，乃即平复。《内经》云：上虚则脑鸣眩仆。此亦阐明血虚而厥之理。关于血厥，许叔微《普济本事方》早经论述，且具方治。患者体弱血虚，凭脉论证，属于血厥无疑。（《治验回忆录》）

（三）痰厥

病案一　吉某，男，43 岁。1967 年 5 月 15 日初诊。

主诉：昏倒，四肢抽搐加重 1 年。

病史：去年 5 月突然昏倒，四肢抽筋，不吐白沫。起初 1~2 个月发作一次，以后逐渐加剧，每 2~3 日发作一次，经中西医治疗，效果不显。目前神疲乏力，头昏目糊，夜寐易醒，纳呆，每餐约一两半（约75g）饭，经亲友介绍来住院治疗。

查体：舌苔腻，脉弦滑。

中医诊断：厥证（风阳上扰，痰浊内蒙证）。

西医诊断：昏厥。

治法：平肝潜阳，化痰宣窍。

方药：自拟方。

珍珠母 30g，生铁落 60g，白蒺藜 9g，制南星 9g，石菖蒲 9g，夜交藤 30g，决明子 15g，蝎蜈片 3g。5 剂，水煎服，日 1 剂。

5 月 20 日二诊：5 日来未发昏厥、抽搐，头晕目糊有显著改善，胃纳亦增，精神较前振作。苔腻渐化，脉象弦滑。原方去珍珠母。10 剂，水煎服，日 1 剂。

后经随症加减治疗 1 个月，至 6 月 22 日诸症解除，返回单位上班。随访 4 年未复发。

【按】风阳上扰，痰随气升，上闭清窍而导致厥证发生。治应平肝潜阳，化痰宣窍。方药对症，服药后邪退病愈。（《医案选编》）

病案二　曹某，男，51 岁。2013 年 4 月 2 日初诊。

主诉：昏厥伴头部触电感 2 周。

病史：患者 2 周来经常突然昏厥，昏厥前后头部有触电感，眩晕，继则昏厥，不省人事，无汗，无抽搐，1~2 分钟能缓解，醒后闭目不能睁眼，视物旋转发黑，心烦恶心，2 小时后好转。现头晕，出汗则舒畅。

查体：语言清晰，舌体大，舌尖红，苔白腻，脉弦滑。

中医诊断：厥证（痰厥）。

西医诊断：昏厥。

治法：化痰息风开窍。

方药：自拟方。

半夏 15g，陈皮 15g，茯苓 20g，甘草 5g，胆南星 10g，竹茹 15g，石菖蒲 15g，枳壳 15g。3 剂，水煎服，日 1 剂。

【按】此患者脉滑，舌苔白腻，发作前头部有触电感，眩晕系痰湿上扰，阻塞精明之府脉络，故诊为痰厥。痰厥之病，素体多痰多湿，由于不同原因，气机逆乱，痰随气升，上闭清窍而眩仆。移时气机复得，苏醒后痰浊未去，故仍有眩晕、恶心之症。选用温经汤加胆南星、石菖蒲祛风痰开窍。因舌尖红，心烦，不能用天南星，服药后好转明显。（《梁贻俊医案》）

（四）食厥

刘某，女，50岁。2013年7月24日就诊。

主诉：晚餐后昏倒，四肢厥冷2日。

病史：患者近5日来，天气炎热，自觉发热脘闷，口干，便秘，呕恶。近2日夜间睡眠中，先发呕吐，所吐为痰水、食物，呕吐未尽，则气闭目直，突然昏倒，肢体僵硬颤抖，四肢厥冷，汗多胸闷，烦热不欲衣被，每次发病都是晚餐之后、半夜之时，而在送医院途中已转清醒。

查体：血压120/80mmHg，神清语明，面色少华，形体肥胖，心肺无异常。舌红，苔厚腻微黄而干，脉滑数。实验室检查：总胆固醇7.6mmol/L，血糖5.3mmol/L。

中医诊断：厥证（食厥）。

西医诊断：昏厥。

治法：解暑益气，消食化痰。

方药：昏厥时应针刺或急用紫雪丹以凉开水调服。继服清暑益气汤加减治疗。

知母10g，荷叶梗10g，竹叶10g，西瓜翠衣30g，西洋参10g，麦冬15g，石斛20g，神曲20g，山楂15g，莱菔子15g，半夏10g，胆南星10g，枳实10g，甘草10g。7剂，水煎服，日1剂。

【按】患者突然昏倒、四肢厥冷为主症，发作时值盛夏，每次发病，都是晚间饱餐之后，呕吐食物，当为暑厥夹痰夹食。治疗既要清其暑热，还须益气生津。西洋参益气生津，养阴清热；合西瓜翠衣清热解暑；荷叶梗助西瓜翠衣以解暑清热；石斛、麦冬助西洋参养阴生津；知母苦寒质润，滋阴泻火；竹叶甘淡，清热除烦；神曲、山楂、莱菔子消食导滞；半夏、胆南星、枳实行气豁痰；甘草调和诸药。

三、临证备要

（1）本病的发病有急骤性、突发性和一时性的特点。急骤发病，突然昏倒，移时苏醒。往往在发病前有明显的诱发因素，最多见的是情志过极，如暴怒、紧张、恐惧、惊吓等。发作前有头晕、恶心、面色苍白、出汗等先期症状。发作时昏仆，不知人事，或伴有四肢逆冷。对于重症患者，应采取中西医结合疗法等综合应急措施，及时救治。

（2）各型之厥，特点不同，但也有内在的联系，这种联系主要是由生理上的关联和病因病机的共性决定的。例如气厥与血厥，气为血帅，血为气母，故二者互相影响；又如痰厥与气厥，由于痰随气动而互相联系。至于情志过极以致气血逆乱而发厥，则与气厥、血厥、痰厥均有密切联系。因此，临床上既要注意厥证不同类型的特点，又要把握厥证的共性，全面兼顾，方能提高疗效。

（3）厥证是内科常见危急重症。由于厥证常易并发脱证，故有时也将厥脱并称。近十多年来，中医加强了对本证的研究与探索，治疗本证的药物剂型已从传统的口服丸、散、片、汤剂型发展为多种剂型，尤其是注射剂型，给药途径也从单一口服发展为多途径的给药，从而提高了中医治疗厥脱证的疗效。回阳救逆的参附注射液、益气养阴的生脉注射液和参麦注射液等，可根据临床情况，于急需时采用。

第四节　不　　寐

一、概述

不寐亦称失眠，是由心神失养或心神不安所致，以经常不能获得正常睡眠为特征的一类病证。主要表现为睡眠时间、深度的不足，轻者入睡困难，或寐而不酣，时寐时醒，或醒后不能再寐，重则彻夜不寐。

【病因病机】

1. 病因　情志失常；饮食不节；劳逸失调；病后体虚。

2. 病机　不寐的病因虽多，但其病理变化，总属阳盛阴衰，阴阳失交。一为阴虚不能纳阳，一为阳盛不得入于阴。

【辨证论治】

1. 辨证要点　本病辨证首分虚实。虚证，多属阴血不足，心失所养，实证为邪热扰心。次辨病位，病位主要在心。由于心神的失养或不安，神不守舍而不寐，且与肝、胆、脾、胃、肾相关。

2. 治疗原则　治疗当以补虚泻实，调整脏腑阴阳为原则。实证泻其有余，如疏肝泻火，清化痰热，消导和中；虚证补其不足，如益气养血，健脾补肝益肾。在此基础上安神定志，如养血安神，镇惊安神。

3. 证治分类

（1）肝火扰心证

治法：疏肝泻火，镇心安神。

方药：龙胆泻肝汤加减。

（2）痰热扰心证

治法：清化痰热，和中安神。

方药：黄连温胆汤加减。

（3）心脾两虚证

治法：补益心脾，养血安神。

方药：归脾汤加减。

（4）心肾不交证

治法：滋阴降火，交通心肾。

方药：六味地黄丸合交泰丸加减。

（5）心胆气虚证

治法：益气镇惊，安神定志。

方药：安神定志丸合酸枣仁汤加减。

二、临床病案举隅

（一）肝火扰心证

秦某，女，25岁。1990年3月2日初诊。

主诉：失眠1年，加重1个月。

病史：1年前因思虑过久，出现失眠多梦。经治疗，时好时犯。近1个月来，每晚最多睡1个小时，再难入睡。心急心烦，纳呆，常有嗳气。有时头两侧掣痛。耳中偶有隐痛。小便黄赤灼热，次数多。月经基本正常。

查体：舌红苔，黄腻，脉弦。化验血、尿常规未见异常。

中医诊断：不寐（肝郁化火证）。

西医诊断：失眠。

治法：疏肝清热利湿，佐以安神。

方药：龙胆泻肝汤加减。

龙胆草10g，山栀子15g，香附15g，川芎10g，车前子12g（包煎），柴胡12g，生地黄10g，当归10g，白芍5g，珍珠母30g（先煎）。每日1剂。

服5剂后，头痛心烦减轻，小便正常，苔薄黄，余症如前。

重用疏肝柔肝，养心安神之品。

方药：当归15g，山栀子10g，丹参30g，香附20g，柴胡15g，淮小麦40g，酸枣仁20g，龙骨20g（先煎），牡蛎20g（先煎），甘草12g，大枣6枚，川芎10g，白芍30g。服5剂已能入睡五六个小时，嗳气已除，胃纳好转。此方加减续服12剂，诸症皆除。

【按】患者因情志之变，肝气郁滞不舒，化火乘脾，湿热内生，循经上扰下注，心神不安，诸症丛生。肝火扰心则失眠多梦；气机不舒，故心急心烦；乘脾则纳呆嗳气；湿热循经脉上扰则头痛或耳中隐痛，下注则小便灼热；舌红苔黄腻，乃湿热之征。方中龙胆草、山栀子清泻肝火；车前子清利湿热；当归、生地黄、白芍养肝柔肝；柴胡、香附疏畅肝胆；川芎活血行气，止头痛；珍珠母平肝潜阳安神。5 剂之后，湿热已去，改用以疏肝柔肝养心安神为主，中含甘麦大枣汤，缓急和中。(《中医内科学教学病案精选》)

（二）痰热扰心证

孙某，女，50 岁，2013 年 12 月 12 日初诊。

主诉：失眠、多梦半年。

病史：半年前生气后出现失眠多梦，坐卧不宁，胸闷脘痞，纳食减少，泛恶嗳气，逐渐出现困乏无力，肌肉消瘦，尿少，大便稍干。曾服用逍遥丸、安神丸、补心丹，效果不佳。近日诸症加重，月经基本正常。

查体：舌红，苔黄腻，脉滑数。曾做血常规、尿常规、肝功能、心电图等检查均正常。

中医诊断：不寐（痰热内扰证）。

西医诊断：失眠。

治法：豁痰解郁，安神定志。

方药：黄连温胆汤加减。

半夏 12g，陈皮 12g，茯苓 12g，枳实 12g，黄连 10g，竹茹 12g，龙齿 20g，珍珠母 20g，磁石 20g。7 剂，水煎服，日 1 剂。

7 剂后失眠已消，精神日渐好转，食欲增加。此方加全瓜蒌 12g，丹参 12g，酸枣仁 12g，予以调理。

【按】本例由肝气郁结，脾失健运，痰湿内生，久则化热，扰动心神，耗伤气血。痰火交结，遂成不寐。方选黄连温胆汤加减，清心降火，化痰安中。半夏、陈皮、茯苓健脾化痰，枳实、黄连、竹茹清心降火化痰，珍珠母、磁石、龙齿镇心安神。

（三）心脾两虚证

闫某，男，29 岁。2006 年 6 月 3 日初诊。

主诉：失眠 1 个月。

病史：多年前曾发生失眠，后症状改善。1 个月前因准备投标文件及投标劳心费神，工作紧张，中标之后却出现入睡困难，夜寐不实，夜间脑鸣，纳呆，每日仅吃饭 1 次。曾服谷维素、刺五加片、养血安神片无效。近日连续服安定后可入睡。大便不干。

查体：舌质暗淡，苔薄白，诊脉细。

中医诊断：不寐（心脾两虚证）。

西医诊断：神经功能紊乱。

治法：补益心脾，养血安神。

方药：归脾汤加味。

党参 10g，黄芪 20g，白术 10g，茯苓 10g，茯神 20g，半夏 10g，陈皮 12g，石菖蒲 12g，远志 12g，炒酸枣仁 30g，龙眼肉 10g，生龙骨 20g，生牡蛎 20g，肉桂 3g，黄连 6g，炙甘草 6g。水煎服，日 1 剂。

复诊：服药 5 剂，夜眠已恢复正常，入睡顺利，已停服安定。效不更方，加大黄芪用量，加黄精，再服 5 剂以巩固疗效。

【按】患者为年轻男子，但形体消瘦，疲乏明显，舌质暗淡，脉细，1 个月前曾有思虑劳倦之事，然事后无明显其他诱因出现不寐，其病机应是心脾两虚。方取归脾汤加味。方中党参、黄芪、白术、茯苓、甘草补气健脾，脾气旺则气血生化有源，四肢百骸可得充养，精神健旺；酸枣仁、远志养心血，安神定志；茯神健脾宁心安神；龙眼肉补心脾，益气血。半夏、陈皮健脾燥湿；石菖蒲化痰开窍，养心安神；生龙骨、生牡蛎镇惊安神；少佐肉桂、黄连以交通心肾，安心神。（《卢华平医案》）

（四）心肾不交证

骆某，女，32 岁。2005 年 12 月 27 日初诊。

主诉：失眠、抑郁 1 年半。

病史：患者因失眠、工作压力大而精神抑郁。现失眠，入睡困难，心悸多梦，伴头晕耳鸣，腰膝酸软，潮热盗汗，咽干少津，严重时仅可睡眠 1 个小时，且眠浅易醒，未服西药，经门诊以抑郁症收入院治疗。

查体：舌红少苔，脉细数。

中医诊断：不寐（心肾不交证）。

西医诊断：神经功能紊乱。

治法：滋阴降火，交通心肾。

方药：六味地黄丸合交泰丸加减。

熟地黄 12g，山萸肉 12g，山药 12g，泽泻 15g，茯苓 15g，牡丹皮 12g，黄连 12g，肉桂 12g，朱砂 2g，磁石 20g，龙齿 20g。7 剂，水煎服，日 1 剂。

【按】该患者肾水亏虚，不能上济于心，心火炽盛，不能下交于肾，治宜滋阴降火，交通心肾，方选六味地黄丸合交泰丸加减。方中熟地黄、山萸肉、山药滋补肾阴；泽泻、茯苓、牡丹皮清泻相火；黄连清心降火；肉桂引火归原；朱砂、磁石、龙齿重镇安神。

（五）心胆气虚证

陈某，男，57岁。2006年2月24日初诊。

主诉：患者睡眠差数日，既往也常有此症状出现，多因工作紧张而发病。

病史：患者现睡眠差，表现为入睡难，睡后易醒，伴乏力，口干舌燥，食少纳呆，有时胃脘胀满不适，大便不畅；既往患有糜烂性胃炎。

查体：舌淡红，苔厚腻，脉沉细。

中医诊断：不寐（心胆气虚证）。

西医诊断：失眠。

治法：化痰利湿，宁心安神。

方药：自拟方。

珍珠母30g，首乌藤20g，石菖蒲10g，炒远志10g，炒白术10g，厚朴10g，苏梗10g，砂仁5g（后下），茯苓30g，熟枣仁20g，枳壳10g，枸杞子10g。7剂，水煎服，日1剂。

复诊：服药7剂后，睡眠好转，睡眠时间延长，脘腹胀满减轻，但仍口干，纳少，大便偏干，有时急躁，舌淡红，苔厚腻，脉细滑。经治疗后痰湿之征减轻，但心肝热象仍在，见口干，大便偏干，急躁。拟加用清肝透热滋阴之品，方药随证而变。自拟方药如下：

白蒺藜20g，菊花10g，珍珠母30g，石斛10g，首乌藤20g，熟枣仁20g，天麻15g，麦冬15g，枳壳10g，厚朴10g，玄参30g，枸杞子10g。7剂，水煎服，日1剂。

【按】此自拟方组成与天麻钩藤饮有异曲同工之妙，但将钩藤、石决明改换白蒺藜、珍珠母，并将黄芪、栀子等改换为菊花、玄参、麦冬、石斛等，将苦寒之药改为甘寒之品，减轻了苦寒对脾胃的损害；方中仍留有枳壳、厚朴，以理气和胃，顾护胃气。更适用于老年人或脾胃虚弱之人，而且具有养阴生津之功效。（《李辅仁医案》）

三、临证备要

（1）注意调整脏腑气血阴阳的平衡。如补益心脾，应佐以少量醒脾运脾药，以防碍脾；交通心肾，用引火归原的肉桂，其量宜轻；益气镇惊，常需健脾，慎用滋阴之剂；疏肝泻火，注意养血柔肝，因"肝体阴而用阳"。补其不足，泄其有余，调其虚实，使气血调和，阴平阳秘。

（2）在辨证论治基础上，根据不寐虚实的不同，加用重镇安神或养血安神之品。重镇安神常用生龙骨、生牡蛎、朱砂、琥珀；养血安神常用酸枣仁、柏子仁、夜交藤、龙眼肉。

（3）活血化瘀法的应用。顽固难愈的失眠，多与脏腑气血失和有关，伴有心烦，舌质偏暗，或有瘀点者，可从瘀血论治，以血府逐瘀汤为主方。

（4）心理治疗在不寐治疗中占有重要的地位。要使患者消除顾虑和紧张情绪，保持精神舒畅。必要时请心理医生进行心理治疗。

附　多寐

一、概述

多寐指不分昼夜，时时欲睡，呼之即醒，醒后复睡的病证。

【病因病机】

病因病机为湿、浊、痰、瘀困滞阳气，心阳不振；或阳虚气弱，心神失荣。

【辨证论治】

1. 辨证要点　本病的病位在心、脾，与肾关系密切，多属本虚标实。本虚主要为心、脾、肾阳气虚弱，心窍失荣；标实则为湿邪、痰浊、瘀血等阻滞脉络，蒙塞心窍。

2. 治疗原则　治疗当以补虚泻实，调整脏腑阴阳为原则。实证泻其有余，如活血通络；虚证补其不足，如益气养血，健脾补肾。

3. 证治分类

（1）湿盛困脾证

治法：燥湿健脾，醒神开窍。

方药：平胃散加减。

（2）瘀血阻滞证

治法：活血通络。

方药：通窍活血汤加减。

（3）脾气虚弱证

治法：健脾益气。

方药：六君子汤加减。

（4）脾肾阳虚证

治法：益气温阳。

方药：附子理中汤加减。

二、临床病案举隅

(一) 湿盛困脾证

高某，男，26 岁。2003 年 8 月 22 日初诊。

主诉：阵发性嗜睡 10 余年。

病史：患者 10 余年前即出现阵发性嗜睡，不分时间、地点，甚至行走时皆可入睡，持续 10 余分钟，可自行睡醒。2003 年 6 月，在协和医院诊为发作性睡病，予利他林口服，效果欠佳，现阵发性嗜睡，已停服西药，无头晕头痛，夜眠较差，易醒，一夜醒 4~5 次，多梦，纳可，二便调。

查体：既往体健，望诊体态丰腴，舌胖，边尖红，苔黄腻，脉沉细。

诊断：中医多寐（痰湿困脾，上蒙清窍证）。

治法：运脾祛湿，清心涤痰。

方药：自拟方。

太子参 12g，炒白术 15g，茯苓 20g，姜半夏 10g，陈皮 10g，石菖蒲 10g，郁金 10g，生谷芽 20g，麦芽 20g，鸡内金 10g，胆南星 10g，僵蚕 8g，炒苏子 10g，桃仁 10g，杏仁 10g，莲子心 5g，炒枳实 15g，甘草 6g，竹沥汁 15mL。7 剂，水煎服，日 1 剂。

足浴法：马鞭草 30g，透骨草 30g，六一散 30g（包），豨莶草 30g，鸡血藤 20g，络石藤 20g，防风、防己各 20g。7 剂。

8 月 29 日二诊：症状同前，仍有阵发性嗜睡，夜间睡眠差，食纳可，二便正常。舌暗红，苔薄白而干，脉左弦右细。处方：上方去鸡内金、胆南星，加砂仁 6g（后下）。14 剂。足浴方同前。

【按】本患者体态丰腴，患病多年，舌胖苔腻，属痰湿之体，治疗用运脾祛湿、清心涤痰之法，使痰湿得化，清阳得升，卫气得以行于阳而多寐好转。（《路志正医案》）

(二) 瘀血阻滞证

宋某，男，52 岁。2013 年 5 月 2 日初诊。

主诉：间断性嗜睡 2 年。

病史：因外伤有脑震荡病史，近 2 年出现嗜睡，困乏加重。只要躺下便呼呼入睡，但呼之能醒。饮食正常，大便干燥。

查体：舌质紫暗有瘀斑，脉涩。

中医诊断：多寐（瘀血阻滞证）。

西医诊断：嗜睡。

治法：活血通络。

方药：通窍活血汤加减。

当归15g，川芎15g，赤芍12g，桃仁12g，红花10g，老葱6g，麝香0.2g，大黄10g（后下），枳实10g。

1剂后，大便得通，余症同前，大黄改酒制10g。服药3剂后，渐能自起床，感到有精神，睡意减轻。再进6剂，基本恢复正常。

【按】患者一方面外伤致瘀，另一方面气血运行不畅而致瘀，故舌质紫暗有瘀斑，脉涩，方选通窍活血汤加减。方中当归、川芎、赤芍、桃仁、红花活血化瘀；老葱、麝香通窍；大黄泻下，枳实行气。方药对症，服药后邪退病愈。

（三）脾气虚弱证

王某，男，42岁。1993年5月20日初诊。

主诉：全身困乏无力1个月，加重并伴嗜睡20日。

病史：患者2个月前为赶工程进度昼夜加班10多日，1个月前身感困乏，时时欲下蹲，无力。自认为劳累过度所致便回家休息。经休息后病情无明显好转，近20日来，出现嗜睡，困乏加重。只要躺下便呼呼入睡，但呼之能醒。饮食正常，唯食后脘腹胀满，大便日2次。

查体：舌淡，苔白，脉沉弱。

中医诊断：多寐（脾胃虚弱，中气下陷证）。

西医诊断：嗜睡。

治法：益气健脾，升补中阳。

方药：补中益气汤加减。

炙黄芪20g，白术15g，陈皮10g，升麻5g，炙甘草10g，五味子10g，生姜10g，麦冬10g，人参10g，柴胡10g，当归10g。日1剂。

5剂之后，睡意稍减，精神好转。大便日1次，食后胀满也减轻。上方黄芪改用30g，人参15g。5剂后困乏、嗜睡消失。再服5剂基本恢复，予补中益气丸1瓶，每次10g，日3次。

【按】患者劳伤脾胃，中阳下陷，清阳不升，沉困无力，怠惰思卧。李东垣谓"脾胃之虚，怠惰思卧"，患者劳伤脾胃，中气不足，初则时时欲下蹲乏力，未能及时治疗。虽能进食，然清阳不运，故大便日多；精不足则神明失养，故时时欲睡；舌淡苔白，脉弱皆脾阳不足之征。用补中益气汤健脾益气，升举中阳；合生脉散大补元气，益气生津，故能取效。（《中医内科学教学病案精选》）

（四）脾肾阳虚证

赵某，60 岁，男，2014 年 1 月 20 日初诊。

主诉：间断嗜卧 2 年。

病史：2 年前开始常有嗜睡，每年发作二三次。发作过后无其他不适。发作时半个月沉沉入睡，家人唤起，食后又睡。小便自遗。平常腰酸困痛怕凉，神疲乏力，健忘，面色晦暗，四肢觉凉。临诊之时，也闭目入睡。食欲尚可，口干，大便正常。

查体：面部呆滞，舌淡胖，脉沉细无力。头颅 CT 未见异常。

中医诊断：多寐（脾肾阳虚证）。

西医诊断：嗜睡。

治法：温补脾肾。

方药：附子理中汤加减。

附子 10g，干姜 10g，黄芪 12g，人参 10g，炒白术 12g，炙甘草 12g，升麻 12g。7 剂，水煎服，日 1 剂。

7 剂后，能渐自起床，感到有精神，睡意减轻，四肢转温，脉象有力，再进 3 剂，基本恢复正常。患者求药巩固疗效，年后方停。至今年未见发作。

【按】《伤寒论》云：少阴之为病，脉微细，但欲寐也。肾气虚衰，神失所养，故精神萎靡发为多寐。阳气者精则养神，柔则养筋。今阳气虚衰，故多寐，不温煦则四肢冷；肾虚，故腰酸怕凉。方用附子理中汤加减。附子、干姜温补脾肾之阳；黄芪、人参、炒白术、炙甘草大补元气；升麻升阳，以助清气上升。

附 健忘

一、概述

健忘是指记忆力减退，遇事善忘的一种病证。

【病因病机】

1. **病因** 心脾不足；肾精亏耗；痰浊扰心；血瘀痹阻。

2. **病机** 病位在脑，心、脾、肾虚损，气血阴精不足为主，亦有因气滞血瘀、痰浊上扰而成者。

【辨证论治】

1. **辨证要点** 健忘以本虚标实，虚多实少，虚实兼杂者多见。

2. **治疗原则** 治疗当以补虚泻实，调整脏腑阴阳为原则。实证泻其有余，如化痰开窍；虚证补其不足，如补益心脾肾。

3. 证治分类

（1）心脾不足证

治法：补益心脾。

方药：归脾汤加减。

（2）肾精亏耗证

治法：填精补髓。

方药：河车大造丸加减。

（3）痰浊扰心证

治法：化痰宁心。

方药：温胆汤加减。

（4）血瘀痹阻证

治法：活血化瘀。

方药：血府逐瘀汤加减。

二、临床病案举隅

（一）心脾不足证

吴某，女，29 岁，教师。2010 年 3 月 16 日初诊。

主诉：心情低落，记忆力严重下降 8 个月。

病史：8 个月前因失恋及与同事发生矛盾，心情低落，焦虑，失眠，头晕，记忆力严重下降，现已不能上课，甚至不能忆起近事。曾去多家医院做过多项体检，均排除器质性病变。

查体：淡漠，语迟，无精打采，面色无华，胁肋胀痛，腹胀，头晕，不寐，不能忆起近事，舌质淡，苔薄白，脉弦细。

中医诊断：健忘（肝郁气滞，心脾两虚证）。

西医诊断：神经衰弱。

治法：益智升阳，疏肝解郁，补益心脾。

方药：自拟益智汤。

石菖蒲 20g，远志 20g，炒酸枣仁 20g，葛根 30g，茯苓 10g，山药 20g，五味子 20g，陈皮 10g，炙甘草 5g。3 剂，日 1 剂，水煎取。分 3 次服用。

3 月 19 日二诊：上方用 3 剂，睡眠好转，头晕消失，精神渐爽，记忆力渐复。上方加柴胡 10g，香附 10g，郁金 10g，厚朴 10g，白芍 15g，木香 10g。继续口服。

4 月 2 日三诊：上方用 14 剂，面色润泽，精神振作，思维灵敏，心情舒畅，胁痛腹胀消失。守方又服 14 剂，诸症悉除，恢复工作。随访未复发。

【按】本案由郁证导致严重记忆力下降。情志不舒，肝失条达，气失疏泄，致肝气郁结。久思不解，肝郁及脾，脾失健运，气血生化乏源。肝郁抑脾，耗伤心气，营血渐耗，心失所养，神失所藏。治宜益智升阳，疏肝解郁，补益心脾。益智汤中石菖蒲开窍醒神，化湿和胃，宁神益志；远志安神益智，祛痰开窍，既能开心气而宁心安神，又能通肾气而强志不忘，为交通心肾、安神定志、益智强识之佳品，治健忘、失眠、心悸极佳；炒酸枣仁入心、肝经，养心阴，益肝血，润脑窍，可治健忘、失眠、心悸、眩晕诸症；葛根解肌退热，生津止渴，升阳止泻，可升发脾胃清阳之气，既可营润脑窍，又可扶正祛邪提高记忆力，其解肌作用不仅表现在缓解外邪郁阻、经气不利、筋脉失养所致项背强痛，尚能疏通头项经脉，祛除经脉之邪，使清窍舒缓，葛根生津止渴之功也靠鼓舞脾胃清阳之气而产生，所生之津既可止渴、退热，又可上润清窍，入脉化血，滋润头脑经脉；茯苓利水，渗湿，健脾，宁心，可治心脾两虚，气血不足之健忘、心悸、失眠；山药补脾养胃，生津益肺，补肾涩精，既能补先天之本，又能补后天之本，对健忘有较好的治疗作用；炙甘草解毒和中，调和诸药。全方共奏益智开窍，升发清阳，补益心、肝、脾、肾之功。

（二）肾精亏耗证

刘某，男，29 岁，某企业高管。2010 年 5 月 11 日初诊。

主诉：健忘，头晕，腰酸 2 年，加重 1 个月。

病史：自述每天房事多次，起初感疲乏、头晕、困倦，逐渐出现精神疲惫，腰酸腿软，早泄，五心烦热，记忆力下降等症状。1 个月前，房事频度加大，已不能坚持工作，记忆力严重下降，现求中医诊治。

查体：精神疲惫，面色晦暗，似睡非睡，所答非所问，腰酸腿软，早泄，五心烦热，舌红，苔薄白，脉细数。

中医诊断：健忘（肾精亏虚，清窍失养证）。

西医诊断：神经衰弱。

治法：填精补髓，滋阴降火，益智升阳。

方药：自拟方。

远志 20g，五味子 10g，石菖蒲 15g，炒酸枣仁 20g，龙眼肉 15g，葛根 30g，生龙骨 30g（先煎），熟地黄 10g，龟甲 10g（先煎），黄柏 10g，泽泻 30g，牛膝 10g，天冬 15g，炙甘草 10g。7 剂，日 1 剂，水煎取，分 3 次服用。嘱患者禁止性生活 1 个月。

5 月 18 日二诊：上方用 7 剂，精神渐爽，记忆力渐复，体力渐增，已能工作。守方继服。

6月1日三诊：上方又用14剂，精神振奋，无疲乏感，记忆力如常。上方去龟甲、熟地黄，加白术10g，木香10g，又服7剂，诸症悉除。

【按】恣情纵欲，房事过度，肾精亏损，肾失封藏，精关不固，则早泄；精亏髓衰，脑失所养，则健忘，上述诸因皆可造成身心疲惫，精神萎靡。治宜填精补髓，滋阴降火，益智升阳。熟地黄质润入肾，善滋补肾阴，填精益髓，"大补五脏真阴""大补真水"；龟甲滋阴潜阳，益智健骨，养血补心；泽泻泄肾经之虚火及下焦湿热；黄柏主入肾经而善泻相火，退骨蒸，用于阴虚火旺，潮热盗汗，腰酸遗精；牛膝活血祛瘀，补益肝肾，强筋健骨；生龙骨收敛固涩，平肝潜阳；益智汤合上述诸药，收填精益髓、滋阴降火、固精、益智、升发清阳、养心益肝之功，可使精神振，神疲消，智力增，早泄除，眩晕止，诸症消。

（三）痰浊扰心证

宋某，男，16岁，学生。2010年4月7日初诊。

主诉：头晕健忘5年，加重2个月。

病史：家长代诉6岁开始肥胖，未加重视，近5年由于过食肥甘厚味，出现重度肥胖，头晕健忘，神疲嗜卧，读书吃力，已留级两届。近2个月，因记忆力严重下降，已辍学，到处求诊。除体质量稍减外，记忆力未见明显好转，现求中医诊治。

查体：肥胖臃肿，肢体困倦，痰涎壅盛，头晕目眩，神疲乏力，懒言语迟，善忘，舌淡胖，有齿痕，苔白腻，脉滑。

中医诊断：肥胖；健忘。

西医诊断：肥胖症（重度）。

治法：燥湿化痰，健脾养心，益智开窍。

方药：导痰汤加减。

远志20g，石菖蒲20g，炒酸枣仁20g，葛根30g，茯苓10g，泽泻30g，姜半夏10g，胆南星10g，陈皮15g，枳实15g，人参5g，竹茹20g，生姜5g，炙甘草5g。7剂，日1剂，水煎取，分3次服用。嘱患者控制饮食，加强锻炼。

4月14日二诊：上方用7剂，眩晕止，痰涎明显减少，精神渐振，记忆力渐复，效不更方。

4月28日三诊：上方又用14剂，精神振，心情爽，记忆力提高，已能诵记外语，体重减轻3kg。上方去人参、制半夏，加生大黄10g，木香15g。继续服用。

5 月 26 日四诊：上方又用 28 剂，体质量又减 9kg。上方去大黄、生姜。又服 2 个月，体重又减 13kg，记忆力增强，已复学。随访学习成绩在班中排前，全家甚欢。

【按】暴饮暴食，嗜食肥甘厚味，损伤脾胃，水谷运化失司，湿浊停留体内，且肥甘之品易酿湿生痰，痰热湿浊聚集体内而形成肥胖。久卧久坐，缺少运动可加重肥胖。本例重度肥胖不但造成行动不便，还产生了健忘、眩晕等症。健忘多由痰湿壅盛，脑窍被扰，心失所养所致。燥湿化痰，健脾养心，益智开窍为基本治疗原则。益智汤合导痰汤可祛湿、化痰、健脾、养心、开窍、益智，在减轻肥胖的同时，提高记忆力，标本兼治。

（四）血瘀痹阻证

张某，男，49 岁。2013 年 9 月 15 日初诊。

主诉：健忘、头晕 1 年，加重 1 周。

病史：患者常感疲乏、头晕，逐渐出现记忆力减退，近 1 周症状加重，出现思维迟钝，甚则语言迟缓，影响正常生活，为求系统治疗遂来住院治疗，门诊以"健忘"收入院。

查体：精神疲惫，面色晦暗，口唇紫暗，舌紫暗有瘀点，脉细涩。

中医诊断：健忘（瘀血痹阻证）。

西医诊断：神经衰弱。

治法：化瘀开窍。

方药：血府逐瘀汤加减。

桃仁 12g，红花 9g，当归 9g，生地黄 9g，川芎 5g，赤芍 6g，牛膝 9g，桔梗 5g，柴胡 3g，枳壳 6g，甘草 6g。7 剂，水煎服，日 1 剂。

【按】本案因血行不畅，瘀阻脑络，清窍失养，出现健忘症状，方选血府逐瘀汤加减。全方活血与行气相伍，祛瘀与养血同施，活血而无耗血之虑，行气又无伤阴之弊。

第五节　痴　呆

一、概述

痴呆是由髓减脑消或痰瘀痹阻脑络，神机失用所导致的一种神志异常的疾病，以呆傻愚笨、智能低下、善忘等为主要临床表现。其轻者可见神情淡漠，寡言少语，反应迟钝，善忘；重则表现为终日不语，或闭门独居，或口中喃喃，言辞颠倒，行为失常，忽笑忽哭，或不欲食，数日不知饥饿等。

【病因病机】本病的形成以内因为主，多由于年迈体虚、七情内伤、久病耗损等原因导致气血不足，肾精亏耗，脑髓失养，或气滞、痰阻、血瘀于脑而成。

1. **病因** 年老肾虚；情志所伤；久病耗损。

2. **病机** 本病的基本病机为髓减脑消，神机失用。痴呆病位主要在脑，与心、肝、脾、肾功能失调相关，尤其与肾密切关系。

【辨证论治】

1. **辨证要点** 辨虚实；辨脏腑。

2. **治疗原则** 治疗原则是补虚泻实。补虚常用补肾填髓、补益气血等以治其本，泻实常用开郁逐痰、活血通窍、平肝泻火以治其标。

3. **证治分类**

（1）髓海不足证

治法：补肾填精，益髓养神。

方药：七福饮加减。

（2）脾肾两虚证

治法：补肾健脾，益气生精。

方药：还少丹加减。

（3）痰浊蒙窍证

治法：健脾化浊，豁痰开窍。

方药：洗心汤加减。

（4）瘀血内阻证

治法：活血化瘀，开窍健脑。

方药：通窍活血汤加减。

（5）心肝火旺证

治法：清热泻火，安神定志。

方药：黄连解毒汤加减。

二、临床病案举隅

（一）髓海不足证

王某，男，66 岁，退休干部。1998 年 8 月 10 日初诊。

主诉：健忘，神智呆滞，反应迟缓半年。

病史：患者半年前开始出现健忘，神志呆滞，反应迟缓症状，肢体活动欠佳，智力下降，心悸，气短，头晕目眩，腰膝酸软、乏力。中西药杂进，效果不佳。就诊时症见面色晦暗，表情淡漠，沉默少言，便秘。

查体：表情淡漠，神志呆滞，反应迟缓，面色晦滞，舌质红，苔薄白，脉沉细，头 CT 示"脑萎缩"改变。

中医诊断：痴呆（髓海不足证）。

西医诊断：痴呆。

治法：补肾填精充髓，益气养阴，开窍醒脑。

方药：地黄饮子加味。

熟地黄 20g，山茱萸 12g，巴戟天 12g，肉苁蓉 12g，石斛 10g，麦冬 10g，茯苓 10g，远志 10g，当归 10g，附子 10g，石菖蒲 10g，党参 15g，丹参 15g，五味子 6g，黄芪 10g，大黄 10g（后下）。7 剂，水煎服，日 1 剂，早晚分服。

【按】患者年事已高，出现健忘、神情淡漠、反应迟钝，为痴呆轻证，方选地黄饮子加味。方中熟地黄、山茱萸滋肾阴；巴戟天、肉苁蓉、附子温养元阳；五味子、石斛、麦冬滋阴敛液；石菖蒲、远志、茯苓化痰开窍醒脑；黄芪、党参、当归益气养血；丹参活血化瘀通络；大黄通便泻下。[《中医内科学（案例版）》]

（二）脾肾两虚证

黄某，男，69 岁。1989 年 8 月 6 日初诊。

主诉：神情呆滞、行走不稳半年，加重 3 个月。

病史：半年前开始出现头昏眼花，下肢无力，失眠，健忘，心情郁闷烦躁。3 个月前出现走路不灵便，缓慢，摇摆不稳。渐至神情呆滞，沉默少语；有时却喃喃自语，含糊不清。食欲不振，大便正常，小便自遗。

查体：舌淡胖，苔白稍腻，脉沉弦无力。眼科检查示眼底动脉硬化。脑血流图示椎基底动脉供血不足。脑 CT 示脑萎缩。

中医诊断：痴呆（脾肾两虚，脑失所养证）。

西医诊断：老年性痴呆。

治法：补肾健脾，益气生精。

方药：还少丹化裁。

熟地黄 15g，枸杞子 15g，山萸肉 15g，巴戟天 12g，杜仲 12g，小茴香 10g，怀牛膝 12g，人参 12g，茯苓 12g，石菖蒲 15g，远志 10g，砂仁 5g，麦芽 12g，白豆蔻 10g，楮实子 15g，益智仁 10g。6 剂，水煎服，日 1 剂。

几剂后饮食增加，余症如前。去砂仁、白豆蔻，加山药 15g，淫羊藿 15g，乌药 15g，丹参 15g，服 15 剂后，神志转清，夜寐较安。下肢稍觉有力。宗上方治疗3个月，诸症缓解。再用此方做丸剂，继续调理。

【按】患者脾肾两虚，气血匮乏，难以上奉，神机失养，发为痴呆，故头晕，眼花，健忘；肾虚精少难以作强，故步履蹒跚，行走不稳；血不养神，精不充脑，神机失控，故神情呆滞，理智不清；舌淡胖，脉无力，皆脾肾虚衰之征；遗尿乃肾气不固。药用熟地黄、枸杞子、山萸肉、怀牛膝滋阴补肾；巴戟天、小茴香、淫羊藿助命火以补肾；杜仲、楮实子补益肝肾；人参、茯苓、山药益元气补后天以健脾；石菖蒲、远志交通心肾安神；丹参补血活血；乌药、山药、益智仁乃缩泉丸，能够温肾止遗；加麦芽、白豆蔻、砂仁以醒脾化浊行气，调治脾胃，既增进饮食又使诸药得以吸收运化，尽快发挥治疗作用。（《中医内科学教学病案精选》）

（三）痰浊蒙窍证

托某，男，61岁，维吾尔族。2001年1月7日初诊。

主诉：语无伦次，思维反应异常1周。

病史：1周前其家属发现患者有胡言乱语，定向障碍，不能识别卫生间及家门，前来求治。既往于1996年患脑梗死，发病时左半身不遂，无昏迷，治后肢体活动已恢复，血压仍偏高，最高达到190/100mmHg。就诊时表情淡漠，反应迟钝，喜寐，困乏，四肢无力，语无伦次，时有咳嗽，色白，纳差，大便不畅，小便频。

查体：舌胖，舌质暗淡，苔白腻，脉弦滑。

中医诊断：痴呆（痰浊蒙窍证）。

西医诊断：痴呆。

治法：化痰息风，开窍通络。

方药：半夏白术天麻汤加减。

天麻10g，炒白术10g，茯苓13g，法半夏9g，橘红9g，远志9g，石菖蒲9g，郁金9g，制南星6g，贝母9g，红花9g，当归10g，川芎9g，桔梗9g，地龙9g。6剂，水煎服，日1剂，早晚分服。

复诊：继续原方治疗两个月。

【按】该病证因脑中风而得，方用半夏白术天麻汤加减。方中用半夏、天麻平肝息风，白术、茯苓健脾祛湿，石菖蒲、远志、制南星、郁金、贝母、桔梗涤痰开窍，加用红花、川芎、橘红、当归温经、活血、通络。此外，又加地龙虫类药，搜风通络，配用化痰脉通片提高疗效。（《沈宝藩医案》）

（四）瘀血内阻证

赵某，女，40岁。2014年1月3日初诊。

主诉：健忘多疑，反应迟缓半年。

病史：近半年健忘，闷闷不乐，说话减少，反应迟缓，记忆力减退，疑虑重重，常发恼怒，失眠，偶有循衣摸床，行为古怪。患脑梗死 1 年余，左半身不遂。

查体：舌质紫暗，苔薄白，脉沉弦。脑 CT 报告示轻度脑萎缩，有点状栓塞 7 处。脑血流图示大脑中动脉血流减少。

中医诊断：痴呆（瘀血内阻，气机郁滞证）。

西医诊断：老年性痴呆；脑梗死。

治法：活血化瘀，开窍醒脑。

方药：通窍活血汤加减。

桃仁 10g，红花 10g，赤芍 15g，当归 15g，葱白 3 寸，川芎 12g，远志 10g，石菖蒲 15g，郁金 12g，麝香 0.2g（冲服），丹参 15g。15 剂，水煎服，日 1 剂。

此方服 15 剂后，失眠，恼怒好转。守前方加地龙 15g，鸡血藤 15g，益智仁 15g，菟丝子 15g。继服 20 剂，临床症状明显减轻，反应较快，记忆力也有所增加。仍然瘫痪。用上方做蜜丸，每服 10g，日 3 次，继续治疗 1 个月，痴呆消除。

【按】患者原有脑栓塞，瘀血内阻，脑脉不通，髓海失养，神明无主，故发为痴呆。精少神迷，故反应迟钝，健忘，失眠，甚或循衣摸床。瘀阻气滞，故闷闷不乐，常常恼怒，脉弦。舌质紫暗乃瘀血之征。方中麝香芳香开窍，并能活血化瘀通络；川芎、桃仁、红花、当归、赤芍、丹参、地龙、鸡血藤重在化瘀以通经络；葱白合石菖蒲、远志、郁金通阳宣窍。益智仁补肾益精以固根本。此病恢复缓慢，需坚持服药，以图缓效。

（五）心肝火旺证

陈某，女，40 岁。2013 年 12 月 20 日初诊。

主诉：善忘，易怒，言行颠倒 1 周。

病史：患者平素急躁易怒，近 1 周自觉善忘，言行颠倒，伴眩晕头痛，面红目赤，心烦失眠，口干咽燥，口臭生疮，尿黄便秘，服西药后，效果不明显，遂来治疗。

中医诊断：痴呆（心肝火旺证）。

西医诊断：老年性痴呆。

治法：清热泻火，安神定志。

方药：黄连解毒汤加减。

黄连 12g，黄芩 15g，栀子 12g，生地黄 15g，麦冬 12g，五味子 15g，柴胡

10g，薄荷 12g，石菖蒲 10g，远志 15g，合欢皮 12g，大黄 3g，酸枣仁 10g。14
剂，水煎服，日 1 剂。

【按】患者平素易怒，心肝火旺，上扰清窍，神机失用，导致痴呆发生，方
选黄连解毒汤加减。本方清泻心肝之火，兼以开窍醒神，安神定志。黄连清泻心
火，黄芩、栀子清泻肝火，生地黄、麦冬、五味子滋阴安神，柴胡、薄荷疏肝解
郁，石菖蒲、远志、合欢皮、酸枣仁养心安神，大黄泄热通便。

三、临证备要

（1）痴呆首重补肾。《灵枢·经脉》云："人始生，先成精，精成而脑髓
生。"肾藏精，精充髓，髓荣脑，"脑为髓之海"。《医学心悟》明确指出："肾主
智，肾虚则智不足。"年老肾衰，肾虚不能化精，髓海失充，造成髓少不能养脑，
脑失滋养枯萎，萎则神机不用而发为痴呆。故肾虚是痴呆病的核心病机，治疗首
应补肾。临证时根据肾阴阳之偏衰选择补肾药。补肾温阳药常用仙茅、淫羊藿、
巴戟天、补骨脂、骨碎补、续断、狗脊、益智仁、鹿茸、冬虫夏草等；滋肾填精
药常用熟地黄、山茱萸、枸杞子、沙苑子、菟丝子、女贞子、黄精、鹿角胶、龟
甲、五味子等。但临床上不可因肾虚病机或见肾虚之候而猛投妄投补肾之品，应
注意缓补而非峻补，或补中寓通，补而不腻，以免滋生痰浊。

（2）痴呆应重化痰活血。痴呆病程长且病情缠绵难解，难以治愈，"怪病多
痰，久病多瘀"，痰瘀在本病的发病机制中有重要的作用。痰瘀既是病理产物，
又是导致痴呆的致病因素，为病之标。痰瘀证贯穿本病始终，痰瘀不除，本病难
愈。正如唐容川在《血证论》所云："瘀血踞住……故以祛瘀为治血要法。"陈
士铎更明确指出："治呆无奇法，治痰即治呆。"并提出"开郁逐瘀法"，对指导
临床有重要价值。因此，化痰活血法是临床治疗本病的常用方法，如古方治疗此
类疾病之癫狂梦醒汤（《医林改错》）中，既有活血化瘀药，又有化痰药。临床化
痰药常用浙贝母、胆南星、天竺黄、陈皮、茯苓、半夏、竹沥等，活血通络药常
用赤芍、丹参、红花、大黄、桃仁、川芎、三七、葛根、土鳖虫、地龙等。临床
实践中常根据标本虚实轻重将化痰活血法与补虚法联合应用。

（3）注重开窍醒神法及"风药"应用。由于痴呆病多有痰阻血瘀之病机，
甚至痰浊瘀血夹风火上蒙清窍而致神机失灵，故临床常以芳香之品开窍醒神，以
增强临床疗效，常用冰片、石菖蒲、远志、郁金、麝香等药。另外，临床多有用
"风药"治疗本病的经验，一则脑居颠顶，为诸阳之会，唯风药辛宣，方可疏通
经脉，生发清阳之气贯注于脑，以壮髓海；二则阳升气旺，有助于化痰逐瘀。常
用"风药"有羌活、防风、藁本、白芷、苍耳子、柴胡、升麻、蝉蜕等。

第六节　癫　狂

一、概述

癫与狂都是精神失常的疾患。癫证以精神抑郁，表情淡漠，沉默痴呆，语无伦次，静而少动，或静而多喜为特征；多由痰气郁结，蒙蔽心窍所致。狂病以精神亢奋，狂躁不安，喧扰不宁，骂詈毁物，动而多怒为特征，多由痰火壅盛，迷乱心窍所致。因二者在临床症状上不能截然分开，又因能相互转化，故以癫狂并称。本病多见于青壮年。

【病因病机】

1. 病因　情志所伤；饮食不节；禀赋不足。

2. 病机　癫狂病机总由脏腑功能失调或阴阳失于平衡，产生气滞、痰结、火郁、血瘀。本病的病理因素主要是气、痰、火、瘀。以气郁为先，继而化火或生痰，日久致瘀，最终导致心窍蒙蔽或神明被扰，而引起神志异常。

【辨证论治】

1. 辨证要点　辨病情之轻重；辨病性虚实；辨癫证与狂证。

2. 治疗原则　癫证与狂证治疗总以调整阴阳为原则，以平为期。本病初期多以邪实为主，治当理气解郁，泻火豁痰，化瘀通窍；后期以正虚为主，治当补益心脾，滋阴养血，调整阴阳。

3. 证治分类

（1）癫证

①痰气郁结证

治法：理气解郁，化痰醒神。

方药：逍遥散合顺气导痰汤加减。

②心脾两虚证

治法：健脾养心，解郁安神。

方药：养心汤合越鞠丸加减。

（2）狂证

①痰火扰神证

治法：镇心涤痰，清肝泻火。

方药：生铁落饮加减。

②火盛阴伤证

治法：滋阴降火，安神定志。

方药：二阴煎合琥珀养心丹加减。

③痰热瘀结证

治法：豁痰化瘀，调畅气血。

方药：癫狂梦醒汤加减。

二、临床病案举隅

（一）癫证

1. 痰气郁结证

病案一　刘某，女，30 岁。2012 年 6 月 12 日初诊。

主诉（代诉）：精神错乱 1 个月。

病史：1 个月前，患者突闻其老公去世，当时昏倒，不省人事。经抢救方醒。此后精神抑郁，神情呆滞，昼夜不眠，口中喃喃，精神抑郁，表情淡漠，沉默痴呆，时时太息，言语无序，多疑多虑，喜怒无常，秽洁不分，不思饮食，亲戚探望，关门不见，拒绝饮食。对安慰询问，毫不理睬。曾用"冬眠灵"等治疗，未见效，遂来就诊。

查体：舌红，苔腻，脉弦滑。

中医诊断：癫病（痰气郁结证）。

西医诊断：精神分裂症。

治法：理气解郁，化痰醒神。

方药：顺气导痰汤加减。

半夏 12g，茯苓 10g，橘红 12g，木香 10g，竹沥 30g，香附 20g，枳壳 15g，石菖蒲 15g，郁金 12g（用白矾 4g 化水炒之），白芍 30g。3 剂，水煎服，日 1 剂。同时针刺神门、丰隆、内关，单侧交替，每日 1 次。

服药 3 剂后，患者能睡 2~3 小时，且能对答医师问话。效不更方，再进 3 剂，针刺配合。药后患者可寐 5 个小时，神志转清，能接待来人。以原方先后曾用黄连、山栀、酸枣仁、龙齿等加减，服 20 余剂，患者康复。

【按】患者暴悲，气不疏泄，郁郁呆滞，肝气郁滞，脾失健运，痰郁气结，蒙蔽神窍。导致癫证，语无伦次，失眠。脉滑乃气郁而痰阻之征。本方用橘红、半夏、竹沥、石菖蒲、白金丸、茯苓化痰开窍，用木香、枳壳、香附以理气解肝之郁；白芍重用以柔肝缓急；配合针刺，也是豁痰开窍安神，故能以速效。

病案二　邓某，女，34 岁。2014 年 2 月 23 日初诊。

主诉：精神抑郁，精神失常，独语妄言 1 年。

病史：患者 1 年前由于经常精神抑郁，素性孤僻，遇事多疑，感情低落，精神失常，独语妄言，无故哭泣。

查体：舌苔白薄，脉象弦滑。

中医诊断：癫证（痰气郁结证）。

西医诊断：抑郁症。

治法：豁痰开窍，疏肝解郁。

方药：导痰汤加减。

法半夏 9g，茯苓 9g，枳实 5g，胆南星 9g，远志 5g，石菖蒲 5g，郁金 5g，陈皮 5g，甘草 3g，磁朱丸 10g。10 剂，水煎服，日 1 剂。

【按】胸怀狭窄，遇事多疑，是导致本病的重要因素。方用导痰汤开窍，疏肝解郁，伏其所主而先其所因，法虽中肯，但必须胸怀开朗，愈后疗效才能巩固。（《谭日强医案》）

2. 心脾两虚证

徐某，男，40 岁。1974 年 6 月 24 日初诊。

主诉：多疑，悲观，思维混乱 4 个月。

病史：患者自 4 个月前出现多疑，悲观，自卑，失眠，偶有惊叫。曾接受"胰岛素休克治疗"多次，病时轻时重，对周围事物妄加猜测，有时又独自哭泣伤悲异常，时时有怪异想法，消瘦，食欲不佳，不思饮食。现服安坦、安定等药。

查体：舌淡，苔薄白，脉细弱无力。

中医诊断：癫病（心脾两虚，痰浊阻窍证）。

西医诊断：精神分裂症。

治法：补益心脾，化痰开窍。

方药：归脾汤合甘麦大枣汤化裁。

炙甘草 10g，淮小麦 30g，大枣 5 枚，党参 15g，炙黄芪 15g，酸枣仁 25g，当归 12g，远志 10g，茯苓 10g，肉桂 5g，半夏 12g，石菖蒲 15g，胆南星 12g，朱砂 1g（冲服）。13 剂，水煎服，日 1 剂。

服药 13 剂后，睡眠可达 5~6 个小时，停服西药。前方加郁金 12g，生铁落 20g。服药 14 剂后，患者悲伤哭泣、思维错乱等症好转，有食欲，脉有力，舌淡红。去朱砂，加夜交藤 30g，15 剂后，患者神情大为改善，能接待客人。此后调整上方变为炙甘草 10g，淮小麦 60g，大枣 5 枚，石菖蒲 15g，生铁落 30g，郁金 12g，酸枣仁 25g，茯苓 12g。治疗 2 个多月，面色红润，脉弦，舌淡红苔薄，睡眠安宁，基本痊愈。

【按】该患属心脾两虚，心失所养，神不得安，脾失健运则运化失司，聚湿成痰，阻窍扰神故发为癫病。神机错乱，故胡言乱语。精神疲惫，失眠，皆为气血失于濡养之故。方中甘草、小麦、大枣合党参、炙黄芪、茯苓重在益气养血健脾；当归补血；远志宁心；养心安神用酸枣仁、朱砂；开窍化痰用石菖蒲、半夏、胆南星；用肉桂以化生气血。痰去，气足血盈，心神得养，故能奏效。（《中医内科学教学病案精选》）

（二）狂证

1. 痰火扰神证

病案一　张某，女，23岁。1992年8月住院治疗。

主诉：闭门自语，行为异常2年。

病史：患者1990年上大学期间，因思慕一男生，失恋后得病。初起表现为头晕头痛，不思饮食，闭门自语，喃喃不已，不寐，急躁易怒，继而失去理智，羞耻不顾，整日寻找该男生，于1990年6月被家长送往某精神病医院治疗，曾用氯丙嗪（用量不详），3个月基本痊愈出院。半个月后，病情复发，经多方治疗效果不佳，于1992年8月住院治疗。目前患者焦虑，烦躁，夜不眠。

查体：舌红，苔腻，脉弦数。脑CT示无异常。

中医诊断：癫狂（痰火扰神证）。

西医诊断：精神分裂症。

治法：平肝解郁，清热涤痰兼滋肾水。

方药：逍遥散合顺气导痰汤加减。

柴胡12g，郁金15g，炒栀子15g，当归15g，白芍20g，生地黄15g，熟地黄15g，玄参15g，麦冬15g，天花粉15g，茯神15g，石菖蒲15g，白芥子15g，炒酸枣仁20g，朱砂1g（冲服）。7剂，水煎服，日1剂，早晚分服。

【按】本案总属肝气郁结、痰火扰神之癫狂证，本病的治疗妙在泻肝火而不耗肝血，疏肝郁而不散肝气。方中以柴胡、郁金、炒栀子配当归、白芍；滋水以涵木，水足木得所养，火自息于木内，火息神安，魂自返肝中，故用生地黄、熟地黄、玄参、麦冬、天花粉等；再加以消痰利水、镇静安神之品，茯神、石菖蒲、白芥子、炒酸枣仁、朱砂等，令痰气尽消，欲再癫狂不可得也。［《中医内科学（案例版）》］

病案二　李某，女，56岁，2013年5月初诊。

主诉：精神狂乱，手脚妄动1年。

病史：患者1年前精神狂乱，手脚妄动，吵闹，口臭喷人，大便6日未解。

查体：不合作，无舌脉。

中医诊断：狂证（痰火扰神证）。

西医诊断：精神病。

治法：清肝泻火，祛痰宁神。

方药：当归芦荟丸加减。

当归 9g，龙胆草 9g，黄连 6g，黄芩 9g，栀子 9g，大黄 9g，黄柏 9g，木香 3g，青黛 6g，礞石滚痰丸 9g。7 剂，水煎服，日 1 剂。

【按】《内经》有云，阳厥怒狂，治之以生铁落饮。本案用当归芦荟丸以泻肝胆欲火，结合礞石滚痰丸夺其中焦胶结之痰，故大便行，口臭止，再用安宫牛黄丸醒脑清神。（《谭日强医案》）

2. 火盛阴伤证

孙某，女，50 岁。2012 年 5 月 12 日初诊。

主诉：幻觉妄想 1 年。

病史：2 年前因情绪之变起病，相继出现失眠，恐惧，胸闷。妄言妄为，呼之已能自制，但有疲惫之象，寝不安寐，烦悗焦躁，形瘦，面红而秽，口干便难。近 1 年来时时出现幻觉妄想，口中胡说，导致邻里间发生误会，一度关系紧张。神情呆滞，常自叹息，自言无病。

查体：舌尖红无苔，苔有剥脱、裂纹，脉细数，其他未见异常。

中医诊断：狂病（火盛阴伤证）。

西医诊断：精神分裂症。

治法：滋阴降火，安神定志。

方药：二阴煎合涤痰汤加减。

生地黄 12g，胆南星 10g，半夏 10g，橘红 10g，石菖蒲 15g，朱砂 1g（冲服），竹沥 30g，炒酸枣仁 20g，麦冬 15g，玄参 15g。5 剂，水煎服，日 1 剂。

服药 5 剂，诸症稍有好转。继进 14 剂，已能安睡，幻觉、妄想未发生。上方加淮小麦 60g，大枣 5 枚，龙骨 20g（先煎），牡蛎 20g（先煎）。15 剂后基本治愈。此病由于时间较长，恐易于复发，嘱患者每月服药 5 剂，连用 3 个月，巩固疗效。

【按】心肝郁火，耗津伤液，心肾失调，阴虚火旺，神明受扰，发为此病。痰火蒙窍，神不安宁，故失眠、恐惧、幻觉妄想；火伤阴血，不能养神，加重病情；舌红无苔乃阴血亏损之征；脉细弦滑乃痰火之象。本方用玄参、生地黄、麦冬滋阴清热；半夏、胆南星、橘红、石菖蒲、竹沥去痰开窍；朱砂、酸枣仁安神养心；后加入淮小麦合甘草、大枣，共奏祛痰补阴之功，用以养心安神，和中缓急。

3. 痰热瘀结证

王某,女,18岁。

主诉:神志错乱半年。

病史:因所求不遂,患病半年,时发时止,每次月经前5~7日发病,头痛,腹痛,多冷汗,哭喊吵闹,打人毁物。月经来后腹痛消失,精神症状也逐渐好转。待月经后10日左右完全恢复正常。而不到半月,又再复发。患者入院时正值发病第4日,患者面红目赤,哭泣骂人。

查体:大便干结,舌绛,苔黄腻,脉弦滑。

中医诊断:狂证(痰热瘀结证)。

西医诊断:精神分裂症。

治法:豁痰化瘀,调畅气血。

方药:血府逐瘀汤加大黄。

当归10g,生地黄20g,桃仁10g,红花6g,枳壳10g,赤芍10g,柴胡10g,甘草10g,川芎10g,牛膝10g,大黄10g。6剂,水煎服,日1剂。

服药后6日诸症缓解,药物适当减量。

当归10g,生地黄15g,桃仁10g,红花6g,枳壳10g,赤芍10g,柴胡10g,甘草3g,川芎10g,牛膝10g,大黄10g。水煎服。

经服上药2个月,疗效巩固,痊愈出院。

【按】此为肝气不舒,气滞血瘀引起神窍被塞。方选血府逐瘀汤加大黄,活血、行气、祛瘀,气血调畅,邪退病愈。(《中医治疗精神病》)

三、临证备要

(1)注意癫狂先兆症状的发生。癫狂病患者在发病前,往往有精神异常的先兆出现,如本病患者平素性格内向,心情抑郁,若遇有志意不遂或猝受惊恐而出现神情淡漠,沉默不语,或喜怒无常,坐立不安,睡眠障碍,夜梦多,饮食变化等症状者,均应考虑癫狂病的可能,应及时就诊,力争早诊断,早治疗。

(2)掌握吐下逐痰法的应用。癫狂的基本病理因素为痰,或痰凝气滞,或痰郁化火。故初病体实,饮食不衰者,可予吐下劫夺,荡涤痰浊,如大黄、礞石、芒硝、芫花之类。若痰浊壅盛,胸膈督闷,口多痰涎,脉滑大有力,形体壮实者,可先用三圣散取吐,劫夺痰涎,倘吐后形神俱乏,宜及时饮食调养。必要时可用验方龙虎丸(牛黄、巴豆霜、辰砂、白矾、米粉),使痰涎吐下而出,临床有经吐下而神清志定者。此法现虽罕用,但不可不知。

(3)注意活血化瘀法在癫狂病中的应用。癫狂日久,气滞痰凝,影响血行,形成痰瘀胶结，痰为瘀之基，瘀亦能变生痰浊，痰夹瘀血，形成宿疾，潜伏脏腑经络之中，每因触动而发，遂成神机逆乱，神志失常。为此将癫狂责之痰浊血瘀为主而加以辨证论治，选用活血化瘀法治疗，常用破血下瘀的桃仁承气汤，理气活血的血府逐瘀汤、癫狂梦醒汤、通窍活血汤等。

（4）注意开窍法的应用。本病总由痰闭心窍，蒙蔽神志所致，故开窍法的应用十分重要。癫属痰气为主，可予温开，药用苏合香丸；狂属痰火上扰，可予凉开，药用安宫牛黄丸、至宝丹等。

第七节　痫　　病

一、概述

痫病是由先天或后天因素使脏腑功能失调，气机逆乱，元神失控所导致的一种反复发作性神志异常性疾病，以突然意识丧失，甚则仆倒，不省人事，两目上视，口吐涎沫，强直抽搐，或口中怪叫，移时苏醒，醒后一如常人为主要临床表现。本病又称为"痫证""癫痫""羊癫疯"等。发作前可伴眩晕、胸闷等先兆，发作后常有疲倦乏力等症状。

【病因病机】脏腑失调，偶遇诱因触动，则气机逆乱，元神失控而发病。

1. 病因　禀赋异常；情志失调；饮食不节；脑窍损伤。

2. 病机　本病主要为先天或后天因素造成脏腑功能失调，脏气不平，阴阳失衡而致气机逆乱，风、火、痰、瘀等邪闭清窍而发病。其基本病机为气机逆乱，元神失控。病理因素涉及风、火、痰、瘀等，以痰邪作祟最为重要，积痰内伏，每由风火触动，痰瘀互结，上蒙清窍而发病。

【辨证论治】

1. 辨证要点　辨病情轻重；辨标本虚实；发作时辨阴痫、阳痫。

2. 治疗原则　宜分标本虚实，轻重缓急。发作期急以开窍醒神定痫治其标，休止期缓以祛邪补虚治其本。

3. 证治分类

（1）发作期

①阳痫

治法：急以开窍醒神，继以泄热涤痰息风。

方药：黄连解毒汤合定痫丸加减。

②阴痫

治法：急以开窍醒神，继以温化痰涎，顺气定痫。

方药：五生饮合二陈汤加减。

（2）休止期

①肝火痰热证

治法：清肝泻火，化痰宁心。

方药：龙胆泻肝汤合涤痰汤加减。

②脾虚痰盛证

治法：健脾化痰。

方药：六君子汤加减。

③肝肾阴虚证

治法：滋养肝肾，填精益髓。

方药：大补元煎加减。

④瘀阻脑络证

治法：活血化瘀，息风通络。

方药：通窍活血汤加减。

二、临床病案举隅

（一）发作期

1. 阳痫

病案一　宋某，女，40 岁。2012 年 10 月 23 日初诊。

主诉：发作性突然昏倒，不省人事，四肢抽搐 1 个月。

病史：患者平素情绪急躁，心烦失眠，口苦咽干，1 个月前突然昏仆，不省人事，面色潮红、紫红，继之转为青紫或苍白，口唇青紫，牙关紧闭，两目上视，项背强直，四肢抽搐，口吐涎沫，喉中痰鸣，二便自遗，便秘尿黄，移时醒如常人。发病前多有眩晕，头痛而胀，胸闷乏力，喜伸欠等先兆症状。曾服苯丙酸钠效果不明显，遂来就诊。

查体：舌质红，苔黄腻，脉弦数，脑电图示中度异常，癫痫波型。

中医诊断：痫证（阳痫）。

西医诊断：癫痫。

治法：开窍醒神，继以泄热涤痰息风。

方药：黄连解毒汤合定痫丸加减。

黄连 15g，黄芩 15g，黄柏 12g，栀子 15g，贝母 12g，胆南星 12g，半夏 12g，

茯苓 15g，陈皮 12g，天麻 15g，全蝎 12g，僵蚕 15g，石菖蒲 12g，远志 15g，琥珀 12g，石决明 10g，牡蛎 20g，枳实 12g，厚朴 10g，大黄 3g。7 剂，水煎服，日 1 剂。发作时配合针刺水沟、十宣、合谷穴以醒神开窍。

【按】本案因肝风夹痰，蒙蔽清窍，气血逆乱，导致癫痫发作。黄连解毒汤能清上、中、下三焦之火，定痫丸能化痰开窍，息风定痫。两方合用，共奏清热息风、涤痰开窍之功。

病案二　刘某，男，4 岁。2013 年 4 月 23 日初诊。

主诉：癫痫发作 2 个月，近 1 周加重。

病史：患者癫痫小发作，一夜数十次，每次 1～2 分钟，发作之时，双目紧闭，口噤不开，两手握拳，不省人事。

查体：舌苔白润，指纹青紫。

中医诊断：痫证（阳痫）。

西医诊断：癫痫。

治法：豁痰开窍，镇痉息风。

方药：定痫丸合磁朱丸加减。

天麻 6g，钩藤 9g，僵蚕 3g，川贝母 3g，云茯苓 5g，枳实 3g，竹茹 5g，石菖蒲 3g，磁朱丸 5g。冲服，日 1 次。

【按】痫证属难治之病，况日夜发作数十次必然导致机体受损。本例抓住发作时风痰上逆之机，用定痫丸，佐以磁朱丸，祛痰醒脑，镇痉息风，方虽平淡，而收效甚速。（《谭日强医案》）

2. 阴痫

赵某，女，40 岁。2013 年 12 月 13 日初诊。

主诉：发作性突然昏倒，不省人事，四肢抽搐 1 个月。

病史：患者平素多见神疲乏力，恶心泛呕，胸闷咳痰，纳差便溏等症。1 个月前突然昏仆，不省人事，面色晦暗青灰而黄，手足清冷，双眼半开半合，肢体拘急，抽搐时作，口吐涎沫，醒后周身疲乏，对上述症状全然不知。曾服苯丙酸钠效果不明显，遂来就诊。

查体：舌质淡，苔白腻，脉沉迟。脑电图示中度异常，癫痫波型。

中医诊断：痫证（阴痫）。

西医诊断：癫痫。

治法：急以开窍醒神，继以温化痰涎，顺气定痫。

方药：五生饮合二陈汤加减。

白附子 12g，川乌 12g，茯苓 12g，白术 12g，陈皮 12g，半夏 15g，白豆蔻 15g，砂仁 12g，石菖蒲 15g，远志 12g，全蝎 8g，僵蚕 8g，生黑豆 10g，竹茹

12g，瓜蒌 12g，枳实 12g，胆南星 12g。7 剂，水煎服，日 1 剂。发作时配合针刺人中、十宣穴以醒神开窍。

【按】本案因寒痰湿浊，上蒙清窍，元神失控，导致癫痫发作，方选五生饮合二陈汤加减。五生饮温阳散寒化痰，二陈汤理气化痰，两方合用，共奏温阳、除痰、顺气、定痫之功。

（二）休止期

1. 肝火痰热证

病案一　乔某，男，21 岁，2005 年 6 月 15 日初诊。

主诉：间断性抽搐半年。

病史：半年前突然出现抽搐，未明确原因，10~20 日发作 1 次，发作时双目斜视，牙关紧闭，四肢僵直，家长自行予服丙戊酸钠（每次 2 片，每日 3 次），服药后仍每月发作 1 次，发作时症如前。

查体：舌质红，苔薄黄，脉沉细。

中医诊断：痫证（痰热阻窍，肝火内动）。

西医诊断：癫痫。

治法：豁痰开窍，息风止痉。

方药：自拟止痫散加减。

人工牛黄 30g，琥珀 30g，僵蚕 30g，钩藤 30g，蝉蜕 25g，石菖蒲 20g，远志 30g，郁金 20g，天麻 30g，全蝎 20g，胆南星 20g，天竺黄 20g，茯苓 30g，路路通 30g，珍珠母 60g，龙骨 30g，柴胡 15g，法半夏 20g，陈皮 15g，牡蛎 20g，朱砂 1g。1 剂，共研细末，每次 5g，每日 2 次。

复诊：服药 4 个月未发病，自行减丙戊酸钠片 2 片，每日 2 次，于 20 日前早餐后突然头仰摔倒，当时意识尚清，无明显抽搐，头 CT 正常，舌红苔白脉弦，继前方案巩固疗效。

人工牛黄 30g，琥珀 30g，僵蚕 30g，钩藤 30g，蝉蜕 25g，石菖蒲 20g，远志 30g，郁金 20g，天麻 30g，全蝎 20g，胆南星 20g，天竺黄 20g，茯苓 30g，路路通 30g，珍珠母 60g，龙骨 30g，柴胡 15g，当归 30g，红花 30g。1 剂，共研细末，每次 5g，每日 2 次，随访半年，仍用药，病情未再复发。（《陆长清医案集》）

【按】《医学正传》言"癫痫之痰，因火动所作"，火热可灼液为痰，风火相搏则扰乱神明，造成该病的发作。故加入清心泻火通实之药，自拟止痫散，方中人工牛黄清心泻火通实，胆南星、石菖蒲、郁金、远志、天竺黄、茯苓、路路通、柴胡、法半夏、陈皮豁痰开窍，蝉蜕、僵蚕、钩藤、全蝎、天麻、龙骨、牡蛎、珍珠母息风止痉，琥珀、朱砂镇惊安神。此案因清心、豁痰、息风合而取效。

病案二 陈某，男，8 岁，2013 年 4 月 23 日初诊。

主诉：阵发性强直痉挛抽搐 1 年，近 1 个月加重。

病史：患者 1 年前出现阵发性强直痉挛抽搐，每月发作一两次，以后逐渐加重，抽搐时口吐涎沫，喉中痰鸣，抽后嗜睡，醒后如常。

查体：面红唇赤，烦躁不安，口渴，便秘，溲赤。舌红苔黄腻，脉弦滑数。

中医诊断：痫证（肝火痰热证）。

西医诊断：癫痫。

治法：清热涤痰，平肝止痉。

方药：自拟方。

钩藤 50g，羚羊角 15g，全蝎 15g，琥珀 25g，朱砂 15g，石决明 50g，珍珠母 15g，冰片 10g，牛黄 5g，石菖蒲 10g，枳实 50g，胆南星 25g，天竺黄 25g，黄芩 50g，栀子 25g。研细面，每服 2g，日服 3 次，饭前温水送服。

【按】肝风痰热所致的癫痫，治宜清热涤痰，平肝止痉。案中处方中病即止，不宜久服。阳明腑实者，可与攻下剂同用。若神昏肢冷、大汗淋漓，口开目合者，先回阳救逆，后投此方。（《韩百灵医案》）

2. 脾虚痰盛证

李某，男，16 岁，汉族。2005 年 10 月 30 日初诊。

主诉：间断幻视后头晕，呕吐 5 年余。

病史：患者 5 年前无明显原因出现幻视，持续 3 秒至 15 分钟不等。表现为眼前余光而后自觉头晕，睡眠后缓解，醒后常伴有肠鸣音亢进，呕吐，呈喷射状，纳差，寐安，二便调，予丙戊酸钠治疗后，自觉效果不明显，遂来就诊。

查体：神志清楚，精神稍差，形体偏瘦，面色㿠白，四肢乏力，右腹不适，无压痛，舌淡红，苔薄白，脉弦，神经体检未见异常，脑 CT、MRI、脑电图均未见异常。

中医诊断：痫病（脾虚痰盛证）。

西医诊断：癫痫。

治法：健脾顺气，豁痰开窍。

方药：涤痰汤加减。

石菖蒲 15g，胆南星 12g，天麻 10g，川芎 9g，陈皮 10g，半夏 10g，茯苓 15g，羌活 9g，僵蚕 10g，炒枳壳 10g，党参 10g，焦三仙 30g，竹茹 10g，砂仁 6g，莱菔子 10g，炒白术 9g，菊花 9g，当归 12g，太子参 10g，桃仁 10g，厚朴

10g，益智仁 10g，苦丁茶 10g。14 剂，水煎服，日 1 剂。

11 月 12 日二诊：药后症状未见发作，劳累后偶见头痛，纳可，二便正常。舌红，苔白，脉滑。上方去厚朴，加枸杞子 10g。14 剂，水煎服，日 1 剂。

【按】本案患儿发作特点为幻视后头晕、呕吐，据其体质及临床表现，辨证为脾虚痰伏，气机逆乱，痰浊上扰清窍，故以涤痰汤化裁以豁痰顺气开窍而见效。（《李少川医案集》）

3. 肝肾阴虚证

党某，男，28 岁。1989 年 5 月 12 日初诊。

主诉：发作性手足抽搐、意识丧失、口吐白沫 1 个月。

病史：1 个月前，夜间熟睡中突然呼喊一声，手足抽动，两目上翻，意识丧失，持续 2~3 分钟。家人急送医院，经体检，脑电图示癫痫波型。用抗癫痫药治疗。3~5 日仍发作一次。家族中无癫痫病史。目前患者头晕，烦躁，大便干结。

查体：舌红，苔薄黄，脉沉细弦。

中医诊断：痫病（肝肾阴虚，风痰闭窍证）。

西医诊断：癫痫。

治法：滋养肝肾，兼以化痰息风。

方药：大补元煎合涤痰汤加减。

白芍 15g，枸杞子 12g，当归 12g，龟甲 10g，鳖甲 10g，山萸肉 15g，牡蛎 20g，胆南星 12g，半夏 12g，天麻 20g，远志 10g，全蝎粉 2g（冲服），朱砂 1g（冲服），大黄 10g（后下）。每日 1 剂。

1 剂大便通，去大黄。继服 9 剂，病未发作。加僵蚕 15g，治疗 1 个半月，病未再犯。舌淡红苔薄，脉弦，头晕已消。改用涤痰汤加味：半夏 12g，枳实 12g，茯苓 15g，橘红 12g，胆南星 10g，竹茹 10g，党参 10g，石菖蒲 15g，全蝎粉 2g，蜈蚣粉 2g，丹参 2g。连服 1 个月。后改为丸剂，每丸 10g，每次 1 丸，每日 3 服。随访 1 年未发作。

【按】本病肝肾阴虚，虚火妄动，煎液为痰，痰火蒙窍，神机失控，故发为此病。头晕，烦躁，舌红苔薄黄，乃阴虚火旺所致；脉沉细弦，乃内之阴血亏损，肝肾不足之征；手足抽动，口吐白沫，意识丧失，是风痰所为；此证属肝肾精血不足，变生痰浊，动风闭窍。方中白芍、枸杞子、山萸肉、当归补养肝肾；龟甲养阴益髓；鳖甲、牡蛎滋阴潜阳；胆南星、半夏、远志化痰开窍；天麻、全蝎活络解痉镇痫；朱砂安神镇心；大黄去腑中燥浊。（《中医内科学教学病案精选》）

4. 瘀阻脑络证

李某，男，11 岁，学生。1991 年 3 月初诊。

主诉：发作性右上肢抽搐，并伴随意识丧失。

病史：患儿 1990 年 8 月不慎从自行车上摔下，后头部着地，出现血肿。9 月中旬开始出现癫痫小发作并伴有右上肢抽搐，每次 1 分钟左右。平均每两天发作 1 次，每次发作时意识丧失。间歇期常感头昏，神疲乏力，纳差，二便正常。服用苯巴比妥、卡马西平无效而改服中药。

查体：面色萎黄，形体偏瘦，舌质青紫，苔薄白，脉涩。脑电图示中度异常并伴有痫样放电。脑 CT 示左颞叶有软化灶。

中医诊断：痫证（瘀阻脑络证）。

西医诊断：癫痫。

治法：活血化瘀，通络镇痉。

方药：痫复康 2 号方。

广木香、川郁金、紫丹参、川芎、红花、桃仁、白矾、辰砂、珍珠粉、地龙、壁虎。上方研末，制成胶囊，每粒约重 0.5g，早晚各 1 次，每次服两粒。

【按】本患儿因外伤，损伤脑络，使气血瘀滞，导致神志逆乱，四肢抽搐。方中紫丹参、川芎、红花、桃仁活血化瘀；广木香、川郁金、白矾理气化痰；壁虎、地龙通络镇痉；辰砂、珍珠粉宁心安神。本方不仅能安神定志，而且能化瘀通窍，改善微循环，消除癫痫瘢痕病灶，起到根除癫痫作用。［《中医内科学（案例版）》］

三、临证备要

（1）痫病的治疗遵循"间者并行，甚者独行"原则。发作时应急则治其标，采用豁痰顺气法，顽痰胶固需辛温开导，痰热胶着需清化降火，其治疗着重在风、痰、火、虚四个字上。控制本病发作的方药取效后，一般不应随意更改，否则易致反复。在痫病发作缓解后，应坚持标本并治，守法守方，持之以恒，服用三至五年后再逐步减量，方能减少或避免发作。

注意辛热开破法的应用。痰浊闭阻，气机逆乱是本病的主要病机，故治疗多以涤痰、行痰、豁痰为大法。然而痫病之痰，异于一般痰邪，具有深遏潜伏、胶固难化、随风气而聚散之特征，非一般祛痰与化痰药物所能涤除。辛热开破法是针对痫病顽痰难化这一特点而制定的治法，采用大辛大热的川乌、半夏、南星、白附子等具有振奋阳气、推动气化作用的药物，以开气机之鼻塞，破痰邪之积聚，捣沉痼之胶结，从而促进顽痰消散，痫病缓解。

（2）注意芳香开窍药及虫类药的应用。芳香开窍类药物性多辛散走窜，能通善开，不仅能醒神开窍，且气味芳香有助于宣化痰浊，临证时应酌情选用，常用药有人工麝香、冰片、石菖蒲、远志、人工牛黄、郁金等。虫类药具搜风通络、祛风止痉之功，其力非草本药所能代替，临床实践证明其具有良好减轻和控制发展的效果，对于各类证候均可在辨证基础上酌情使用，常用药有全蝎、蜈蚣、地龙、僵蚕、蝉蜕等。如另取研粉吞服效果尤佳，每次 1~1.5g，每日 2 次，小儿剂量酌减。

第三章 脾胃病证

第一节 胃 痛

一、概述

胃痛,是以上腹胃脘部近心窝处疼痛为主症的病证,又称胃脘痛。

【病因病机】 胃痛的发生,主要由外邪犯胃、饮食伤胃、情志不畅和脾胃素虚及药物损害等,以致胃气郁滞,失于和降,不通则痛为基本病机,其病位在胃,与肝、脾密切相关。

1. **病因** 外邪犯胃;饮食不节;情志失调;脾胃素虚;药物损害。

2. **病机** 胃主受纳、腐熟水谷,为五脏六腑之大源,以通为用,和降为顺,不宜郁滞。胃痛的病因虽多,但其基本病机是胃气郁滞,失于和降,不通则痛。病理因素以气滞为主,并见食积、寒凝、热郁、湿阻、血瘀等。

【辨证论治】

1. **辨证要点** 辨虚实;辨寒热;辨气滞、血瘀。

2. **治疗原则** 治疗以理气和胃止痛为大法,旨在疏通气机,通而止痛,即所谓的"通则不痛"。然在使用理气和胃之法时,还必须根据不同的证候,采取相应治法。

3. **证治分类**

(1) 寒邪客胃证

治法:温胃散寒,行气止痛。

方药:良附丸加减。

(2) 饮食伤胃证

治法:消食导滞,和胃止痛。

方药:保和丸加减。

（3）肝气犯胃证

治法：疏肝解郁，理气止痛。

方药：柴胡疏肝散加减。

（4）湿热中阻证

治法：清化湿热，理气和胃。

方药：清中汤加减。

（5）瘀血停胃证

治法：化瘀通络，理气和胃。

方药：失笑散合丹参饮加减。

（6）脾胃虚寒证

治法：温中健脾，和胃止痛。

方药：黄芪建中汤加减。

（7）胃阴亏耗证

治法：养阴益胃。

方药：益胃汤加味。

二、临床病案举隅

（一）寒邪客胃证

病案一　周某，女，41 岁，工人。2001 年 12 月 23 日就诊。

主诉：反复发作性胃脘部胀痛 2 年余，加重 3 日。

病史：患者有胃病史 2 年余，曾经反复发作胃脘部疼痛胀满不适，服药治疗后近半年来未有胃部不适感，3 日前患者贪食柿子，而出现胃部疼痛难忍，热敷疼痛可减轻，受凉加重，时有恶心，伴有脘腹胀满不适，嗳气较多，身重，精神不振，食欲较差，无发热，无呕吐，无腹泻。

查体：舌淡红，苔白腻，脉弦小滑。胃镜示慢性浅表性胃炎。

中医诊断：胃痛（寒邪客胃证）。

西医诊断：慢性浅表性胃炎。

治法：温中散寒燥湿，理气和胃止痛。

方药：厚朴温中汤加减。

厚朴 9g，陈皮 9g，甘草 6g，草豆蔻仁 4.5g（后下），茯苓 12g，木香 6g，香附 9g，高良姜 6g，藿香 9g，苍术 9g，白术 9g。7 剂，水煎服，日 1 剂，早晚分服。

【按】患者虽有两年反复发作胃痛的病史，但近半年来未发作，病因是贪食柿子，以致寒湿阻遏，胃气郁滞，故胃痛发作，方选厚朴温中汤温中行气，燥湿除满，方证相符。方中干姜改为高良姜，后者性味辛热，专入脾胃，温中散寒止痛之力更佳。并加香附理气止痛；苍术、白术燥湿运脾；藿香芳香化湿醒脾。

病案二　尚某，女，24岁。2013年5月23日初诊。

主诉：胃脘痛，受凉或食生冷疼痛半年。

病史：患者经常出现胃脘痛，每次因着凉或食生冷则发病，服用西药均无效，找中医诊疗。

查体：观其舌苔薄白，舌质嫩胖，脉沉迟，喜热饮，遇冷痛甚。

中医诊断：胃痛（寒邪客胃证）。

西医诊断：慢性胃炎。

治法：温中健脾，柔肝止痛。

方药：良附丸加减。

党参15g，白术10g，茯苓10g，甘草5g，白芍20g，当归15g，木香5g，香附5g。7剂，水煎服。日1剂。

【按】治病求其本，此病，寒为本，痛为标，不用止痛药，单用温中药，也有同样疗效。改变过去只注意见症治标，忽略治本的想法。（《尚志钧医案》）

（二）饮食伤胃证

张某，男，18岁。1999年4月6日就诊。

主诉：胃脘胀痛2日。

病史：2日前患者于饱餐后出现胃脘胀满隐痛，未做处理，后胀痛渐重，并呕吐大量未消化食物，吐后胀痛稍减。现症见胃脘胀痛，嗳气酸腐，矢气频转，泛吐酸水，不思饮食，大便日行2~3次，排出不爽。

查体：苔厚腻，脉滑有力。

中医诊断：胃脘痛（食滞证）。

西医诊断：胃痛。

治法：消食导滞。

方药：保和丸加减。

山楂15g，神曲15g，莱菔子15g，半夏12g，陈皮12g，木香10g，茯苓15g，连翘10g，枳实10g，麦芽10g。7剂，水煎服，日1剂，早晚分服。

【按】本证主要因饮食不节，食积内停，胃中气机阻塞，不通则痛。患者饮食过饱，食积中阻，胃气上逆，故见呕吐嗳气，吐酸；胃气不降则脾气不升，故见不思饮食，大便稀溏；胃腑不通，肠道传化失常，故见排便不爽，矢气频转；食浊熏蒸故苔厚腻。治疗以消食导滞为主，酌加行气止痛之品。方中山楂、麦芽、神曲、莱菔子消食导滞以治本，木香、枳实、陈皮行气止痛以治标，茯苓、

半夏、连翘和胃降逆。(《中医内科学教学病案精选》)

(三) 肝气犯胃证

病案一　李某,女,52 岁。2006 年 6 月 3 日就诊。

主诉:胃脘部疼痛 3 年,加重 1 个月。

病史:自诉于 3 年前无明显原因出现胃脘部疼痛,既往服用多种中西药物治疗,症状时轻时重,常于生气后加重。胃镜示胃窦黏膜充血,点状糜烂。近 1 个月来症状加重,胃脘部胀满疼痛,进食后好转,伴呃逆,疲乏,反酸,纳差,无口干口苦,故来就诊。

查体:舌体正常,舌质淡红,舌苔白,脉弦。

中医诊断:胃痛(肝胃不和证)。

西医诊断:慢性胃炎。

治法:疏肝理气,和胃止痛。

方药:柴胡疏肝散合金铃子散加减。

柴胡 15g,白芍 20g,枳实 10g,炙甘草 10g,香附 10g,川楝子 10g,延胡索 10g,细辛 10g,白芷 12g,赭石 20g,莱菔子 15g。6 剂,水煎服,日 1 剂,分两次服。嘱:忌辛辣饮食,调情志,随诊。

复诊:服药 6 剂后,症状明显好转,胃脘部时胀,反酸,大便时干时稀。连服 18 剂,诸症好转。为巩固疗效,前方改成丸,1 个月后复诊。

复诊后诸症消失。

【按】肝气郁结,横逆犯胃,胃气阻滞。方选柴胡疏肝散合金铃子散加减。痛甚加金铃子散,疏肝理气,方中柴胡、芍药、香附疏肝解郁;延胡索、枳实、莱菔子理气和中;赭石和胃降逆。

病案二　陈某,女,38 岁,工人。2001 年 2 月 6 日初诊。

主诉:胃痛 10 余年。

病史:1990 年即发作,经服药缓解,嗣后又反复发作。常胃脘掣痛,不能转动。平时反酸,气逆作呕,嗳气不畅;受寒劳累或饥时,胃痛较甚,欲得按,或得食亦舒。大便不爽,有痔疮,不甚。

查体:面色晦暗,舌质紫,苔黄薄腻,脉细而弦。

中医诊断:胃痛(肝气犯胃证)。

西医诊断:胃炎。

治疗:和胃降逆,理气通络。

方药:黄连温胆汤合金铃子散加减。

法半夏 10g,陈皮 7g,茯苓 10g,炒川楝子 10g,醋延胡索 10g,黄连 4g,吴茱萸 4g，炒白芍 15g，焦枳实 7g，乌贼骨 15g，丹参 15g，降香 10g，炒竹茹 5g。5 剂，水煎服，日 1 剂。

【按】久病胃痛，症状明显。分析病情属于肝胃气痛，并以由气及络。其溃疡面，亦属于疮疡范围。所以中焦的痰瘀湿热，滞留不去，阻其通降之常。因此气滞气逆，反酸致呕，大便不爽，胃痛不能痊愈。（《丁光迪医案》）

病案三　蔡某，女，46 岁，工人。1999 年 1 月 9 日初诊。

主诉：胃脘疼痛饱胀数年，加重 1 年。

病史：患胃病数年，加重 1 年。胃脘疼痛饱胀，进食加重或因情绪波动而诱发，伴反酸，呃逆嗳气，夜寐不宁。

查体：舌质红，苔薄黄，脉弦。

中医诊断：胃痛（肝气犯胃证）。

西医诊断：慢性萎缩性胃炎伴糜烂。

治法：疏肝理气，清热和胃。

方药：小陷胸汤合左金丸、金铃子散加减。

全瓜蒌 30g，川黄连 5g，法半夏 10g，吴茱萸 3g，炒白术 10g，花槟榔 15g，炒莱菔子 15g，香橼皮 10g，延胡索 15g，川楝子 10g，炒栀子 10g，浙贝母 15g，珍珠母 30g，乌贼骨 30g，鹿角霜 15g。

【按】素体脾胃健，因情绪不舒，肝气郁结，日久化热，湿热结于心下，使脾之清阳不升，胃之浊阴不降，中焦气机升降失常，不得顺降通达，则见脘腹胀满，疼痛，呃逆，反酸，故用小陷胸汤合左金丸、金铃子散化裁，寒热并用，辛开苦降，疏肝泄热，和胃降逆，宽胸畅膈，化气止痛，散气除满。（《魏喜保医案》）

（四）湿热中阻证

病案一　黄某，女，42 岁。2005 年 8 月 20 日初诊。

主诉：胃脘不适反复发作 1 年。

病史：近 1 年反复发作胃脘灼热样疼痛，与进食无关，无放射痛及夜间痛，伴有口干口苦，无腹胀、嗳气、反酸、便黑等症状。曾服用中西药治疗，症状时好时坏。大便时干时稀，小便稍黄，寐差。

查体：舌红，苔薄黄，脉滑数。

中医诊断：胃痛（湿热中阻证）。

西医诊断：急性胃炎。

治法：辛开苦降，清热化湿。

方药：半夏泻心汤加减。

半夏 10g，炒枳壳 10g，炒白术 10g，砂仁 8g，连翘 10g，炒黄连 8g，白茅根 10g，车前草 10g。13 剂，水煎服，日 1 剂。

二诊：服药后，胃脘不适，口苦口干明显缓解，小便颜色正常，舌稍红，苔薄黄，脉数。效不更方，上方去砂仁、白茅根。随症加减治疗 1 个月，患者逐渐痊愈。随访半年，患者未再复发。

【按】患者嗜食肥甘厚味，寒湿积久化热，湿热内蕴中焦皆可引发胃脘痛。本案属湿热蕴结，故治以半夏泻心汤。方中半夏辛温燥湿祛痰，黄连苦寒清热泻火，二者合用，奏苦降辛开、清热祛湿之效；加用连翘、白茅根、车前草清热；砂仁、炒枳壳、炒白术行气和胃。全方共奏辛开苦降、清热化湿之功。（《李培生医案》）

病案二　胡某，男，36 岁。2013 年 12 月 23 日初诊。

主诉：胃胀满不舒，灼热感反复发作 2 年，加重 1 个月。

病史：患者两年来经常反复发作胃脘痛，吞酸胀满，呃逆，纳差食少，二便正常。患者有饮酒史，每因饮酒后加重。

查体：纳差，胃脘胀满，烧心，反胃打嗝，舌苔白腻，脉弦滑。

中医诊断：胃痛（湿热中阻证）。

西医诊断：慢性胃炎。

治法：健脾化湿，降气和胃。

方药：平胃散加减。

苍术 10g，厚朴 10g，陈皮 10g，炒白术 10g，党参 10g，藿香 10g，半夏 10g，佩兰 10g，砂仁 10g，鸡内金 10g，焦三仙各 10g，木香 10g，瓦楞子 10g，乌贼骨 10g。7 剂，水煎服，日 1 剂。

【按】该病例治以健脾化湿，降气和胃，用平胃散加味。用药有健脾之党参、白术；化湿之苍术、藿香、佩兰、半夏；理气降气有厚朴、陈皮、砂仁、木香，能降气和胃，具有胃动力药的作用；开胃则以鸡内金，焦三仙；制酸亦很重要，故传统药物瓦楞子、乌贼骨也常有效。（《晁恩祥医案》）

（五）瘀血停胃证

病案一　赵某，男，45 岁，2012 年 3 月 9 日初诊。

主诉：胃痛 5 年，加重 1 周。

病史：患者胃溃疡 5 年，胃脘时作疼痛，7 日前因饮食过饱出现胃脘剧痛，并呕血数口，自以为旧病复发，未做处理，7 日来胃脘刺痛拒按，痛处固定，进食后痛剧，脘腹饱胀，泛恶欲呕，并排黑便。

查体：舌紫暗，苔白厚，脉弦涩。腹软，上腹压痛明显，无反跳。X 线钡餐报告：胃溃疡。

中医诊断：胃脘痛（瘀血停滞证）。

西医诊断：胃溃疡。

治法：活血化瘀。

方药：失笑散加味。

五灵脂 10g，蒲黄 10g，香附 12g，甘草 6g，乌药 12g，白芍 20g，延胡索 10g，白及 15g。7 剂，水煎服，日 1 剂，早晚分服。

【按】本证由瘀停胃络，脉络壅滞所致，治宜活血化瘀。方中蒲黄、五灵脂活血止血，香附、乌药理气散郁，延胡索、白及、白芍、甘草兼有止血止痛之功。此证虽有出血，但不可过用收涩止血之品，否则瘀血更甚，瘀血不去，血不归经则出血不止，其痛难减。溃疡患者突发胃脘剧痛，须防穿孔、大出血，当谨慎观察，必要时请外科诊治。

病案二　吕某，男，36 岁。1979 年 5 月 14 日初诊。

主诉：胃脘痛 6 年，加重 3 日。

病史：6 年前，患者突然胃痛加剧，经某医院剖腹部探查，发现十二指肠球部溃疡穿孔。术后仍持续疼痛，春秋季痛甚，多方求治，疗效不佳，近年来病情渐重。

查体：面色萎黄，肌肉消瘦，舌苔薄腻，舌质暗红，舌体胖，脉弦缓。

中医诊断：胃痛（气滞血瘀证）。

西医诊断：十二指肠球部溃疡穿孔术后。

治法：健脾和胃，理气化瘀。

方药：香砂六君子加减。

党参 15g，白术 10g，茯苓 15g，木香 6g，砂仁 8g，厚朴 10g，甘松 9g，刘寄奴 12g，乌贼骨 10g，乌药 5g，甘草 3g。7 剂，水煎服，日 1 剂。

【按】本病属中医胃脘痛范畴，乃中焦气虚，脾胃升降失职，寒湿停滞，湿阻气机，气血不畅，脉络阻滞所致。方中党参、白术、茯苓、甘草益气健脾；木香、砂仁、厚朴、甘松、木香、乌药理气化湿，温中止痛；刘寄奴活血化瘀；乌贼骨收敛止血生肌。诸药合用，健脾温中，理气止痛，祛瘀生肌。本病属慢性病证，故久服则效果显著。（《李振华医案》）

（六）脾胃虚寒证

病案一　韩某，女，50 岁。2005 年 10 月 12 日初诊。

主诉：胃脘胀痛 1 年，加重半月余。

病史：患者胃脘痛 1 年，空腹尤甚，伴胃酸，嗳气，无恶心，呕吐，时汗出，乏力，口苦易饥，喜热饮，小便正常，大便质稀，日 3~4 次，便中无黏液脓血。近半月余症状加重遂来诊。喜食油炸、辛辣、腌制食品，三餐不规律，自觉工作压力大，易生气。

查体：舌质淡，苔薄腻，脉沉细。胃镜示浅表萎缩性胃炎、食管息肉。病理示慢性重度胃炎，表浅糜烂，上皮轻度异型增生。

中医诊断：胃痛（脾胃虚寒证）。

西医诊断：浅表萎缩性胃炎。

治疗：疏肝解郁，温胃健脾。

方药：救胃导滞汤加减。

香附 15g，苏子 15g，小茴香 5g，白豆蔻 15g，厚朴 15g，桃仁 15g，砂仁 20g，乌贼骨 20g，沉香 5g，山药 20g，莲肉 20g，吴茱萸 5g，黄连 10g。6 剂，水煎服，日 1 剂。嘱其调情志，忌寒凉伤胃。

复诊：自诉药后胃胀痛明显好转，略感乏力，大便日 1 次，成形，舌质淡绛，苔薄腻，脉弦细。患者由脉来沉细，转为脉弦细，提示郁证已解，邪毒既出，已有化热趋势，故不可过于温补以助邪，用药当以除邪安正为法。吴茱萸辛、苦、温，有小毒，症减当除之，加槐花 20g 以清热解毒。

患者服药 1 个月，偶有胃胀痛，无反酸，嗳气，食欲正常，体力恢复，大便正常；舌淡红，苔薄白，脉沉细。

【按】患者素有饮食不节的习惯，食伤脾胃，脾胃阳虚而致寒，气血涩滞而成郁，故温中行气可化郁结。方中黄连厚肠止痢，配以吴茱萸、小茴香既可温中散寒行气，又可佐其寒凉之药性，黄连与吴茱萸药量比为 2∶1，本意出于左金丸，但本方用于肝气犯胃、热为寒遏之证，此为李玉奇对于左金丸新的领悟。（《李玉奇医案》）

病案二　沈某，男，47 岁。1976 年 1 月 3 日初诊。

主诉：胃脘胀痛 10 余年。

病史：胃脘胀痛 10 余年，愈发愈重。近 2~3 个月自觉吞咽不畅，胸骨后下方阵阵烧灼感，食后饱胀加剧，不时疼痛，偶有反酸，大便软溏而少。

查体：形体消瘦，精神焦虑，舌质淡而暗滞，苔白中灰腻，脉息虚弱无力。

中医诊断：胃痛（脾胃虚寒证）。

西医诊断：慢性浅表性胃炎。

治法：温脾和胃，活血止痛。

方药：香砂六君子汤加减。

乌拉草 15g，九香虫 10g，桂枝 10g，炒延胡索 12g，党参 15g，白术 10g，制半夏 10g，茯苓 15g，当归 12g，煅瓦楞子 15g，煨木香 6g，吴茱萸 3g，炒川黄连 6g，炙甘草 6g。7 剂，水煎服，日 1 剂。

【按】患者中阳衰微，脾胃虚寒，然中阳益虚之日，正是络瘀形成之时，即"久病入络必有瘀"，故为虚中夹实之证，治当虚实兼顾。方中乌拉草温中祛寒，九香虫理气止痛，配桂枝以助复中阳；用六君法以健脾和胃，理气止痛；佐黄连、吴茱萸之左金法，伍以瓦楞子而使肝胃调和；甘草缓中定痛而调和诸药。全方共奏温脾运中以和胃，活血和络以止痛之功。

（七）胃阴亏耗证

病案一　叶某，女，53岁。2006年4月1日初诊。

主诉：上腹部隐痛反复发作近10年，加重近2周。

病史：近10年来上腹部隐痛发作，可自行缓解，未体检与治疗，2周前无明显诱因出现上腹部疼痛加剧，住院查B超，肝、胆、胰腺未见异常，疑为消化性溃疡，因拒做胃镜，故给予抗感染等对症治疗，腹痛稍缓解后出院。现症：上腹部隐痛，活动后痛甚，时反酸，口干口苦，腹胀，大便日1行，纳可。

查体：舌质淡，舌尖赤，苔薄黄，脉微细。

中医诊断：胃痛（阴虚胃痛证）。

西医诊断：浅表性胃炎。

治法：养阴益胃。

方药：香砂益胃汤加减。

木香10g，砂仁6g，生地黄10g，石斛10g，麦冬10g，玉竹10g，枳壳10g，鸡内金10g，山楂10g，熟大黄8g，厚朴10g，玄参15g，大枣3枚，麦芽10g，沙参15g，天花粉5g，白芍10g。7剂，水煎服，日1剂。

复诊：服药后，上腹部隐痛即减轻。脾胃受损日久，则易致胃阴不足，胃失濡养，故见上腹部疼痛反复发作、腹胀及口干、口苦等症。

【按】方中用增液汤滋阴养胃，沙参、天花粉、玉竹、石斛、白芍等以助养阴之力，山楂、鸡内金、麦芽消食导滞，木香、砂仁、厚朴、枳壳、大枣行气和胃，便结加熟大黄，共成滋阴养胃之功。此方补而不腻，行而不滞，润而不凉，通而不秘，用之临床，屡屡获效。（《章真如医案》）

病案二　王某，女，55岁。1996年3月2日初诊。

主诉：胃脘疼痛2年。

病史：2年前无明显原因出现胃脘隐痛，痛时以午后及夜间较多，亦有清晨时作痛，半年来又增胃中有灼热感，甚至热及胸膈，口干咽燥，夜不安寐，时常不易入睡，或兼心烦，手足心热，饮食少思，大便较干结，小便短少。

查体：面色少华，舌质红，苔中光而干，脉细弦数。

中医诊断：胃痛（胃阴不足证）。

西医诊断：浅表性胃炎。

治法：滋阴养胃，清火解毒。

方药：益胃汤加减。

西枫斗 20g，生石膏 30g，炒麦冬 15g，炒生地黄 15g，北沙参 15g，生白芍 15g，佛手 15g，炒川楝子 10g，炒黄连 5g，白花蛇舌草 30g，藤梨根 30g，生甘草 5g。7 剂，水煎服，日 1 剂。

【按】胃痛病因甚多，就本例而言为胃阴不足，火毒内阻。故用西枫斗、麦冬、生地黄、北沙参、生白芍滋养阴液，清退虚热；石膏、黄连直折火邪，以清热毒，石膏又能生津止渴，黄连兼可坚阴；藤梨根、白花蛇舌草为清胃中热毒之要药，兼能活血止痛；佛手性平，川楝子性寒，二药不燥，理气止痛；生甘草泻火解毒，兼能调和诸药。（《陆拯医案》）

三、临证备要

（1）治肝可以安胃。肝胃失调所致胃痛十分常见，主要有以下情况：一为疏泄太过，木旺克土，治疗以抑肝气、泻肝火为主，并重视酸甘之品以敛汗、缓肝的运用；二为疏泄不及，木郁土壅，治疗宜用辛散之品，疏肝理气；三为脾胃亏虚，土虚木乘，通过健脾益气、益养胃阴以培土，酌配酸敛以抑肝。而辛开苦降以泻肝安胃止痛在胃痛肝胃失调证候的治疗中有广泛的应用。治肝诸法在应用时应相互配合，疏敛有度，补泻适宜，方合肝脾疏运之性。患者在接受药物治疗的同时，还必须怡情悦性，方能达到预期效果。

注意"忌刚用柔"。理气和胃止痛为治疗胃痛的大法，但久用辛香理气之剂易耗阴伤气，尤其肝胃郁热、胃阴不足患者，治疗时辛香热燥、苦寒清热的药物不宜多用，以免耗伤胃气，耗伤胃阴，宜"忌刚用柔"。如治疗胃阴不足证，应在养阴清热基础上疏肝调气，如用沙参、麦冬、玉竹、石斛、山药等甘凉濡润之品以养阴清热；用乌梅、木瓜、白芍、山楂、甘草等酸甘之品以养阴柔肝；用玫瑰花、佛手、绿萼梅、香橼等辛平之品以疏肝调气。

（2）合理运用活血祛瘀药。慢性胃痛多兼有血瘀，即"久病入络""胃病久发，必有聚瘀"，治疗应重视活血祛瘀药的运用，常用药如郁金、延胡索、田七、莪术、红花、赤芍等。同时根据不同证候配合其他治法方药，如瘀热者，配用赤芍、茜草根等以凉血活血；瘀毒者，配用半枝莲、白花蛇舌草等以解毒祛瘀；气虚者，配用黄芪、党参等以益气行血；阴虚者，配用沙参、麦冬等以养阴畅血。

（3）久痛防变。中年以上患者，胃痛经久不愈，痛无定时，消瘦无力，贫血，当防恶性病变，应注意及时检查调治。

附　吐酸

一、概述

吐酸是指胃酸过多，随胃气上逆而吐出的病证；吞酸指自觉酸水上泛至咽，旋即吞咽而下；而泛酸则统指胃酸上泛之证。吐酸、吞酸或泛酸可单独出现，但常与胃痛兼见。

【病因病机】本证有寒热之分，以热证多见，属热者，多由肝郁化热犯胃所致；因寒者，多因脾胃虚弱，肝气以强凌弱犯胃而成。但总以肝气犯胃、胃失和降为基本病机。

【证治分类】

（1）热证

治法：清泻肝火，和胃降逆。

方药：左金丸加味。

（2）寒证

治法：温中散寒，和胃制酸。

方药：香砂六君子汤加味。

（3）食滞证

治法：消食导滞，和胃制酸。

方药：保和丸加减。

二、临床病案举隅

（一）热证

赵某，男性，28岁，2012年9月初诊。

主诉：泛酸、呕吐1个月余，加重3日。

病史：患者近1个月自觉胸中堵闷，不思饮食，时而欲吐，厌食油腻，呃逆，口苦而干。近3日泛酸欲吐，诸症加重，遂来住院系统治疗。

查体：舌红苔黄腻，脉弦滑。

中医诊断：吐酸（肝火犯胃，胃中积热证）。

西医诊断：反流性食管炎。

治法：清热祛湿，消导制酸。

方药：自拟方。

藿香 10g，佩兰 10g，马尾连 6g，黄芩 10g，清半夏 10g，苏梗 10g，茯苓 10g，陈皮 10g，砂仁 3g，焦山楂 10g，焦麦芽 10g，神曲 10g。7 剂，水煎服，日 1 剂。

经服上方 7 剂，吞酸、呕恶明显减轻，舌苔渐退。前方续服 7 剂，酸止脘舒，饮食增多，诸症缓解。

【按】本案由于湿热中阻所致吐酸证。湿邪伤人，郁久化热或饮食不调，膏粱厚味，酿成湿热，内蕴脾胃，脾失健运，胃失纳降而形成本证。董建华老在湿热证的治疗中强调欲清其热，应先化其湿，欲化其湿，当宣通气机，方药对症，诸症自除。(《董建华治疗吞酸证的临床经验》)

(二) 寒证

杨某，女，60 岁。2000 年 3 月 2 日初诊。

主诉：吞酸反复发作 30 年，加重 1 个月。

病史：30 年来患者因吞酸曾服中药多剂、西药多种（具体药物不详），于 1998 年在邢台矿务局总医院诊断为反流性食管炎、胃窦炎。患者自觉吞酸、烧心、食管部灼热疼痛，口干、口苦，胃畏寒，四肢乏力，食后气短，平素倦怠、嗜卧、汗出较多。大便溏，小便赤。

查体：纤维胃镜示反流性食管炎，舌暗红，苔薄白，脉沉弱。

中医诊断：吐酸（脾虚中寒，肝经有热，寒热互结证）。

西医诊断：反流性食管炎。

治法：温中散寒，和胃制酸。

方药：乌梅汤加减。

乌梅 20g，细辛 6g，黄连 2g，干姜 10g，桂枝 10g，当归 10g，川椒 10g，人参 10g，附子 8g，黄柏 8g，吴茱萸 3g。4 剂，水煎服，日 1 剂。

3 月 6 日二诊：吞酸、烧心、食管灼热疼痛已减大半，口苦、口干基本消失，体力及精神也较前大有好转，继服上方 4 剂。

3 月 11 日三诊：诸症明显减轻，舌淡红，苔薄白，上方减川椒，加黄芪 20g，白术 10g，5 剂，水煎服。

2000 年 10 月随访患者，自诉偶发吞酸，但症极轻微，可自行缓解，无不适。

【按】乌梅丸出自《伤寒论》，主治蛔厥症，其作用为温脏安蛔。吞酸一症临床多为肝经有热所致，乌梅汤由乌梅、细辛、干姜、黄连、当归、附子、川椒、桂枝、黄柏、人参、吴茱萸组成，原为治疗蛔厥症，属寒热错杂而正气虚者设，辛苦酸味俱备，既清肝热，又温中补虚。

(三) 食滞证

孙某，女，60 岁，2013 年 9 月 2 日初诊。

主诉：吞酸反复发作 3 年，加重 1 个月。

病史：该患于 2010 年经体检诊断为胃窦炎，近 1 个月吞酸、恶心频繁发作，患者自觉吞酸、烧心，食后症状加重，伴有脘腹胀闷，嗳气臭腐，大便酸臭，为求系统治疗遂来诊治。

查体：纤维胃镜示胃窦胃炎。苔白，脉弦滑。

中医诊断：吐酸（食滞证）。

西医诊断：胃窦胃炎。

治法：消食导滞，和胃制酸。

方药：保和丸加减。

山楂 18g，神曲 6g，半夏 9g，茯苓 9g，陈皮 6g，连翘 6g，莱菔子 6g，枳实 8g，白术 6g，党参 6g，槟榔 6g。7 剂，水煎服，日 1 剂。

【按】本案因饮食不节所致，脾胃消化不及，食积内停，方选保和丸加减。本方以消导为主，作用平和，诸药相伍，食积得化，胃气因和，诸症自解。

附　嘈杂

一、概述

嘈杂是指胃中空虚，似饥非饥，似辣非辣，似痛非痛，莫可名状，时作时止的病证。可单独出现，又常与胃痛、吞酸兼见。

【证治分类】

（1）胃热证

治法：清热化痰和中。

方药：温胆汤加味。

（2）胃虚证

治法：健脾益胃和中。

方药：四君子汤加味。

（3）血虚证

治法：益气养血和中。

方药：归脾汤。

二、临床病案举隅

（一）胃热证

刘某，女，51 岁，2007 年 11 月 6 日初诊。

主诉：胃脘嘈杂不适，痞胀 1 年。

病史：患者有慢性胃炎史，1 年前突发胃脘嘈杂不适，痞胀，喜温喜按，口苦，曾口服吗丁啉，症状缓解，近期脘腹胀痛频发，遂来系统治疗。

查体：舌质暗红，苔薄，脉细弦。

中医诊断：嘈杂（寒热错杂证）。

西医诊断：慢性胃炎。

治疗：清肝泄热，辛开苦降。

方药：龙胆泻肝汤合半夏泻心汤加减。

龙胆草 9g，山栀子 12g，黄芩 12g，柴胡 12g，生地黄 12g，车前子 15g，泽泻 12g，当归 12g，甘草 6g，半夏 12g，川黄连 3g，党参 15g，干姜 12g，香附 15g，枳壳 12g。7 剂，水煎服，日 1 剂，早晚分服。

11 月 13 日二诊：嘈杂无，脘胀消，口苦口干缓解。

【按】口苦为肝胆有热，胃脘喜温喜按为脾胃阳虚，本质上属于寒热错杂。以龙胆泻肝汤清肝泄热，半夏泻心汤辛开苦降、消痞散结。本方寒温并用，寒药清肝热，除口苦；温药暖中宫，消痞胀而去嘈杂；既相互为用又各司其职，方药对症，诸症自消。

（二）胃虚证

费某，女，59 岁。2006 年 6 月 22 日就诊。

主诉：胃脘嘈杂不适 3 周余。

病史：患者有慢性胃窦炎病史，近 1 个月出现泛酸，时时悲伤欲哭，情绪不舒则嘈杂更甚，曾口服肝胃去痛片、吗丁啉，症状缓解，寐差，已绝经，为求系统治疗，前来就诊。

查体：舌偏红，苔薄黄，脉细弦。

中医诊断：嘈杂（胃虚肝郁证）。

西医诊断：慢性胃窦炎。

治法：养心安神，疏肝解郁。

方药：甘麦大枣汤、越鞠丸合左金丸。

淮小麦 30g，炙甘草 9g，大枣 15 枚，酸枣仁 15g，柴胡 9g，白芍 15g，香附 15g，山栀子 9g，川芎 10g，苍术 6g，神曲 9g，旋覆花 9g，砂仁 3g，川黄连 6g，吴茱萸 5g，煅瓦楞子 30g。7 剂，水煎服，日 1 剂。

6 月 29 日二诊：服药 1 剂即自觉情绪好转，嘈杂、泛酸均缓解。继服 7 剂。

7 月 6 日三诊：无嘈杂、泛酸，自觉情绪明显好转，睡眠亦改善。

【按】甘麦大枣汤加枣仁养心安神；越鞠丸加柴胡、白芍解郁疏肝，旋覆花、砂仁之用在于助苍术化痰湿。伴有泛酸，故合左金丸加煅瓦楞制酸泄热。

（三）血虚证

张某，女，63 岁。2014 年 2 月 22 日就诊。

主诉：胃脘嘈杂不适 2 年，加重 1 个月。

病史：患者 2 年前出现食欲不佳，食后胃脘嘈杂不舒，精神不振，气短乏力，面色萎黄，唇淡，近 1 个月嘈杂、泛酸症状频发，伴有头晕，心悸，失眠多梦，为求系统治疗，经门诊以慢性胃窦炎收入院。

查体：舌质淡，脉细弱。

中医诊断：嘈杂（血虚证）。

西医诊断：慢性胃窦炎。

治法：益气养血和中。

方药：归脾汤加减。

白术 15g，茯神 15g，黄芪 15g，龙眼肉 15g，酸枣仁 15g，人参 10g，木香 10g，甘草 10g，当归 15g，远志 10g，生姜 6g，大枣 6 枚。7 剂，水煎服，日 1 剂。

【按】"脾胃为后天之本"，故脾虚则化源不足，气血衰少，可见气短乏力，面色萎黄，舌质淡，脉弱。黄芪、白术、人参三者合用，大补脾气，气旺血生；龙眼补血养心；当归、远志、酸枣仁补血养心安神；茯神、木香理气醒脾，补气养血，二药相伍，使补而不滞；生姜、大枣、甘草调和脾胃，心脾得补，气血得养，诸症自消。

第二节　痞　　满

一、概述

痞满是由于中焦气机阻滞，脾胃升降失职，出现以脘腹满闷不舒为主症的病证。以自觉胀满，触之无形，按之柔软，压之无痛为临床特点。

【病因病机】饮食不节、情志失调、药物所伤等可引起中焦气机不利，脾胃升降失常而发生痞满。

1. **病因**　饮食不节；情志失调；药物所伤。

2. **病机**　痞满的基本病位在胃，与肝、脾的关系密切。中焦气机不利，脾胃升降失职为本病发生的病机关键。病理性质不外虚实两端，实即实邪（食积、痰湿、外邪、气滞等）内阻，虚为脾胃虚弱（气虚或阴虚），虚实夹杂则两者兼而有之。

【辨证论治】

1. **辨证要点**　辨虚实；辨寒热。

2. **治疗原则**　痞满的基本病机是中焦气机不利，脾胃升降失职。治疗总以调理脾胃升降、行气除痞消满为基本法则。根据其虚、实分治，实者泻之，虚者补之，虚实夹杂者补泻并用。

3. **证治分类**

（1）实痞

①饮食内停证

治法：消食和胃，行气消痞。

方药：保和丸加减。

②痰湿中阻证

治法：除湿化痰，理气和中。

方药：平胃散合二陈汤加减。

③湿热阻胃证

治法：清热化湿，和胃消痞。

方药：泻心汤合连朴饮加减。

④肝胃不和证

治法：疏肝解郁，和胃消痞。

方药：越鞠丸合枳术丸加减。

（2）虚痞

①脾胃虚弱证

治法：补气健脾，升清降浊。

方药：补中益气汤加减。

②胃阴不足证

治法：养阴益胃，调中消痞。

方药：益胃汤加减。

二、临床病案举隅

（一）实痞

1. **饮食内停证**

赵某，男，24 岁。1985 年 9 月 24 日初诊。

主诉：胃脘胀痛 1 个月。

病史：患者1个月来胃脘胀满，食后益甚，烧心，泛酸，嗳气频频，纳食一般，大便尚调。

查体：脉弦滑，舌质稍红，苔白腻兼黄。

中医诊断：痞满（饮食内停证）。

西医诊断：浅表性胃炎。

治法：消导调中。

方药：保和丸加减。

木香10g，枳壳10g，槟榔10g，陈皮10g，生赭石10g，旋覆花10g，焦六曲10g，厚朴10g，马尾连8g，吴茱萸5g，茯苓皮30g，砂仁5g。7剂，水煎服，日1剂，早晚分服。

9月28日二诊：药尽4剂，烧心、泛酸已平，脘胀嗳气均缓，舌如前。再为消导运中，以前方变通。上方去马尾连、吴茱萸，加白术10g，冬瓜皮30g，太子参15g。

10月4日三诊：药又进4剂，诸症续减而未尽除。近因饮食未和，时感恶心。脉仍弦小，舌质略红，苔白腻，稍兼黄。仍本前法，佐清化和中。上方加竹茹20g，生姜8g，法半夏10g，炒鸡内金6g。

10月8日四诊：诸症几平，唯空腹时或饮食过量后稍有不适，舌黄苔已退，脉如前，再予上方4剂以巩固疗效。

【按】此患者虽未有明确的伤食史，但据其脉症舌苔，可辨为食滞伤中，脾失运导。且其年轻体壮，病暂邪实，故先投以消导运中、和胃行气之品，初显其效，继则加重健脾益气之药以全其功。盖伤食之证或因虚而伤食，或因实而致虚，多虚实兼夹，要能权衡轻重，分清缓解，并结合体质之强弱，灵活施治。（《中国现代名中医医案精华》）

2. 痰湿中阻证

宋某，女，42岁。2012年9月26日初诊。

主诉：胃脘胀满，泛酸1个月，加重3日。

病史：患者1个月来胃脘胀满，痞塞不舒，胸膈满闷，头晕目眩，身重困倦，呕恶纳呆，口淡不渴，小便不利。服西药效果不明显，遂来就诊。

查体：舌苔白厚腻，脉沉滑。

中医诊断：痞满（痰湿中阻证）。

西医诊断：胃炎。

治法：除湿化痰，理气和中。

方药：二陈汤加减。

制半夏12g，苍术9g，藿香9g，陈皮12g，厚朴12g，茯苓12g，甘草8g，枳实 9g，桔梗 9g，旋覆花 9g，代赭石 12g，白术 12g，砂仁 12g。7 剂，水煎服，日 1 剂。

【按】该患者因痰浊阻滞，脾失健运，气机不和。方选二陈汤加减。本方燥湿健脾，化痰利气，用于脘腹胀满、呕恶纳呆之症。制半夏、苍术、藿香燥湿化痰；陈皮、厚朴理气消胀；茯苓、甘草健脾和胃。痰湿盛而胀满甚，可加枳实、桔梗、旋覆花、代赭石、白术、砂仁健脾和中。

3. 湿热阻胃证

杜某，男，44 岁。2011 年 11 月 24 日初诊。

主诉：胃脘胀满 1 个月。

病史：患者 1 个月前脘腹痞闷，嘈杂不舒，恶心呕吐，口干不欲饮，口苦，纳少，二便正常，遂来就诊。

查体：舌红苔黄腻，脉滑数。

中医诊断：痞满（湿热阻胃证）。

西医诊断：浅表性胃炎。

治法：清热化湿，和胃消痞。

方药：泻心汤合连朴饮加减。

大黄 4g，黄连 12g，黄芩 15g，厚朴 15g，石菖蒲 12g，制半夏 10g，芦根 12g，栀子 12g，淡豆豉 12g，竹茹 12g，生姜 12g，旋覆花 10g。7 剂，水煎服，日 1 剂，早晚分服。

【按】本证因湿热内蕴，困阻脾胃，气机不利。方选泻心汤合连朴饮加减。两方合用可增强清热除湿、散结消痞之功，用于胃脘胀闷嘈杂，口干口苦，舌红苔黄腻之痞满者。大黄泄热散痞，和胃开结；黄连、黄芩苦降泄热和阳；厚朴理气祛湿；石菖蒲芳香化湿，醒脾开胃；制半夏和胃燥湿；芦根清热和胃，止呕除烦；栀子、淡豆豉清热除烦。若恶心呕吐明显者，加竹茹、生姜、旋覆花以止呕。

4. 肝胃不和证

左某，女，50 岁。2000 年 3 月 14 日就诊。

主诉：舌苔色黑厚腻伴胃脘胀闷半年。

病史：患者素有胃疾，近半年舌苔逐渐变黑，胃疾随之加重，经中医、西医多方治疗，无效。现胃脘痞闷，嘈杂，泛酸，嗳气，时有恶心，背胀不舒，饭后加重；目涩，口干，口苦，喜冷饮，下肢轻度浮肿，多梦少寐，平素食凉即大便溏薄，上述诸症情绪激动或不畅时加重；纳食尚可。

查体：舌苔黑厚腻，舌红，脉弦弱。

中医诊断：痞满（肝胃不和证）。

西医诊断：胃炎。

治法：疏肝和胃，健脾燥湿。

方药：自拟方。

白芍 9g，柴胡 6g，川芎 6g，炒枳壳 6g，人参 10g，炒白术 9g，香附 9g，黄连 6g，吴茱萸 4g，姜制半夏 6g，砂仁 9g，甘草 3g。3 剂，水煎服，日 1 剂。嘱其慎食辛辣及寒凉。

二诊：药后胃脘痞闷、嘈杂、背胀、肢肿消失，舌苔变为灰黄色，仍有泛酸、嗳气、口干、目涩。又出现大便不成形，日 2～3 次，舌淡红，脉弦弱。湿浊已去大半，当加强养肝健脾之力，上方去枳壳、姜半夏，加当归 9g，茯苓 9g。处方：

当归 9g，白芍 9g，柴胡 6g，川芎 6g，人参 10g，炒白术 9g，茯苓 9g，香附 9g，黄连 6g，吴茱萸 4g，砂仁 9g，甘草 3g。继服 3 剂，水煎服，日 1 剂。仍嘱其慎食辛辣及寒凉。

【按】临床所见之脾胃病变，多为肝木与脾胃关系失调而致。其病机关键有二：一为肝郁或肝逆，二为脾胃虚弱或气滞。因此，治疗上以疏肝理气与健脾和胃并投为主，依具体病机有所侧重。一般而言，肝逆者用柴胡疏肝散加减，肝郁者予逍遥散化裁。（《张珍玉医案》）

（二）虚痞

1. 脾胃虚弱证

徐某，男，38 岁。2006 年 6 月 3 日初诊。

主诉：胃胀，泛酸，精力不支 1 年余。

病史：1 年来患者自觉胃胀，泛酸，精力不支，疲乏无力。纳可，无呕吐，睡眠好，二便自调。平时工作繁忙，劳累，经常饮酒。

查体：舌质淡红，色暗滞，苔薄白，脉细缓。

中医诊断：痞满（脾胃虚弱证）。

西医诊断：浅表性胃炎。

治法：益气健脾和胃。

方药：益气调中汤加减。

党参 15g，黄芪 15g，苍术 12g，苏梗 10g，川厚朴 10g，当归 12g，赤芍 12g，台乌药 12g，海螵蛸（打）15g，生姜 6g，炙甘草 6g。3 剂，水煎服，日 1 剂。

复诊：服药 3 剂后，泛酸症愈，胃胀明显减轻，效不更方，先后共四诊，方药随症略有加减，连服 19 剂，胃胀、泛酸症均愈。予上方 3 日服用 2 剂以善后。

【按】患者过劳加饮食不节，致使脾胃运化功能失司，久则气机升降失宣，故见胃脘胀满不适。治疗以益气健脾和胃为主，方拟益气调中汤加减。方中党参、黄芪益气健脾；苍术燥湿健脾，苏梗理气和胃，川厚朴下气消痞；当归补血和血，赤芍清热凉血化瘀，二者结合，养血柔肝；台乌药、炙甘草、生姜辛开温散，疏通气机；海螵蛸制酸止痛。（《卢化平医案》）

2. 胃阴不足证

曲某，男，50 岁。2005 年 7 月 24 日初诊。

主诉：胃痛反复发作 10 余年，加重半年。

病史：10 年来胃痛发作时轻时重，近半年加重，灼痛难忍，空腹不适。曾做胃镜体检示萎缩性胃炎。现症：口干不欲饮，似饥不欲食，胃中灼痛不舒，常于空腹时明显，嘈杂不舒，时有胀满，纳少，大便干结，体质较壮，胃脘部按压不舒。

查体：舌质红绛，无苔津少，脉沉小数。血、尿、便常规正常。胃镜示慢性萎缩性胃炎。

中医诊断：痞满（胃阴不足证）。

西医诊断：慢性萎缩性胃炎。

治法：滋阴养胃，疏肝柔肝，中和止嘈。

方药：养阴消痞汤加减。

沙参 30g，麦冬 15g，石斛 20g，乌梅 7.5g，白芍 15g，生麦芽 30g，山药 20g，甘草 6g，公丁香 2g。20 剂，水煎服，日 1 剂。

复诊：药后灼痛已去，灼热嘈杂大见好转，有食欲，口干可以少饮水，有时隐痛，但仍觉消化不良，胀满不舒，舌质红润，舌下络脉浅淡而红，舌苔略有白薄，脉弦滑。此乃由于养阴过多，另与吸烟亦有关系。治宜减量养阴益胃之品，增加益气消导之品。自拟益气养胃汤。处方：

太子参 15g，玉竹 15g，沙参 15g，麦冬 10g，山药 15g，佛手 10g，鸡内金 15g，炒白芍 10g，甘草 6g，姜黄连 3g。20 剂，水煎服，日 1 剂。

【按】胃中灼痛，舌红似绛，少津无苔，空腹明显，脉沉细无力，显示系胃阴亏虚之征，属中医胃阴亏虚证，故予养胃阴治法，为减轻滋阴腻中。方中配以公丁香，醒脾开胃；小量黄连、佛手以开脾除胀。（《李寿山医案》）

三、临证备要

（1）久痞虚实夹杂、寒热并见者，治宜温清并用，辛开苦降。痞满虽有虚实寒热之别，但在病变过程中，常出现虚实相兼、寒热错杂等复杂证型。如脘腹灼热嘈杂、口苦、苔黄腻，与肠鸣辘辘、腹中冷痛、下利清稀互见的胃热肠寒证。对此，应效法仲景诸泻心汤法，辛开苦降，温清并用，补泻同施，以达辛开苦降甘调、泻不伤正、补不滞中的目的。诸泻心汤主要针对胃热肠寒证所设，对于胃寒肠热之证可选用枳实消痞丸、枳实导滞丸等消补兼施，苦降辛开。

（2）久痞由气及血、痰瘀内生者，治宜软坚散结，化痰活血。因痞满以自觉胀满、疼痛不著、触之无形为临床特点，因此一般不从痰浊瘀血论治。但痞满在临床上具有病情迁延，反复发作，易发展为积聚、噎膈、癌病等病变的特点，根据"怪病多痰""久病多瘀"理论，我们有理由认为由气及血、痰瘀内生是痞满迁延不愈的重要病机。早在《类证治裁·痞满论治》中即云："痰夹瘀血，成窠囊，作痞，脉沉涩，日久不愈，惟悲哀郁抑之人有之。宜从血郁治。"因此对于久治不愈的痞满，可考虑应用软坚散结、化痰活血的治法，选用莪术、三棱、乳香、没药、山慈菇、土鳖虫等药物。

第三节　呕　　吐

一、概述

呕吐是指胃失和降，气逆于上，迫使胃中之物从口中吐出的一种病证。一般以有物有声谓之呕，有物无声谓之吐，无物有声谓之干呕，临床呕吐常多兼见，难以截然分开，故合称为呕吐。

【病因病机】呕吐病因多由饮食所伤，外感时邪，情志失调，素体脾胃虚弱所致。

1. **病因**　外邪犯胃；饮食不节；情志失调；素体脾胃虚弱。

2. **病机**　呕吐的发病机理总为胃失和降，胃气上逆。呕吐的病变脏腑在胃，与肝脾二脏密切相关，其病理性质有虚实之分。有邪者属实，无邪者属虚，虚实可相互转化与兼杂。

【辨证论治】

1. **辨证要点**　辨虚实；辨呕吐特点。

2. **治疗原则**　呕吐以和胃降逆止呕为基本治法，但尚需结合标本虚实进行辨治。实者重在祛邪，分别施以解表、消食、化痰、理气之法，以求邪去胃安呕止。偏于正虚者，重在扶正，分别施以益气、温阳、养阴之法。虚实兼夹者，适当兼顾治之。在辨证基础上，辅以和胃降逆之品，以止呕治标，提高疗效。

3. **证治分类**

（1）**外邪犯胃证**

治法：疏邪解表，化浊和中。

方药：藿香正气散加减。

（2）食滞内停证

治法：消食化滞，和胃降逆。

方药：保和丸加减。

（3）痰饮内阻证

治法：温中化饮，和胃降逆。

方药：小半夏汤合苓桂术甘汤加减。

（4）肝气犯胃证

治法：疏肝和胃，降逆止呕。

方药：半夏厚朴汤合左金丸加减。

（5）脾胃虚寒证

治法：温中健脾，和胃降逆。

方药：理中汤加减。

（6）胃阴不足证

治法：滋养胃阴，降逆止呕。

方药：麦门冬汤加减。

二、临床病案举隅

（一）外邪犯胃证

王某，女，58岁，兰州市人。

主诉：食后胃胀欲吐，恶寒发热。

病史：患者在外就餐后自觉胃疼胃胀，恶心欲吐，恶寒，头晕疲乏无力，伴呕吐所食之物，量多酸臭难闻，呕吐频作，嗳气，食臭，随后吐出黄绿色苦水、酸水，已10余次，伴有发热。

查体：体温39℃，舌质淡，苔白，脉象濡滑。

中医诊断：呕吐（外邪犯胃、伤食证）。

西医诊断：急性胃炎。

治法：疏邪解表，芳香化浊。

方药：藿香正气汤加减。

藿香10g，紫苏叶6g，厚朴10g，大腹皮10g，茯苓20g，陈皮10g，生甘草10g，制半夏10g，焦山楂20g，白芷10g，白术15g，生姜15g。2剂，水煎急服，日1剂。

二诊：患者恶心呕吐即止，自觉胃内痞胀已消失，食臭已无，再服1剂而痊愈。

【按】伤食者胃气必虚也，如食不洁之食可谓外邪也，故以疏邪解表、芳香化湿去浊之品，使邪去浊化，正气复，故用藿香正气汤也。藿香、紫苏、白芷芳香化浊，散寒疏表；大腹皮、厚朴、焦山楂理气除满；半夏、陈皮和胃降逆止呕；白术、茯苓化湿健脾；生姜、甘草和胃止呕。(《刘景泉、刘东汉医案精选》)

（二）食滞内停证

姚某，男，28 岁。1997 年 5 月 6 日就诊。

主诉：恶心呕吐 2 日。

病史：2 日前朋友聚会，因开餐时间较晚，席间食入生冷油腻食物及进酒过多，晚上即觉脘腹疼痛不适，并吐出大量酸腐食物，吐后虽一时畅快，但旋即又出现泛恶欲吐，用偏方治疗，效果不显。诊时：脘腹痞闷，恶心欲吐，嗳气频频，不欲饮食，大便已 2 日未下，小便黄。

查体：舌红，苔厚腻，脉滑实有力。

中医诊断：呕吐（食滞胃脘证）。

西医诊断：急性胃炎。

治法：消食导滞，和胃降逆。

方药：保和丸加减。

陈皮 12g，山楂 20g，大黄 5g，炒莱菔子 15g，半夏 15g，神曲 15g，生姜 9g，八月札 15g，连翘 15g，竹茹 10g，香橼 12g，藿香 15g。日 1 剂，水煎少量频服。服药 2 剂，脘腹舒畅，恶心呕吐消失，嗳气停止，大便也通。再予香砂六君子 3 剂善其后。

【按】本案属暴饮暴食，伤及肠胃，传化不力，食滞胃脘，浊气上逆所致。"饮食自倍，肠胃乃伤。"饮食滞胃不化，浊气不降反逆，故见恶心呕吐，嗳气频频，脘腹痞满；食停中焦，脾运受阻，腑气不通，故见不欲饮食，大便不通。治疗重在消食导滞，和胃降逆。(《中医内科学教学病案精选》)

（三）痰饮内阻证

病案一　赵某，女，32 岁。2012 年 9 月 6 日就诊。

主诉：恶心呕吐 5 日。

病史：患者恶心欲吐，呕吐清水痰涎，脘闷不食，头眩心悸，小便清，大便正常。服药无效遂来门诊治疗，无其他病史。

查体：舌苔白腻，脉滑。

中医诊断：呕吐（痰饮内阻证）。

西医诊断：胃炎。

治法：温中化饮，和胃降逆。

方药：小半夏汤合苓桂术甘汤加减。

半夏 20g，生姜 10g，茯苓 12g，白术 6g，甘草 6g，桔梗 10g，白豆蔻仁 12g，砂仁 12g，厚朴 12g。7 剂，水煎服，日 1 剂，早晚分服。

【按】痰饮内停，中阳不振，胃气上逆，方选小半夏汤合苓桂术甘汤加减。半夏化痰饮、和胃止呕，生姜、白豆蔻仁、砂仁、厚朴温胃散寒而止呕，茯苓、白术、甘草健脾化湿，桔梗温化痰饮。

病案二　和某，女，19 岁。1981 年 5 月 11 日初诊。

主诉：呕吐伴头晕 1 周。

病史：3 个月前因长途乘车，发生呕吐。此后呕吐反复发作，近来呕吐 1 周。缓解期间可进少量食物，发作时不能进食饮水，水入即吐。曾经当地中西医治疗，效果不佳，形体逐渐消瘦，遂来就诊。

查体：舌淡胖，苔白腻，脉沉弦。

中医诊断：呕吐（痰饮内阻证）。

西医诊断：呕吐。

治法：温运中阳，散饮降逆。

方药：小半夏加茯苓汤、半夏干姜散合剂。

法半夏 10g，生姜 3 片，干姜 9g，茯苓 15g。3 剂，水煎服，日 1 剂。

【按】呕吐的病因甚多，寒热虚实均可引起，就本病例而言，乃中焦受寒，水饮停聚之故。《金匮要略》指出："卒呕吐，心下痞，膈间有水，眩悸者，小半夏加茯苓汤主之。""干呕吐逆，吐涎沫，半夏干姜散主之。"取其合方，燥湿化痰降逆，符合"病痰饮者，当以温药合之"。茯苓健脾利湿导饮下行，使之从小便而出。（《龙瑞敏医案》）

（四）肝气犯胃证

许某，女，27 岁。1978 年 2 月 8 日初诊。

主诉：近两年恶心，呕吐，自疑肝炎感染。

病史：近两年来恶心，呕吐，量不多，纳少，厌油，便溏，精神委顿，肢倦乏力，两胁胀痛不适，时咳逆上气，因其爱人患有肝炎，自疑感染，于 1978 年 1 月 3 日赴首都医院就诊。服西药月余未效，亦经中医诊治，服香砂六君子等温中散寒之剂，亦未见好转，遂来就诊。患者除上述诸症外，面色萎黄，询知发病于产后 5 个月，由情志抑郁、饮食不慎而起。

查体：皮肤巩膜无黄染，心肺正常，腹平软，肝肋缘下可触及，脾未及，肝功正常，HBsAg（－），上消化道钡餐造影未见异常，舌质红，尖有溃疡，苔薄白，脉细弦滑。

中医诊断：呕吐（肝气犯胃证）。

西医诊断：胃炎。

治法：清肃苦降，和胃化痰。

方药：温胆汤合苏叶黄连汤化裁。

紫苏叶 5g，黄连 5g，枇杷叶 9g，半夏 9g，茯苓 15g，竹茹 9g，炒枳壳 9g，生甘草 3g。7 剂，水煎服，日 1 剂，早晚分服。

药后呕吐止，饮食少进，唯舌红苔少，时有咳逆。肺胃阴虚之象毕露，遂即转为甘平濡润、柔肝和胃之治，沙参麦冬饮合一贯煎化裁加炮姜一味以反佐之，药用：沙参 12g，麦冬 9g，石斛 9g，竹茹 12g，山药 15g，茯苓 12g，枸杞子 9g，川楝子 9g，炮姜 3g。10 剂。

【按】初诊时以恶心、呕吐、肢倦乏力等湿浊困脾之症为主，故治疗先和胃化痰；二诊，有阴伤之象，故治疗以养阴为主；三诊时舌质转润，苔见薄白，脉亦缓和，诸症均减，精神见充，纳谷日增，遂以参苓白术散意增损，以善后调理。(《医案医话荟要》)

（五）脾胃虚寒证

病案一　李某，女，52 岁，2013 年 7 月 9 日就诊。

主诉：恶心呕吐 5 日。

病史：患者素体虚弱，感冒后，恶心欲吐，饮食稍多即吐，时作时止，面色苍白，倦怠乏力，腹痛，喜暖恶寒，四肢不温，口干而不欲饮，大便溏薄，服药无效遂来就诊。

查体：舌质淡，脉濡弱。

中医诊断：呕吐（脾胃虚寒证）。

西医诊断：胃炎。

治法：温中健脾，和胃降逆。

方药：理中汤加减。

半夏 20g，生姜 10g，茯苓 12g，白术 9g，甘草 6g，桔梗 10g，人参 9g，砂仁 12g，厚朴 12g。7 剂，煎服，日 1 剂。

【按】脾胃虚寒，失于温煦，运化失职。该方具有健脾和胃、甘温降逆之功效，适用于脾胃虚寒而呕吐，症见面色苍白、倦怠乏力、四肢不温等。人参、白术健脾和胃，干姜、甘草甘温和中。

病案二　梁某，女，35 岁。2013 年 3 月 9 日初诊。

主诉：间断发作呕吐，呕吐痰涎兼食物残渣 1 年，近半年加重。

病史：患者 1 年前间断发作性呕吐，呕吐痰涎兼有食物残渣或酸水，多在食后，情绪不佳或发怒后发作，发作伴有头痛。

查体：患者神清，表情愁闷，频作太息，形体较瘦，苔白润，脉沉弱。

中医诊断：呕吐（脾胃虚寒证）。

西医诊断：慢性胃炎。

治法：温中补虚，降逆止呕。

方药：吴茱萸汤。

吴茱萸 5g，党参 15g，生姜 12g，红枣 12g，法半夏 10g，青皮 9g，橘红 10g，白豆蔻仁 10g。7 剂，水煎服，日 1 剂。

【按】本案寒邪内犯，久病胃虚，肝气乘之，胃失和降则上逆呕吐，浊阴上扰清阳则头痛。吴茱萸汤为温中补虚、降逆止呕之剂也，能愈其疾固不待言，而其常因情绪不佳或发怒诱发亦不可忽视。（《王希知医案》）

（六）胃阴不足证

王某，女，27 岁。1998 年 1 月 15 日初诊。

主诉：恶心呕吐，胃脘部不适 1 日。

病史：1 日前始出现恶心呕吐，呕吐物为胃内容物，伴胃脘部不适。现症：恶心，呕吐，胃脘部不适，纳呆，大便干，小便尚调。既往胆囊息肉，胆囊切除术后 3 年。

查体：肝胆 B 超示肝外胆管扩张，舌质淡红，苔薄白，脉细。

中医诊断：呕吐（胃阴亏虚证）。

西医诊断：肝外胆管扩张。

治法：益气养阴，和胃止呕。

方药：生脉饮、参苓白术散、二陈汤加减。

五味子 10g，白术 12g，党参 12g，麦冬 10g，半夏 6g，陈皮 10g，黄芪 15g，升麻 6g，茯苓 10g，焦三仙各 9g，白扁豆 15g，乌贼骨 12g。3 剂，水煎服，日 1 剂。

复诊：服药后，恶心及呕吐消失，胃脘部仍不适，纳增，大便偏干，小便调。查其：舌质淡红，苔薄白，脉细。效不更方，继以上方调整药量，白术增至 30g。再服 3 剂，水煎服，日 1 剂。随访半年，病未复发。

【按】本案证属胃阴亏虚。手术后，气阴大亏，日久胃阴不足，胃失和降，胃气上逆，故恶心呕吐作矣；阴亏则肠道失润，故大便干；舌质淡红，苔薄白，脉细皆胃阴不足之征。方选生脉饮、参苓白术散、二陈汤化裁，益气养阴，和胃

止呕，正治之法。白术可润肠通便，实为滋润脾胃气阴，临床确有效验。(《王国三医案集》)

三、临证备要

（1）合理使用和胃降逆药物。胃气上逆是呕吐发病的关键，治疗呕吐当以和胃降逆为基本治法，故在审因论治中，不论何种治法，皆应配合和胃降逆药物，以顺应"胃气以下行为顺"的正常生理功能，呕吐始能得止。处方宜精，选药宜少，以芳香醒脾之剂为宜，药如半夏、生姜、苏梗、黄连、砂仁、丁香、旋覆花、代赭石等。历代医家认为降逆止呕药中，以半夏、代赭石效力显著。而于辛开苦降一法中，生姜味辛，黄连味苦，为该治法中具有代表性的药物，值得参用。避免使用臭浊味厚之品，服药也应少量频服，并根据病情采取热服或冷服，或加入少量生姜或姜汁，以免格拒难下。

（2）注意对因治疗。由于呕吐可涉及多种疾病，在辨证施治的同时，应结合辨病，明确发病原因，对因治疗以消除致吐之源。

（3）不可见吐治吐。由于呕吐既是病态，又是人体祛除胃中病邪的一种保护性反应，如遇饮食腐秽，停饮积痰，或误吞毒物，邪停上脘，欲吐不能或吐而未净者，不应止吐，当因势利导，给予探吐以祛除病邪。

（4）合理运用下法。就一般而论，呕吐病位在胃，不应用下药攻肠。若呕吐属虚者，下之更有虚虚之弊。但下法又非所有呕吐之禁忌。胃与肠相连，同主运化，若呕吐因于胃肠实热，又兼大便秘结者，应及时使用下法，通其大便可折其上逆之势。大黄不但是通腑主药，更是降胃良药，《金匮要略》有"食已即吐者，大黄甘草汤主之"的记载。

（5）呕吐日久变证多。剧烈呕吐或顽固性呕吐日久，多伤津损液，甚至引起气随津脱等变证，应采取纠正脱水、调整水电解质平衡等措施，防止变证。

第四节　呃　　逆

一、概述

呃逆是指胃气上逆动膈，以气逆上冲，喉间呃呃连声，声短而频，难以自制为主要表现的病证。

【病因病机】呃逆的病因多由饮食不当、情志不遂和正气亏虚等所致。胃失和降、膈间气机不利，气逆动膈是呃逆的主要病机。

1. **病因** 饮食不节；情志不遂；正气亏虚。

2. **病机** 呃逆之病位在膈，病变的关键脏腑在胃，还与肝、脾、肺、肾诸脏腑有关。基本病机是胃失和降，膈间气机不利，胃气上逆动膈。病理性质有虚实之分，但亦有虚实夹杂并见者。病机转化取决于病邪性质和正气强弱。

【辨证论治】

1. **辨证要点** 辨证当分清虚、实、寒、热。

2. **治疗原则** 理气和胃、降逆止呃为基本治法。要分清寒、热、虚、实，分别施以祛寒、清热、补虚、泻实之法，在此基础上，辅以降逆平呃之品，以利膈间之气，对于重危病证中出现的呃逆，治当大补元气，急救胃气。

3. **证治分类**

（1）胃中寒冷证

治法：温中散寒，降逆止呃。

方药：丁香散加减。

（2）胃火上逆证

治法：清胃泄热，降逆止呃。

方药：竹叶石膏汤加减。

（3）气机郁滞证

治法：顺气解郁，和胃降逆。

方药：五磨饮子加减。

（4）脾胃阳虚证

治法：温补脾胃止呃。

方药：理中丸加减。

（5）胃阴不足证

治法：养胃生津，降逆止呃。

方药：益胃汤合橘皮竹茹汤加减。

二、临床病案举隅

（一）胃中寒冷证

孙某，男，18 岁。1996 年 11 月 27 日就诊。

主诉：呃逆 3 日。

病史：3 日前在浴池中洗浴后，于雪地中骑车 5 公里，途中出现呃逆，始不在意，后竟持续不减，觉喉咽干苦燥痛，到某医院治疗后停止（用药不详），但每于夜间或晨起呃逆不止，最长者持续 3 小时，发则必饮热汤或活动至汗出，呃逆方止。现症：膈间不舒，食欲不振。

查体：呃声沉缓有力，舌淡，苔白润，脉迟缓。

中医诊断：呃逆（胃寒证）。

西医诊断：膈肌痉挛。

治法：温中祛寒，降逆止呃。

方药：丁香散加减。

丁香6g，高良姜12g，陈皮15g，厚朴12g，吴茱萸3g，肉桂6g，枳壳10g，半夏12g，甘草6g，柿蒂15g。7剂，水煎服，日1剂，早晚分服。

【按】患者洗浴后骤遇寒凉，寒中胃腑，致胃失通降，气逆上冲动膈而呃逆，虽经治疗，但寒邪未尽，故每于夜间、晨起呃逆复作，饮热汤或活动至汗出，可祛寒外出，故使呃逆暂缓。寒凝气滞，故见胃脘痞闷，膈间不舒，食欲不振。舌淡，苔白润也为胃寒之征。治疗以温中祛寒治其本，降逆止呃治其标。方中丁香、半夏、柿蒂降逆止呃；肉桂、高良姜、吴茱萸、甘草温中散寒；枳壳、厚朴、陈皮行气调中，助胃气和降。温、降二法并用故获良效。（《中医内科学教学病案精选》）

（二）胃火上逆证

刘某，女，40岁。2013年9月12日就诊。

主诉：呃逆时作半个月。

病史：患者平素嗜食辛辣厚味，半个月前无明显诱因出现呃逆，并见牙龈红肿热痛，经西药治疗牙痛止，但呃逆时轻时重，发时长则半天，短则1小时。稍进干食则呃逆不止。自觉吞咽不利，曾用西药治疗无明显疗效。现症：呃逆不止，伴便秘，口渴，小便短赤。

查体：呃逆不止，声音洪亮，冲逆而出，舌红，苔黄燥，脉滑数。

中医诊断：呃逆（胃火上逆证）。

西医诊断：膈肌痉挛。

治法：清降泄热，和胃止呃。

方药：竹叶石膏汤加减。

麦冬15g，竹叶12g，石膏30g，沙参15g，半夏10g，柿蒂15g，竹茹15g，甘草6g，玄参15g，大黄10g，白芍15g。7剂，水煎服，日1剂，早晚分服。

【按】患者嗜食辛辣肥甘，致胃火炽盛，胃气上逆动膈，故见呃逆声音洪亮；胃火伤津，食管失润，则见吞咽不利，且每因进干食而诱发；胃火灼津，故见口渴，尿短赤，便秘；舌红苔黄燥，脉滑数，均为胃火内盛之征。本证当以清降为法，方中石膏重用，伍竹叶、竹茹以清泻胃火；半夏、柿蒂、大黄降逆止呃；麦冬、玄参、沙参、甘草、白芍养阴生津。全方共奏清泻胃火、降逆止呃之功。

（三）气机郁滞证

徐某，女，47岁，工人。1971年4月12日初诊。

主诉：呃逆1周。

病史：患者因进食时暴怒气郁而致呃逆1周。服用温胆汤、丁香柿蒂汤等方药无效，而来就诊。呃逆不已，声短频响，1分钟30余次，自觉气从胃膈上冲咽喉，不能自制。胸闷脘痞，难以入寐，纳呆，勉进少量流质饮食及蛋糕，口渴，便干，2日1行。脉象弦滑，苔色白厚腻黄。平素性情急躁，有气管炎病史。

查体：甲状腺肿大（同位素检查功能尚属正常范围），血压138/90mmHg。

中医诊断：呃逆（气机郁滞证）。

西医诊断：膈肌痉挛。

治法：疏肝理气，和中降逆。

方药：自拟方。

白蒺藜9g，炒竹茹12g，南沙参12g，绿萼梅9g，制香附5g，藕3片打烂、藕汁一匙。

4月16日二诊：称服上方2剂不效。4月14日至医院就诊，某医生换用旋覆代赭汤加减，2剂亦无效。精神紧张，呃逆频作，胸闷口干，脉象弦滑，苔白厚腻。仍请邹云翔老诊治。邹云翔老曰：湿邪内蕴，故苔白厚腻；湿邪不宣，故胸脘痞闷；脉象弦滑乃肝气湿痰内结之征。方拟祛湿化痰，疏肝和胃，并嘱情怀舒畅，切忌郁怒。

合欢皮30g，合欢花12g，越鞠丸9g，制香附9g，制苍术9g，法半夏5g，陈广皮6g，炒竹茹9g，川石斛12g，海藻12g，玫瑰花4朵。

4月21日三诊：称服上方2剂后呃逆基本停止，厚腻之苔稍化，脉滑，胸闷，纳差。方从化湿健脾，疏郁和中，以善其后。越鞠丸每日9g，分两次吞服。

另：炒陈皮9g，炒薏苡仁9g，炒玉竹9g，煎汤代茶。药后呃逆全止，纳谷增，胸闷除。

【按】肝气郁滞，横逆犯胃，胃气上逆则致呃逆不止，诸药合用共奏疏肝理气、和中降逆之功。（《邹云翔医案选》）

（四）脾胃阳虚证

病案一　祁某，男，75岁。2012年4月12日就诊。

主诉：呃逆 7 日。

病史：患者于 4 月 1 日感受风寒，出现高热恶寒，全身酸痛，腹泻水样便，经治疗，至 5 日症消失。次日发生呃逆，逐渐加重，影响进食和睡眠。伴食呆困倦，胸中痞闷。

查体：呃声频而无力，面色无华，舌淡胖，苔白，脉细弱。

中医诊断：呃逆（脾胃阳虚证）。

西医诊断：膈肌痉挛。

治法：温补脾胃，和中降逆。

方药：理中汤加味。

党参 12g，半夏 12g，干姜 10g，丁香 10g，白术 15g，吴茱萸 3g，旋覆花 15g（包煎），炙甘草 6g，大枣 9 枚，生姜 6g，白豆蔻 10g。7 剂，水煎服，日 1 剂，早晚分服。

【按】本案因年老体弱，加之大热腹泻后，胃气亏虚，气机升降失调而呃逆。中焦阳虚，温运失司，故见食呆困倦，面色无华；阳气不展则胸中痞闷；舌淡，苔白，脉细弱均为脾胃阳虚之象。本证治疗以温降为主。方中吴茱萸、干姜温健中阳，半夏、丁香、旋覆花、白豆蔻降逆和胃，党参、白术、生姜、甘草、大枣补养脾肾，使脾健以升清，胃和以降逆。

病案二　刘某，男，65 岁。1998 年 5 月 2 日初诊。

主诉：呃逆伴胸胁不适 7 日。

病史：因心肌梗死行心脏搭桥术，术后调理失当，精神抑郁，食欲不佳，继而呃逆不止，几经更医，反复不已，呃逆气不连续，甚则不能进食，胸胁不适，痞闷叹息，大便溏薄。

查体：舌质暗红，苔薄腻，脉弦沉而腻。

中医诊断：呃逆（脾胃阳虚证）。

西医诊断：膈肌痉挛。

治法：补益脾胃，平肝降逆。

方药：自拟方。

黄芪 30g，生晒参 10g，焦白术 10g，桂枝 10g，干姜 10g，姜半夏 10g，旋覆花 10g，代赭石 30g，珍珠母 30g，吴茱萸 6g，淡竹叶 10g，竹茹 10g。3 剂，水煎服，日 1 剂。

【按】因心痛行搭桥术，损伤脏腑，耗伤气血，术后调理不当，脾胃虚弱，运化不及，气血亏虚，痰湿内生。加之情志抑郁，肝气郁结，失其条达，逆乘脾胃，夹痰上逆而成呃逆重证。故用人参、黄芪、白术，甘温补脾益气，健脾胃运化功能，气血化生旺盛；珍珠母、代赭石重镇平肝降逆；旋覆花、半夏、竹茹下

气消痰；桂枝、干姜、吴茱萸温中祛寒。诸药共用，标本同治，使肝气条达，脾胃健运，清生浊降，呃逆自平。(《魏喜保医案》)

(五)胃阴不足证

冯某，男，70岁，1965年9月7日初诊。

主诉：呃逆不止已两昼夜。

病史：患者素有高血压(血压190/90mmHg)病史，心烦易怒，形体消瘦。近两日突然频频呃逆，连续不止，彻夜不休，以致不能成寐，至今已持续两昼夜未停，胸满不舒，胃纳尚可，小便色黄，大便略干，日一行。

查体：苔薄白，脉弦滑。

中医诊断：呃逆(胃阴不足证)。

西医诊断：膈肌痉挛。

治法：平肝和胃，宽中行气。

方药：橘皮竹茹汤加减。

旋覆花10g(包煎)，赭石10g(包煎)，杏仁10g，橘红10g，瓜蒌12g，酒黄芩10g，焦白术10g，当归12g，香附10g，赤芍、白芍各12g，木瓜12g，砂仁4.5g，生瓦楞子10g，藕节12g，生姜3g，柏子仁12g，刀豆子30g。7剂，水煎服，日1剂，早晚分服。

治疗经过：1965年9月9日，服上方2剂后，呃逆基本消除，已能安睡，唯觉胸闷不畅，饮食二便均可。脉弦滑，苔稍白。再予和胃宽中之剂，善后调理。方药如下：

瓜蒌12g，当归12g，香附10g，旋覆花10g(包煎)，赭石15g(包煎)，生瓦楞子30g，橘红10g，砂仁4.5g，赤芍、白芍各12g，藕节12g，木瓜12g，刀豆子30g，焦白术10g，生姜3g，保和丸10g(包煎)。

继服2剂后，症状皆除，未再复发。

【按】素体阴虚肝旺，复因肝气不舒，肝胃失和，以致呃逆不止。方选橘皮竹茹汤加减，益气清热，和胃降逆平呃。(《关幼波临床经验选》)

三、临证备要

(1)临证应辨病情轻重。呃逆一证在诊断时首先应分清是生理现象还是疾病状态。若一时性气逆而作呃，无持续或反复发作者，属生理现象，可不药而愈。若呃逆持续或反复发作，难以自制，为呃逆病证，需要治疗。久病重病出现呃逆，是为"败呃"，提示病情严重，预后不良。

(2)辨病论治与辨证论治相结合。呃逆总由胃气上逆动膈而成，故治疗时在辨证论治基础上常选加柿蒂、丁香、制半夏、竹茹、旋覆花、刀豆子等理气和胃、降逆平呃之品以治标，提高疗效。肺气宣肃亦有助于胃气和降，遣方时可加入枇杷叶、杏仁等。

（3）重视针灸等其他疗法的使用。呃逆可使用或配合使用针灸疗法，如针刺足三里、中脘、膈俞、内关等穴，亦能取得良效。另外，穴位按压、取嚏等对于轻症患者亦能取效。

第五节　噎　膈

一、概述

噎膈是由于食管干涩或食管狭窄导致吞咽食物哽噎不顺，饮食难下，或纳而复出的疾患。噎即噎塞，指吞咽之时哽噎不顺；膈为格拒，指饮食不下。噎虽可单独出现，而又每为膈的前驱表现，故临床往往以噎膈并称。

【病因病机】噎膈的病因复杂，主要与七情内伤、酒食不节、久病年老有关，致使气、痰、瘀交阻，津气耗伤，胃失通降而发为本病。

1. **病因**　饮食不节；七情内伤；久病年老。

2. **病机**　噎膈的基本病变与发病机理总属气、痰、瘀交结，阻隔于食管、胃脘而致。病位在食管，属胃所主，与肝、脾、肾密切相关。

【辨证论治】

1. **辨证要点**　辨病性的虚实；辨病邪的偏重。

2. **治疗原则**　本病的治疗应分清本虚标实，主次兼顾。初期以标实为主，重在治标，宜理气、化痰、消瘀、降火为主；后期以正虚为主，重在治本，宜滋阴润燥，或补气温阳为主。然噎膈之病，病机复杂，虚实每多兼夹，则当标本兼治。

3. **证治分类**

（1）痰气交阻证

治法：开郁化痰，润燥降气。

方药：启膈散加减。

（2）津亏热结证

治法：滋阴养血，润燥生津。

方药：沙参麦冬汤加减。

（3）瘀血内结证

治法：破血行瘀，滋阴养血。

方药：通幽汤加减。

（4）气虚阳微证

治法：温补脾肾。

方药：补气运脾汤加减。

二、临床病案举隅

（一）痰气交阻证

周某，男，46 岁。1972 年 10 月 25 日初诊。

主诉：进食后有梗阻感，持续 1 个月。

病史：1972 年 9 月 26 日进食后有梗阻感，消瘦明显，胸膈痞满，甚则疼痛，情志舒畅时稍可减轻，情志抑郁时则加重，嗳气呃逆，呕吐痰涎，口干咽燥，大便艰涩。

查体：经透视及食管涂片，无肿瘤发现。大便间日下，脉细弱，苔薄。

中医诊断：噎膈（痰气交阻证）。

西医诊断：食管梗阻。

治法：开郁化痰，润燥降气。

方药：半夏厚朴汤加味。

党参 12g，姜半夏 9g，苏梗 6g，茯苓 12g，川厚朴 4.5g，沉香曲 9g，忍冬藤 9g，生姜 2 片，白蜜 1 匙（冲服）。5 剂，冲服，日 1 剂。

10 月 30 日复诊：药后进食梗阻感减轻，大便较润下。原方加减再进。

党参 12g，姜半夏 9g，苏梗 6g，茯苓 12g，沉香曲 9g，生姜 2 片，白蜜 30g（冲服）。5 剂，日 1 剂。

【按】因进食后有梗阻感，自疑为肿瘤，引起情绪忧郁。脾主肌肉，因忧思伤脾，故肌肉明显消瘦。结者散之，故用半夏、厚朴、茯苓、苏梗、沉香曲开郁化痰而疏气机，党参健脾补中，生姜宣胃。腑失通调，气郁生热，故大便坚而脉细数，白蜜滋液润肠。凡下闭则上塞，使大便润行，胃气通降，则上塞亦开。忍冬藤，因脉数为有热，用之以清热。此即半夏厚朴汤加味。（《何任医案选》）

（二）津亏热结证

张某，女，48 岁。1997 年 10 月 20 日就诊。

主诉：吞咽梗塞，疼痛 6 个月。

病史：半年前体检发现食管癌，术后接受放疗。现症见吞咽梗塞，固体食物难入，口干咽燥，烦渴欲饮，倦怠乏力，便干结。

查体：体质瘦削，肌肤干燥，毛发干焦脱落，舌红绛而干，舌体瘦小，脉弦细数。血红蛋白 65g/L，白细胞 $3.0×10^9/L$。

中医诊断：噎膈（津亏热结证）。

西医诊断：食管癌术后。

治法：滋养津液，泄热散结。

方药：沙参麦冬汤加减。

石斛 20g，玄参 15g，砂仁 6g，麦冬 15g，沙参 20g，白芍 30g，甘草 6g，生姜 6g，玉竹 15g。嘱以牛奶、梨汁、藕汁代茶。

【按】该证术后放疗灼伤胃津，食管失濡，则吞咽梗塞而痛；津亏热结，则咽干口燥，烦渴欲饮，肌肤干燥；津伤则气耗，故见倦怠乏力；毛发干焦脱落、舌体瘦小红绛、脉细数均为津亏热盛之征。本证以津亏热结为主要矛盾，故其治当以滋养津液与泄热散结并重为法。方中玄参、石斛、麦冬、白芍养阴生津，甘寒清热；沙参、玉竹养阴兼可益气；为防滋腻碍胃，另以砂仁、生姜调中和胃。可收生津润燥、增液益胃之功。（《中医内科学教学病案精选》）

（三）瘀血内结证

汤某，男，67 岁，干部。2005 年 4 月 26 日初诊。

主诉：进食梗阻感 1 年，加重 2 个月。

病史：患者自诉有进食梗阻感将近 1 年，近两个月来进行性加重，每日进稀饭或面条 50g 许，尚感呕逆不适，若进硬饭，则脘背胀痛，不可终日。并见形体消瘦，精神疲惫，四肢乏力，不能行走。有高血压病史。

查体：血压 200/90mmHg，神清，面色欠华，精神欠振，行走不能持久，心肺正常，腹部平软，无明显压痛，未及包块，肝脾肋下未及，四肢肌力张力正常，脉弦滑，舌紫暗，苔黄厚。食管钡餐造影：食管下端距膈面 5cm 处有一管腔狭窄区，约 4cm 长，局部未显示黏膜中断现象，其上方管腔扩张，有潴留液及液面。

中医诊断：噎膈（气滞痰阻，瘀血互结）。

西医诊断：食管梗阻。

治法：化痰行气，滋阴降逆。

方药：通幽汤合沙参麦冬汤。

桃仁 9g，红花 6g，生地黄 12g，当归 10g，升麻 10g，沙参 30g，麦冬 12g，法半夏 9g，胆南星 12g，田三七 15g，甘草 5g，旋覆花 6g（包煎）。7 剂，水煎服，日 1 剂。

【按】综合患者全症，当属气滞痰阻，瘀血互结，兼见气阴两伤，胃失和降之证。方取通幽汤以破结行瘀，滋阴养血；沙参麦冬汤补气养阴；加三七活血，半夏、胆南星化痰，旋覆花降逆止呕。[《中医内科学（案例版）》]

（四）气虚阳微证

张某，50 岁，男，2012 年 9 月 20 日就诊。

主诉：吞咽困难 1 年，加重 10 日。

病史：1 年前无明显诱因出现吞咽困难，进食自觉食入不顺，且食后胸骨后灼痛，到某医院诊为食管癌，并予手术治疗，术中发现已有转移，遂放弃手术，缝合后转放射治疗。1 年来虽有吞咽不顺，但以流质饮食为主，病情尚稳定，唯呈进行性消瘦，水饮不下，泛吐多量黏液白沫，面浮足肿，形寒气短，精神疲惫，腹胀，面色㿠白，近 10 日虽流质也难食入，口中黏腻，泛吐清水稀涎。

查体：舌淡暗有齿痕，苔白滑，脉细弱。

中医诊断：噎膈（气虚阳微证）。

西医诊断：食管癌后期。

治法：温补脾肾。

方药：补气运脾汤加减。

党参 15g，黄芪 15g，白术 15g，茯苓 20g，砂仁 6g，肉桂 10g，附子 12g，大腹皮 15g，陈皮 10g，甘草 6g，生姜 10g。10 剂，水煎服，日 1 剂。

【按】此证因噎日久，脾肾阳衰，温运无力所致。脾失健运，食管梗阻，则饮食难入；气血生化乏源则消瘦、神疲气短；阳气衰微，气化无权则水液停聚而为清水稀涎。面浮足肿，口中黏腻，均为阳衰水盛之征。综合脉症，本案应属气虚阳微。患者已病入膏肓，脾肾俱败，当以温补脾肾为主，尤以补脾为急。方中人参、黄芪、白术、茯苓峻补脾气，肉桂、附子温壮肾阳，生姜、陈皮、大腹皮、甘草、砂仁行气悦脾，以化水湿、助运化。

三、临证备要

（1）噎膈的治疗应重视顾护津液及胃气。阴津亏耗是噎膈之本，疾病初期，使用行气、祛痰、活血之品时当兼顾益气养阴，以免生变；后期津液枯槁，阴血亏损，治当滋阴补血，可选沙参、麦冬、玉竹等，少用生地黄、熟地黄之辈，并配合白术、木香、砂仁健脾益气，以防腻胃碍气。

（2）食管癌患者，重视清热解毒、软坚散结化瘀。噎膈之病机复杂，多兼有顽痰、瘀血、气滞、热郁诸多因素，少有单一证型，在治疗时应通权达变，灵活遣方用药。如明确诊断为食管癌，可加白花蛇舌草、菝葜、冬凌草、山慈菇、半枝莲等清热解毒之品；若顽痰凝结，可加海藻、昆布、海蛤壳等以化痰消积；

若久病瘀血在络，除用三棱、莪术、红花等外，可加全蝎、水蛭、蜈蚣等虫类药，搜剔削坚散结。

（3）及早检查，确定病性。噎膈的病变范围较广，应及早做相关检查，明确疾病的性质。食管痉挛属于功能性疾病，食管癌、贲门癌则为恶性肿瘤。这三种情况疾病性质不同，治疗方法不同，预后转归也不同，须把握病性，区别对待。

附 反胃

一、概述

反胃是指饮食入胃，宿谷不化，经过良久，由胃返出之病。《金匮要略》称为胃反。《太平圣惠方》称为"反胃"。

【病因病机】本病的病因多由饮食不当，饥饱无常，或嗜食生冷，损及脾阳，或忧愁思虑，有伤脾胃，中焦阳气不振，寒从内生，致脾胃虚寒，不能腐熟水谷，饮食入胃，停留不化，逆而向上，终致尽吐而出。

【辨证论治】

1. 治疗原则　治疗原则在于温中健脾，降逆和胃。若反复呕吐，津气并虚，可加益气养阴之品；日久不愈，宜加温补肾阳之法。

2. 证治分类

脾胃虚寒证

治法：温中健脾，和胃降逆。

方药：丁香透膈散加减。

二、临床病案举隅

脾胃虚寒证

赵某，男，25 岁。1990 年 6 月 20 日就诊。

主诉：脘腹胀满，食后欲吐 2 日。

病史：患者 2 日前因聚餐暴饮暴食，食后脘腹胀满，朝食暮吐，暮食朝吐，宿谷不化，吐后则舒，神疲乏力，面色少华，手足不温，大便溏泄。

查体：舌淡，苔白滑，脉细缓无力。

中医诊断：反胃（脾胃虚寒证）。

西医诊断：浅表性胃炎。

治法：温中健脾，和胃降逆。

方药：丁香透膈散加减。

人参 6g，白术 8g，炙甘草 8g，丁香 9g，半夏 9g，木香 9g，香附 12g，砂仁 12g，白豆蔻 12g，神曲 9g，麦芽 9g。3 剂，水煎服，日 1 剂。

【按】本证因脾胃虚寒，饮食不化，停滞胃中，逆而尽吐。方选丁香透膈散加减。人参、白术、炙甘草健脾益气；丁香、半夏、木香、香附降气和胃；砂仁、白豆蔻、神曲、麦芽醒脾化食。诸药共奏温中和胃、健脾补益、降逆理气之功。

第六节　腹　　痛

一、概述

腹痛是指因感受外邪，饮食所伤、情志失调及素体阳虚等使脏腑气机阻滞，气血运行不畅，经脉痹阻，或脏腑经脉失养导致的，以胃脘以下、耻骨毛际以上部位发生疼痛为主症的病证。

【病因病机】感受外邪、饮食所伤、情志失调及素体阳虚等，均可导致气机阻滞、脉络痹阻或经脉失养而发生腹痛。

1. **病因**　外感时邪；饮食不节；情志失调；阳气素虚。

2. **病机**　腹中有肝、胆、脾、肾、大肠、小肠、膀胱、胞宫等脏腑，并为足三阴、足少阳、手阳明、足阳明、冲、任、带等经脉循行之处，上述诸病因，皆可导致相关脏腑功能失调，使气血郁滞，脉络痹阻，不通则痛。腹痛发病涉及脏腑与经脉较多，病理因素主要有寒凝、火郁、食积、气滞、血瘀。病理性质不外寒、热、虚、实四端。

【辨证论治】

1. **辨证要点**　辨腹痛性质；辨腹痛部位。

2. **治疗原则**　治疗腹痛多以"通"字立法，应根据辨证的虚实寒热，在气在血，确立相应治法。

在通法的基础上，结合审证求因，标本兼治。属实证者，重在祛邪疏导；对虚痛，应温中补虚，益气养血，不可滥施攻下。对于久痛入络，绵绵不愈之腹痛，可采取辛润活血通络之法。

3. **证治分类**

（1）寒邪内阻证

治法：散寒温里，理气止痛。

方药：良附丸合正气天香散加减。

（2）湿热壅滞证

治法：泄热通腑，行气导滞。

方药：大承气汤加减。

（3）饮食积滞证

治法：消食导滞，理气止痛。

方药：枳实导滞丸加减。

（4）肝郁气滞证

治法：疏肝解郁，理气止痛。

方药：柴胡疏肝散加减。

（5）瘀血内停证

治法：活血化瘀，和络止痛。

方药：少腹逐瘀汤加减。

（6）中虚脏寒证

治法：温中补虚，缓急止痛。

方药：小建中汤加减。

二、临床病案举隅

（一）寒邪内阻证

杨某，男，45岁。1982年5月15日初诊。

主诉：反复发作性腹痛腹胀4年，加重3个月。

病史：患者于1978年9月14日晚因天热露宿至鸡鸣，次日即少腹胀痛，经西药治疗疼痛消失。旬日后腹痛再作，此后反复发作近4年之久，虽经中西医多方治疗，病情仍每况愈下。近3个月来发作频繁，甚则5~7日一发，病势急迫，几不欲生。就诊时患者面色苍白，双手压腹，口中呻吟，恶心欲呕，四末厥冷，腹部喜暖，按之柔软，小腹胀痛，痛区散见核桃大小包块，触之柔软，揉按则可消散，少顷，包块兀自又起，二便尚调。

查体：舌质稍淡，苔薄白，脉沉细弦。

中医诊断：腹痛（寒邪内阻证）。

西医诊断：消化不良。

治法：养血和营，温中散寒，行气止痛。

方药：当归四逆汤合吴茱萸生姜汤加味。

当归15g，桂枝9g，白芍15g，细辛4g，吴茱萸5g，乌药10g，香附10g，生姜 15g，炙甘草 10g，大枣 12 枚。每 4 小时服药 1 次，痛解则 1 日服 3 次。

翌日，患者之妻欣喜若狂，奔走来告：昨日饮药后，须臾痛减，至今已服药 5 次，其痛顿失。嘱尽服余药，续服十全大补膏 1 个月以资巩固。1983 年 5 月、1985 年 7 月 2 次随访，未见再发。

【按】寒邪凝滞，中阳被遏，脉络痹阻，不通则痛，方选当归四逆汤合吴茱萸生姜汤加味。当归四逆汤，温经散寒，养血通脉；吴茱萸加生姜汤，温中补虚，降逆止呕；吴茱萸与生姜相伍，相须为用，温降并行。《医方论》云：吴茱萸辛烈善降，得姜之温通，用于破除阴气有余矣。（《中国现代名中医医案精华》）

（二）湿热壅滞证

赵某，男，25 岁。1990 年 6 月 20 日就诊。

主诉：腹痛呕吐 2 日。

病史：脐腹痛伴剧烈呕吐 2 日，病初腹痛呈阵发性加剧，曾吐出咖啡色物，已 2 日未进食，腹胀拒按，大便秘结，口燥咽干，冷汗自出。患者 2 年前做过阑尾炎手术。

查体：于脐旁可触到条索状肿物。舌质偏红，舌苔黄燥，脉滑数有力。

中医诊断：腹痛（肠道湿热证）。

西医诊断：消化不良。

治法：通腑泄热。

方药：大承气汤加味。

大黄 10g，枳实 10g，玄明粉 15g（冲服），川厚朴 10g，茯苓 15g，延胡索 15g，白芍 30g，槟榔 15g，甘草 10g。5 剂，水煎服，日 1 剂。

用药 1 剂，于当日上午 10 点服下，至下午 4 点左右解大便 2 次。量多，臭秽，随之腹痛缓解。晚上即食稀饭 1 碗。二诊改以小承气汤出入，用药 2 剂，诸症消失，病愈出院。出院时带四君子汤加白芍、枳壳、延胡索 3 剂，以善其后。

【按】本案系湿热结于肠胃，中焦升降失宣。燥屎内结，升降失宣，故便秘呕吐，腹痛拒按；实热内蒸，耗伐阴津，故口燥咽干，舌红苔燥。治宜泻下清热。方中大黄、玄明粉、槟榔泻下，荡涤肠胃；枳实、川厚朴、茯苓行气导滞，健脾和胃；延胡索、白芍缓急止痛。气机运转，肠腑通畅，则湿热自去，诸症自除。（《中医内科学教学病案精选》）

（三）饮食积滞证

王某，男，20 岁。2012 年 9 月 10 日就诊。

主诉：暴食后腹痛 3 日。

病史：患者 3 日前，聚餐后即觉脘腹胀满，疼痛拒按，痛而欲泻，泻后痛减，痛剧时吐出大量酒食，不欲饮食，嗳腐吞酸，大便奇臭。

查体：大便秘结，舌苔厚腻，脉滑。腹部触诊：轻度压痛，无反跳痛。血、尿、便常规均正常。

中医诊断：腹痛（食滞肠胃证）。

西医诊断：消化不良。

治法：消食导滞，理气止痛。

方药：枳实导滞丸加减。

大黄 9g，枳实 9g，黄芩 6g，黄连 6g，泽泻 5g，白术 6g，茯苓 6g，山楂 5g，神曲 9g，炒莱菔子 6g，半夏 6g，陈皮 6g，甘草 6g，麦芽 5g。7 剂，水煎服，日 1 剂。

服药后，腹部胀痛大减，嗳气减少，已无酸腐味，大便通畅。改服保和丸成药善其后。

【按】本案因暴食暴饮损伤肠胃，腑气不通所致。食积不化，阻滞肠胃，故腹部胀痛拒按；浊气不降故嗳腐吞酸；肠胃损伤，脾失运化，水谷腐败，故大便奇臭。治当消食导滞，理气止痛。方选枳实导滞丸加减，大黄、枳实、神曲、山楂、炒莱菔子、麦芽、陈皮消食导滞；黄芩、黄连、泽泻清热化湿；白术、茯苓健脾助运；半夏降逆止呕；甘草调和诸药。

（四）肝郁气滞证

陈某，女，65 岁，工人。2002 年 9 月 23 日初诊。

主诉：反复发作性腹痛，加重 1 日。

病史：患者平素经常出现腹部疼痛，一直未予诊治，1 日前因恼怒后出现持续性腹痛，以脐腹疼痛为主，阵发性加重，伴恶心欲吐，乏力，烦躁不寐，大便不通，腹部胀痛拒按，自觉得嗳气，矢气则舒，不思饮食，无发热。既往史：2 年前曾行阑尾炎手术。

查体：精神萎靡，腹部压痛，触之柔软，无反跳痛及肌紧张，未触及肿块，未见肠型及蠕动波，肠鸣音活跃。舌淡红，苔薄腻，脉弦滑。实验室检查：腹部 X 线见膈下无游离气体，胸腔呈少量积气腹腔有一小气液平面。

中医诊断：腹痛（肝郁气滞证）。

西医诊断：消化不良。

治法：升降气机，开通上下。

方药：柴胡疏肝散加减。

柴胡 15g，枳壳 10g，香附 10g，陈皮 15g，川芎 10g，白芍 15g，莱菔子 20g，槟榔 5g，甘草 10g，苏子 10g。7 剂，水煎服，日 1 剂。

【按】方中柴胡透邪升阳以疏郁，枳壳下气破结，与柴胡合而升降调气；芍药益阴养血，与柴胡合而疏肝利脾；四味相合即四逆散，能理气解郁，使气血调畅。陈皮、川芎、香附增强行气疏肝；莱菔子、槟榔行气宽中除胀，使腑气得通，大便得行；苏子降气同时润肠通便。中焦之升降，主要在脾胃，从谷入胃，消化吸收，到大便排泄，就是一个升降浮沉的过程，脾胃升降正常，一身之气通畅。而脾气能够上升，还有赖于肝胆之气的升发；胃气能够顺降，亦赖肺气的清肃，气机才能左右上下，循环自如。全方组合，可使肝脾肺胃之气协调，共奏升降气机、开通上下之功。[《中医内科学（案例版)》]

（五）瘀血内停证

曹某，男，32 岁，农民。

主诉：外伤腹痛 3 年，反复发作。

病史：因疾步擒牛，误被大石绊倒，压伤小腹部，当即起而追牛，归家觉伤处隐隐作痛，未予介意。此后每逢阴雨或冷水接触，隐痛复作。经就诊伤科草医，药饵罔效。负痛 3 年，体力精神大为衰减。前来就诊时，询悉痛处不移，大便色黑，间常燥结难下，小便自利。

查体：视其人肌肉瘦削，面色黧黑，似有忧郁积愁。唇口紫色，舌苔紫晦，脉沉涩。

中医诊断：腹痛（瘀血内停证）。

西医诊断：外伤后遗症。

治法：活血化瘀，和络止痛。

方药：膈下逐瘀汤加减。

当归尾 15g，赤芍 15g，五灵脂 9g，西红花 9g，香附子 9g，桃仁 12g，台乌药 12g，田三七 6g，肉桂片 5g，自然铜 9g，骨碎补 12g，䗪虫 3g，苍术 6g。令饭后温服 10 剂，大便下黑水，痛去大半；继服 10 剂，以收全功。后改暖肝煎加味调理，时经一月，遂得康复。

【按】瘀血久积，气滞不行。非攻逐不能破瘀积，非行气不能活血络。遂书王清任之膈下逐瘀汤主之。（《湖南省老中医医案选》）

（六）中虚脏寒证

杨大昭，乃六旬老翁也。

主诉：反复发作性腹鸣疼痛伴胸满欲呕。

病史：患者人虽肥胖，而精神殊不佳。顷腹鸣攻痛，上下走逐，胸满欲呕，曾服理中汤、附子粳米汤多剂，却无效验。

查体：舌质淡，苔薄白，脉沉紧而迟。

中医诊断：腹痛（中脏虚寒证）。

西医诊断：消化不良。

治法：温中补虚，缓急止痛。

方药：大建中汤加减。

蜀椒 6g，大枣 5 枚，甘草 6g，干姜 12g，半夏 12g，附子 15g，党参 18g，饴糖 3g。煎好冲服。

药后阳回厥止，痛呕大减，再 2 剂遂愈。随后用肾气丸、大补汤间服，渐次康复。

【按】此系水寒之气相搏于中，脾肾失调所致。然而全面观察，实为脾虚阳衰不胜阴寒之象。前方颇为针对，其不效者，此非矢不中的，乃力不及也。复思大建中汤为大辛大热峻剂，如此情景，利在速决，不容优柔再贻患者痛苦。遂径用大建中汤，呕痛未略减，且四肢有厥意，人亦虚弱已极。是时不唯宜温，而且宜补。（《治验回忆录》）

三、临证备要

（1）灵活运用温通之法治疗腹痛。温通法是以辛温或辛热药为主体，配合其他药物，借能动能通之力，以收通则不痛之效的治疗方法。温通法每需与他药合用。一是与理气药为伍，如良附丸中高良姜与香附同用，用于寒凝而致气滞引起的腹痛十分相宜。二是与养阴补血药相合，如当归四逆汤中桂枝、细辛与当归、白芍同用等。三是与活血祛瘀药配用，如少腹逐瘀汤，在活血化瘀的同时使用小茴香、干姜、肉桂等辛香温热之品，来化解滞留于少腹的瘀血。四是与补气药相配，如附子理中汤，既用党参、白术，又用附子、干姜，对中虚脏寒的腹痛切中病机。五是与甘缓药同用，常用甘草、大枣、饴糖等味甘之品。一方面制约辛燥温热太过，使其温通而不燥烈；另一方面甘药在温热药的推动下，缓急止痛而不碍邪。

（2）运用清热通腑法治疗急性热证腹痛。清热通腑法以清热解毒药（如金银花、黄连、黄芩等）与通腑药（如大黄、虎杖、枳实、芒硝等）为主体，以通则不痛为法，现代用来治疗急、慢性胰腺炎取得了良好成效。对于不完全性肠梗阻患者，可予调胃承气汤加减，加用木香、槟榔等理气之品，收理气通腑之效。本法应用，中病即止，不可过用，以免伤阴太过。对虚证腹痛不可妄用清热通腑法，以免损耗正气，使虚者更虚。

第七节 痢 疾

一、概述

痢疾是由于邪蕴肠腑，气血凝滞，大肠脂膜血络损伤，传导失司，以腹痛、里急后重、痢下赤白脓血为主症的病证。

【病因病机】痢疾的病因有外感湿热、疫毒之邪、内伤饮食，损及脾胃与肠而致。邪气客于大肠与气血搏结，肠道脂膜血络受伤，传导失司，而致下痢。

1. **病因** 外感时疫邪毒；内伤饮食。

2. **病机** 痢疾的基本病机为邪蕴肠腑，气血凝滞，传导失司，脂膜血络受伤而成痢。湿热、疫毒、寒湿、食积等内蕴肠腑，与肠中气血相搏结，大肠传导功能失司，通降不利，气血瘀滞，肠络受损，腐败化为脓血而痢下赤白；气机阻滞，腑气不通，闭塞滞下，故见腹痛，里急后重。

【辨证论治】

1. **辨证要点** 辨虚实；辨寒热；辨伤气、伤血。

2. **治疗原则** 应根据其病证的寒热虚实，而确定治疗原则。热痢清之，寒痢温之，寒热交错者，清温并举。

3. **证治分类**

（1）湿热痢

治法：清热化湿解毒，调气行血导滞。

方药：芍药汤加减。

（2）疫毒痢

治法：清热解毒，凉血止痢。

方药：白头翁汤合芍药汤加减。

（3）寒湿痢

治法：温化寒湿，调气和血。

方药：胃苓汤加减。

（4）阴虚痢

治法：养阴和营，清肠化湿。

方药：驻车丸加减。

（5）虚寒痢

治法：温补脾肾，收涩固脱。

方药：桃花汤合真人养脏汤。

（6）休息痢

①发作期

治法：温中清肠，调气化滞。

方药：连理汤加减。

②缓解期

脾气虚弱证

治法：补中益气，健脾升阳。

方药：补中益气汤加减。

寒热错杂证

治法：温中补虚，清热化湿。

方药：乌梅丸加减。

瘀血内阻证

治法：活血祛瘀，行气止痛。

方药：少腹逐瘀汤加减。

二、临床病案举隅

（一）湿热痢

病案一　李某，男，18 岁。1993 年 8 月 10 日就诊。

主诉：腹痛便脓血 12 小时。

病史：患者昨天中午至河中游泳，归途中适逢雷阵雨，晚餐又进食隔顿剩饭，至夜间出现腹痛，及里急后重，昨夜至今，3 次临厕，排出粪便带有脓血。现症：腹痛，里急后重，大便带赤白脓血，口渴喜冷饮，肛门灼热，小便短赤。

查体：面红唇干，舌红，苔黄腻，脉滑数。大便检查：发现大量白细胞和脓球。

中医诊断：痢疾（湿热痢）。

西医诊断：急性细菌性痢疾。

治法：清热导滞，调气行血。

方药：芍药汤加减。

黄芩 12g，黄连 12g，白芍 15g，大黄 10g，槟榔 12g，当归 15g，金银花 15g，木香 12g，焦三仙各 15g，炙甘草 6g。7 剂，水煎服，日 1 剂，早晚分服。

【按】患者夏日贪凉游泳，又遭雨淋，感受湿热于外，晚餐进食不洁之物，又湿热蕴生于里，如此外感内伤相合，损伤胃肠而致本证。湿热壅滞肠中，气血不畅，传导失司，故见腹痛，里急后重；湿热熏灼肠道，脂络受伤，气血瘀滞，腐败脓血，故大便见赤白脓血；湿热内盛伤津，故面红唇干，口渴喜饮；湿热下注，则肛门灼热，小便短赤。舌红苔黄腻，脉滑数，皆湿热蕴蒸之象。本证治宜清热导滞，调气行血。方中白芍、当归和营以治脓血，木香、槟榔、大黄行气导滞以除后重，金银花、黄芩、黄连清热燥湿解毒，焦三仙消食化积。全方共成清热燥湿、调和气血之剂。（《中医内科学教学病案精选》）

病案二 孙某，女，35 岁。1969 年 8 月 9 日就诊。

主诉：下痢红白黏冻伴发热 4 日。

病史：4 日前发病，下痢黏冻伴发热，且时伴鲜血，一日夜达二三十次，里急后重，痛苦不堪，口渴欲饮水，恶心欲吐，食欲不振。

查体：形体消瘦，精神困惫，舌苔黄，脉细数。

中医诊断：痢疾（湿热痢）。

西医诊断：病毒性痢疾。

治法：清肠化湿，调气和血。

方药：白头翁汤加减。

白头翁 12g，黄连 10g，秦皮 10g，当归 12g，广木香 6g，桔梗 10g，枳壳 10g。7 剂，水煎服，日 1 剂。

【按】其病为湿热痢而湿重于热，治本用《伤寒论》"热痢下重者，白头翁汤主之""下利欲饮水者，以有热故也，白头翁汤主之"之法，以白头翁汤邪热燥湿、凉血解毒为主，加当归行血以愈便脓，加广木香调气，枳壳、桔梗疏利气机以除厚重。（《李今庸医案》）

（二）疫毒痢

党某，女，27 岁。农民。1974 年 6 月 28 日初诊。

主诉：发热下痢 21 日。

病史：患者初病发热下痢，3 日后因休克即送至县医院抢救，翌日上午 8 时休克得到纠正。下午 4 时起，突又高热，神志昏迷。经省与地区传染病医院多次会诊，采用多种西药治疗无效，已历 21 日。经病房患者推荐，始邀当时正在该院带学生毕业实习的王绵之教授诊治。其时患者仍高热烦躁，昏迷瞠目而不识人，呼之不应，不语亦不呻吟。视其胸部多白疹，色晦不鲜，但不干枯。下痢频频，日夜近 30 次，以血为主，夹有少量黏液，正所谓赤多白少。闻其气味热腐腥秽，触鼻欲呕。臀部褥疮如碗大。

查体：诊其寸口脉细数，趺阳脉细弱而不应指，舌色紫绛，苔少且干。

中医诊断：痢疾（疫毒痢之危候）。

西医诊断：急性细菌性痢疾。

治法：清营凉血，解毒开窍。

方药：自拟方。

生地黄 18g，赤芍、白芍各 9g，川黄连 3g，金银花 12g，净连翘 9g，生地榆 12g，生甘草 9g，阿胶 9g（烊化，分冲），大青叶 15g，紫花地丁 12g，当归炭 12g。水煎取汁服。另：局方至宝丹 1 粒，分 2 次用药汁送服。

7 月 1 日二诊：据家属言，因至宝丹遍找不得，延至 29 日始服第 1 剂。服后弄舌即止，夜间亦较安静，遂又配服 1 剂。今诊脉仍细数，趺阳脉虽仍细弱，但已能应指；舌质紫绛，增见薄白腻苔。神志仍不清，白疹续有外透，下痢日夜仍 20 余次，血多脓少，腥秽难闻。

是治虽合机而获小效，还当防变，续予凉血解毒，兼以化浊开窍为治。处方：白头翁 12g，秦皮 9g，川黄连 4.5g，金银花 12g，炙甘草 9g，阿胶 9g（烊化，分冲），大青叶 15g，炙远志 6g，石菖蒲 3g。3 剂。

【按】上证乃暑湿郁蒸肠中，邪毒入于营血，真阴大伤，清窍闭塞，是疫毒痢之危候，故拟清营凉血、解毒开窍法，阴血大伤，还当防变，续予凉血解毒，兼以化浊开窍之治。久痢而阴血大伤，心肝热盛，内风萌动之象也，还需于原方加养阴息风之品为治。后则继以补气血，健脾胃以助恢复。（《王绵之医案存真》）

（三）寒湿痢

刘某，男，年将古稀。

主诉：反复发作性腹痛，脓血黏液便。

病史：每到夏秋，素嗜生冷瓜果，渐致阴寒凝血而便赤痢。下痢虽赤，而色反瘀晦稀淡，腹痛即坠，坠即欲便。

查体：左脉细涩，右缓而迟，舌淡红润，苔白薄。

中医诊断：痢疾（寒湿痢）。

西医诊断：急性细菌性痢疾。

治法：温化寒湿，调气和血。

方药：附子理中汤加味。

附子片 3g，炮姜 2g，西党参 3g，炒白术 6g，陈皮 3g，木香 3g，升麻 2g，生黄芪 3g，酒炒当归 2g，炙甘草 3g。每日 1 剂，3 剂赤痢减少，6 剂各症皆痊。

【按】此由脾胃虚寒，气虚不能摄血，血为寒凝，浸入大肠，故下赤痢，《内经》所谓"肾脉小搏沉，为肠澼下血"是也。周慎斋先生曰：凡血色紫暗，当作冷痢治。今仿其法，用附子理中汤为君，使脾阳健而能统血，则血痢自止；臣以升麻、黄芪，升阳以益气，脾之清气得升，则痛坠可除，佐以木香、陈皮之

辛香，调气散结；使以当归之辛甘，调血和营。遵古人血脱益气、气为血帅之法。(《全国名医验案类编》)

(四) 阴虚痢

杜某，男，48 岁。2013 年 8 月 17 日就诊。

主诉：腹痛便脓血 1 周。

病史：患者近 1 周腹痛，痢下赤白，日久不愈，脓血黏稠，下鲜血，脐下灼痛，虚坐努责，食少，心烦口干，至夜转剧，服药效果不明显，遂来就诊。

查体：舌红绛少津，苔少或花剥，脉细数。大便检查：发现大量白细胞和脓球。

中医诊断：痢疾 (阴虚痢)。

西医诊断：急性细菌性痢疾。

治法：养阴和营，清肠化湿。

方药：驻车丸加减。

干姜 5g，黄连 15g，当归 9g，阿胶 9g，炙甘草 6g，白芍 12g，黄芩 15g，生地榆 6g。7 剂，水煎服，1 剂。

【按】阴虚湿热，肠络受损，方选驻车丸。黄连、黄芩、阿胶清热坚阴止痢；白芍、甘草、当归养血和营，缓急止痛；少佐干姜以制黄芩、黄连苦寒太过；加生地榆凉血止血而除痢。全方共奏养阴和营、清肠化湿之效。

(五) 虚寒痢

韩某，男，45 岁。2013 年 11 月 9 日就诊。

主诉：黏液便时作 3 年，加重半个月。

病史：3 年前患急性细菌性痢疾，痢下赤白清稀，无腥臭，肛门坠胀，便后更甚，腹部隐痛，缠绵不已，喜按喜温，形寒畏冷，四肢不温，食少神疲，腰膝酸软，

经多方治疗，症有所减，半月前天气骤冷，上症加重求治。

查体：精神萎靡，畏寒喜暖，面色㿠白，舌淡苔薄白，脉沉细而弱。

中医诊断：痢疾 (虚寒痢)。

西医诊断：慢性溃疡性结肠炎。

治法：温补脾肾，收涩固脱。

方药：桃花汤合真人养脏汤。

人参 6g，白术 6g，干姜 12g，肉桂 6g，粳米 15g，炙甘草 6g，诃子 9g，罂粟壳 9g，肉豆蔻 8g，赤石脂 20g，当归 6g，白芍 12g，木香 3g。10 剂，水煎服，日 1 剂。

【按】痢久脾肾俱伤，而寒湿留滞未去，致肠道气滞，脂膜损伤是本病之主要病机。寒湿阻滞肠中，故见泻下白冻，粪质稀薄，便出不爽；脾阳虚弱，健运失司，故每因进冷食而发作；命门火衰，温煦失职，故见精神萎靡，畏寒喜暖。舌淡胖，脉沉细，均为脾肾阳虚、寒湿留滞之象。治疗本证以温补为主。人参、白术、干姜、肉桂温肾暖脾；粳米、炙甘草温中补脾；诃子、罂粟壳、肉豆蔻、赤石脂收涩固脱；当归、白芍养血行血；木香行气止痛。全方共奏温补脾肾、收涩固脱之效。

（六）休息痢

1. 发作期

病案一　殷某，男，60 岁。2012 年 10 月 5 日就诊。

主诉：脓血黏液便 5 年，加重 7 日。

病史：2007 年来每因受凉或饮食不慎而作腹痛、腹泻及脓血黏液便，曾做乙状结肠镜提示慢性溃疡性结肠炎。虽经多方治疗，疗效不显。7 日前无明显诱因症状加重，服土霉素等抗生素无效，求中医治疗。现症：腹隐痛，下痢时发时止，夹有赤白黏冻，迁延不愈，常因饮食不当、受凉、劳累而发，腹胀食少，倦怠嗜卧。

查体：形瘦面白，手足欠温，舌质淡苔腻，脉虚数。

中医诊断：痢疾（休息痢，脾虚湿阻，寒热错杂证）。

西医诊断：慢性溃疡性结肠炎。

治法：温中清肠，调气化滞。

方药：连理汤加减。

党参 15g，白术 12g，干姜 12g，茯苓 15g，甘草 6g，黄连 12g，枳实 12g，木香 6g，槟榔 2g。10 剂，水煎服，日 1 剂。

【按】患者久痢脾伤，中焦虚寒，湿热余邪未尽，形成寒热错杂之证。湿热留滞肠中，大肠传导阻滞，气血败坏，故见腹隐痛，粪带脓血，肛门坠胀，便出不爽；脾阳虚，健运失司，综合脉症，此系脾虚湿阻、寒热错杂之证。本证治疗以护脾为要，不可因其有热而过用苦寒。故方用党参、白术、干姜、茯苓、甘草温中健脾，黄连清除肠中湿热余邪，加枳实、木香、槟榔行气化滞。

病案二　王某，男，32 岁。1978 年 7 月 5 日就诊。

主诉：下痢时发时止，缠绵不愈，已近三载。

病史：患者近几日因食荤腥，致使下痢加重，腹痛加剧，里急加重，下痢赤白，每日数十次，肛门灼热。

查体：小便短赤，舌苔黄腻，脉弦数。

中医诊断：痢疾（休息痢）。

西医诊断：痢疾。

治法：清热化滞，收涩固肠。

方药：七味乌梅饮加减。

乌梅10g，山楂10g，罂粟壳10g，竹叶3g，广木香10g，灯心草1尺，大枣7枚，白糖为引。1剂，水煎服，日1剂。

【按】本病虽久痢不愈，脾胃虚弱，但因过食油腻之物，以致食滞中焦，化湿化热，湿热内蒸，腑气阻滞，气血凝滞，化为脓血，下痢赤白。故治宜清热化滞、收涩固肠治其标，补脾和胃治其本，七味乌梅饮正中病机。方中竹叶、灯心草清解诸经浮热，使湿热之邪由小便而出；山楂消肉食油腻之积；木香宽中理气，健胃除滞；乌梅与罂粟壳相伍，收涩固肠而生津；大枣甘温和中，健脾益气，以固其本。全方组合精当，方简效佳。

2. 缓解期

（1）脾气虚弱证

夏某，男，35岁。2002年10月15日就诊。

主诉：腹痛腹泻，便赤白黏冻伴高热，神疲2个月。

病史：患者8月初无明显诱因出现腹泻，日行十余次，大便夹有大量赤白黏冻，甚则纯下鲜血，腹痛，里急后重，并出现高热，曾在医院就诊，发热虽退，但腹泻不减，缠绵至今，脓血转成黏稠，后重更甚，腹痛下迫时，以手按之，痛略缓，并见神疲乏力，肌瘦骨立，纳差，无呕吐，无意识障碍。

查体：神清，精神困乏，面色少华，血压105/70mmHg，心肺正常，腹部平软，无明显压痛，无反跳痛，肝脾肋下未及，未触及包块，双下肢压迹（-）。舌淡，苔黄，脉细滑小数。大便常规：白细胞3~4/HP，红细胞（++）。多次大便培养无细菌生长。血常规：白细胞7.7×10^9/L，中性粒细胞比例0.66，红细胞3.01×10^{12}/L，血红蛋白97g/L。

中医诊断：痢疾（脾气虚弱证）。

西医诊断：慢性溃疡性结肠炎。

治法：健脾益气升清，佐以清热化湿解毒。

方药：补中益气汤加减。

黄芪15g，党参12g，炒白术15g，当归9g，升麻9g，柴胡9g，陈皮9g，白芍15g，煨木香9g，马齿苋30g，黄连3g，生地榆30g，砂仁3g（后下），炙甘草6g。7剂，水煎服，日1剂，早晚分服。

【按】方取补中益气汤健脾升清，调气和血。附加白芍与当归相伍，以增行血和营之功，且与甘草相配，又能缓急止痛；马齿苋、黄连清热化湿解毒；

生地榆凉血止血；煨木香、砂仁理气和胃以增脾胃运化之力。[《中医内科学（案例版）》]

（2）寒热错杂证

刘某，女，35 岁。2012 年 8 月 19 日就诊。

主诉：腹痛便脓血 5 日。

病史：患者 5 日前排出粪便带有脓血。胃脘灼热、烦渴，腹痛绵绵，畏寒喜暖，下痢稀溏，时夹少量黏冻，饥而不欲食。强食则吐，四肢不温。服药效果不明显，遂来求诊。

查体：舌质红，苔黄腻，脉沉缓。大便检验：发现大量白细胞和脓球。

中医诊断：痢疾（寒热错杂证）。

西医诊断：细菌性痢疾。

治法：温中补虚，清热化湿。

方药：乌梅丸加减。

乌梅 30g，细辛 3g，干姜 9g，黄连 9g，当归 6g，附子 6g，蜀椒 5g，桂枝 6g，人参 6g，黄柏 6g。7 剂，水煎服，日 1 剂。

【按】久痢伤及厥阴，寒热错杂，虚实夹杂，方选乌梅丸，本方乌梅酸收涩肠止泻，黄连、黄柏清热燥湿止痢；附子、干姜、桂枝、蜀椒、细辛温肾暖脾而助运祛寒；人参、当归益气补血而扶正。诸药配伍，清热燥湿、温中补虚，温清合用，邪正兼顾。

（3）瘀血内阻证

李某，女，38 岁，2013 年 8 月 12 日就诊。

主诉：腹痛便脓血 1 年，加重 1 周。

病史：患者腹部外伤手术后 2 年，近 1 年来感觉腹部刺痛，拒按，下痢色黑，腹痛固定不移，夜间加重，近 1 周腹痛下痢加重，用药西药效果不明显，故来就诊。

查体：面色晦暗，舌紫暗有瘀斑，脉细涩。

中医诊断：痢疾（瘀血内阻证）。

西医诊断：痢疾。

治法：活血祛瘀，行气止痛。

方药：少腹逐瘀汤加减。

小茴香 1.5g，干姜 3g，延胡索 3g，没药 6g，川芎 6g，当归 9g，官桂 3g，赤芍 6g，蒲黄 9g，五灵脂 6g。10 剂，水煎服，日 1 剂。

【按】瘀血蓄积肠腑，气滞血阻，方选少腹逐瘀汤加减。本方活血祛瘀，温经止痛，当归、川芎、赤芍养血活血；延胡索、蒲黄、五灵脂、没药化瘀止痛；

小茴香、肉桂、干姜温经止痛。

三、临证备要

（1）噤口痢的治疗。痢疾不能进食，或呕不能食者，称为噤口痢。其证有虚有实。实证多由湿热、疫毒蕴结肠中，上攻于胃，胃失和降所致，宜用开噤散煎水少量多次，徐徐咽下，以苦辛通降，泄热和胃。若汤剂不受，可先用玉枢丹磨汁少量予服，再予前方徐徐咽下。若胃阴大伤，频繁呕吐，舌红绛无苔，脉细数者，于方中酌加人参、麦冬、石斛、沙参以扶养气阴。并可用人参与姜汁炒黄连同煎，频繁呷之，再吐再呷，以开噤为止。虚证多由素体脾胃虚弱，或久痢以致胃虚气逆，出现呕恶不食或食入即吐，口淡不渴，舌质淡，脉弱，治宜健脾和胃为主，方用六君子汤加石菖蒲、姜汁以醒脾开胃。若下痢无度，饮食不进，肢冷脉微，为病势危重，急用独参汤或参附汤或参附注射液以益气回阳救逆。

（2）注意灌肠疗法。痢疾除内服药物外，亦可用灌肠疗法，使药物直达病所，提高疗效。凡下痢赤白脓血，里急后重者，常用：苦参、马齿苋以 1∶2 比例，水煎取液 150mL 保留灌肠；蒲公英、败酱草、红藤、穿心莲等量，黄柏适量，水煎取液 150mL 保留灌肠；黄连、黄柏、马齿苋、白头翁等量，水煎取液 150mL 保留灌肠。

（3）慢性痢疾要辨外感、内伤两类。《症因脉治》中明确指出："外感休息痢之证，暴发热痢而起，后乃久久不愈，或暂好一月半月，旋复发作，缠绵不愈，积滞不除。""内伤休息痢之证，无感之邪，非暴发暴痢之证，但因脾胃亏损，渐成积痢，或发或止，终年不愈。"治疗上由外感所致者，不忘清余邪，而内伤所致者，应以调脾胃为主。

（4）注意痢疾治疗禁忌。忌过早补涩，忌峻下攻伐，忌分利小便，以免留邪或伤正气。

第八节　泄　　泻

一、概述

泄泻是以排便次数增多，粪质稀溏，甚至泻如水样为主症的病证，多由脾胃运化功能失职，湿邪内盛所致。泄者，泄露之意，大便稀溏，时作时止，病势较缓；泻者，倾斜之意，大便如水倾注而直下，病势较急。

【病因病机】 泄泻的病因，有感受外邪，饮食所伤，情志不调，及脏腑虚弱等，主要病机是脾病湿盛，脾胃运化功能失调，肠道分清泌浊、传导功能失司。

1. **病因** 感受外邪；饮食所伤；情志失调；劳倦伤脾；久病年老。

2. **病机** 泄泻病因虽然复杂，但其基本病机为脾胃受损，湿困脾土，肠道功能失司。

【辨证论治】

1. **辨证要点** 辨暴泻与久泻；辨虚实；辨寒热；辨兼夹症。

2. **治疗原则** 泄泻的治疗大法为运脾化湿。急性泄泻多以湿盛为主，重在化湿，参以淡渗利湿，再根据寒湿、湿热与暑湿的不同，分别采用温化寒湿、清化湿热和清暑祛湿之法，结合健运脾胃。慢性久泻以脾虚为主，当以健运脾气为要，佐以化湿利湿；若夹有肝郁者，宜配合抑肝扶脾；肾阳虚衰者，宜补火暖土。

3. **证治分类**

（1）暴泻

①寒湿证

治法：芳香化湿，解表散寒。

方药：藿香正气散加减。

②湿热证

治法：清热利湿。

方药：葛根芩连汤加减。

③食滞证

治法：消食导滞。

方药：保和丸加减。

（2）久泻

①脾胃虚弱证

治法：健脾益气，渗湿止泻。

方药：参苓白术散加减。

②肝气乘脾证

治法：抑肝扶脾。

方药：痛泻要方加减。

③肾阳虚衰证

治法：温肾健脾，涩肠止泻。

方药：四神丸加减。

二、临床病案举隅

（一）暴泻

1. 寒湿证

病案一　江某，女，35岁。1997年7月10日就诊。

主诉：腹泻1日。

病史：2日前淋雨后，高热头痛，经治诸症减轻。昨晚食后就寝，晨起突发腹痛泄泻，泻下如水，大便日行7~8次，泛恶欲呕，脘腹痞闷，不思饮食，头痛昏蒙，肢体沉重。

查体：苔白微腻，脉濡。

中医诊断：泄泻（外感寒湿证）。

西医诊断：急性肠炎。

治法：温化寒湿，佐以分利。

方药：胃苓汤加味。

桂枝10g，苍术12g，厚朴12g，陈皮10g，白术10g，茯苓12g，泽泻10g，半夏10g，大腹皮12g，甘草6g，干姜6g。7剂，水煎服，日1剂，早晚分服。

【按】本案适逢阴雨连绵，加之病后体虚，故在食后就寝时，风寒湿邪乘虚而入，遂致脾胃升降失常，水谷并走肠间，而见腹痛肠鸣，泻下如水；寒湿困阻中焦，运化失健，故见脘腹痞闷，泛恶欲呕，不思饮食；寒湿上蒙，故见头痛昏蒙，肢体困重。苔白微腻、脉濡也为寒湿之征。本证治疗应以温化为主，方中桂枝、干姜温中散寒；苍术、白术、陈皮、半夏、厚朴苦温燥湿；茯苓、大腹皮、泽泻利小便以实大便。临证需注意：此型虽泻剧但不可收涩止泻，以防闭门留寇，且当慎用黄芩、黄连等苦寒之品。（《中医内科学教学病案精选》）

病案二　郑某，男，48岁。1999年5月8日初诊。

主诉：反复肠鸣泄泻3年。

病史：3年来大便日解2~5次，粪便如泡沫状或糊状便，四肢怠倦，无腹痛，无黏液及脓血便，大便检查正常，小便正常。

查体：舌淡红，苔厚腻，脉缓。

中医诊断：泄泻（寒湿内盛证）。

西医诊断：腹泻。

治法：温中补气，化湿悦脾。

方药：藿香正气散加减。

陈皮6g，苍术10g，厚朴9g，藿香10g，佩兰9g，茯苓15g，六神曲10g，炒山楂 12g，鸡内金 10g，防风 6g，炒粉葛 12g，干姜 5g，苏叶 6g。5 剂，水煎服，日 1 剂。

【按】本案着眼于舌脉，突出一个"湿"字，所谓无湿不成泻也。故以利湿运脾为第一要着。方中藿香、佩兰、茯苓化湿渗湿，防风、苏叶等风药胜湿悦脾，干姜温运脾阳，并以粉葛鼓舞胃气。（《张良骥医案》）

2. 湿热证

张某，男，20 岁，社员。于 1975 年 2 月 23 日入院。

主诉：腹泻伴便血、腹痛半个月。

病史：患者半个月前全腹窜痛阵发性加重，饮食减退，腹泻，每日 2～5 次，棕色黏液便，呕吐，不能进食，逐渐消瘦。先后用中西药，并给输液、输血、氯霉素、氢化考的松及止血敏等治疗无效，3 日前伴发热，便血，腹痛为持续性加重，痔漏，小便黄赤。

查体：体温 38℃，脉搏 120 次/分，血压 120/80mmHg。腹平软，肝剑突下 2cm 可触及，质软，有触痛。上腹及脐有压痛，无反跳痛。化验：白细胞16×10^{12}/L，中性粒细胞比例 0.84，淋巴细胞比例 0.11，血红蛋白 13g/L，血沉 5mm/h。粪便镜检：褐色黏便，有大量脓细胞和红细胞，阿米巴（－），培养未见细菌，舌质红，苔黄腻，脉象细数。

中医诊断：泄泻（湿热证）。

西医诊断：出血性小肠炎。

治法：清利湿热，导滞止血。

方药：葛根芩连汤加减。

白头翁 9g，陈棕榈炭 3g，木香 15g，当归 15g，黄柏 12g，地榆 2g，甘草 4g，黄芩 9g，槟榔 21g，滑石 12g。1 剂，水煎服。

3 月 12 日二诊：上方服 1 剂后，腹痛下坠明显减轻。继服原方，每日 1 剂。

3 月 21 日三诊：经服上方后，便血减轻，有时柏油便，上腹部轻微疼痛，能进流食，病情有好转。

原方加大黄 2g（后增至 6g），厚朴 10g，槐花 12g，草豆蔻 12g。继服，每日 1 剂。并用金霉素盐水灌肠，每日 1 次。

上方服至 4 月 14 日，病情大为好转，大便变黄，饮食增加，能下床自由活动。乙状结肠镜检查示（进入 15～20cm）肠黏膜仍有充血、水肿、溃疡。4 月 17 日取肠黏膜组织送检，病理报告：结肠组织未见肿瘤。大便常规及潜血均正常。体重增加，痊愈出院。

【按】患者自入院至 3 月 10 日已半月，便鲜血，腹痛下坠，恶心呕吐，不能进食，病情不见好转。多次查大便找阿米巴未见，曾用痢特灵、土霉素、磺胺、激素、输液、输血和止血药及对症处理均未见效，改服中药治疗。证机概要：湿热壅滞，损伤脾胃，传化失常。治宜清热燥湿，分利止泻。（《中医医案八十例》）

3. 食滞证

黄某，男，44岁，农民。1977年2月10日初诊。

主诉：腹痛泄泻，厌食2日。

病史：2日前参加同学聚会，进食过饱，餐后洗冷水浴，至夜发生腹痛泄泻，夜间腹泻10余次。晨起服氟哌酸胶囊等，腹痛减，但大便仍稀，日行2~3次。现症：腹痛肠鸣，泻下不爽，泻后痛减，脘腹痞满，嗳气酸腐，厌食。

查体：舌苔厚腻而浊，脉滑。

中医诊断：泄泻（食滞证）。

西医诊断：消化不良。

治法：消食导滞，佐以泻下。

方药：保和丸加味。

山楂15g，神曲15g，莱菔子15g，半夏10g，陈皮10g，云茯苓15g，麦芽12g，大黄10g，枳壳10g，木香6g，甘草6g。7剂，水煎服，日1剂。

【按】本案因饱餐后洗冷水浴，致寒伤中阳，健运失司所致。食滞胃肠，传化失常，故腹痛泄泻，厌食；泻后腐浊得下，故泻后痛减；肠道气滞，故脘腹痞满，泻下不爽；积食不化，浊气上逆，故嗳气酸腐；舌苔厚浊，脉滑，均为宿食内停之征。本证虽有寒袭，但以宿食内停为重，故当以消食导滞为法，佐以泻下。方中山楂、莱菔子、麦芽、神曲消食化积；陈皮、木香、枳壳行气宽肠，助肠传导；半夏、大黄苦降泻下；云茯苓健脾止泻；甘草调和诸药。促进宿食排出，属"通因通用"之法。

（二）久泻

1. 脾胃虚弱证

赵某，女，37岁。

主诉：反复发作性腹泻伴完谷不化，腹胀疼痛。

病史：患者多年肠鸣便稀，完谷不化，肠鸣辘辘作响，腹胀疼痛，大便一日数行，消瘦，纳差，嗳气，食臭难闻，头晕，疲乏无力，月经退后而量少，白带量多，恶寒。

查体：舌质淡，苔白，脉象沉细。

中医诊断：泄泻（脾胃虚弱证）。

西医诊断：急性胃肠炎。

治法：益气健脾，温胃散寒。

方药：四君子汤加味。

人参 10g，茯苓 30g，陈皮 10g　焦山楂 20g，砂仁 10g，炙甘草 10g，炒白术 20g，炒苍术 10g，焦麦芽 30g，高良姜 10g，香附 10g，小茴香 10g。4 剂，水煎服，日 1 剂。

二诊：患者服前方后，自觉胃胀痛肠鸣已轻，疲乏无力已有减轻，四肢不温，恶寒及白带已少，大便稍稠，不消化食物已少，舌质淡，苔白，脉象沉细。再拟前方加肉桂 6g，枳壳 10g。6 剂，水煎服，日 1 剂。

三诊：前方 6 剂尽服后，胃腹胀痛肠鸣基本好转，大便每日一行，已成形，纳食有增，嗳气，食臭难闻消，精神较前大有好转，恶寒基本消失，白带已少，本次月经来潮量中等，少腹未有冷痛感觉，舌质正常，脉象沉。续前方 10 剂，以巩固疗效。

【按】本证主要因中阳虚寒阻滞中焦，使清阳不能升，浊气不能下降所致，脾胃的升降功能失常，脾胃功能紊乱，而水谷清浊不分，直泻而下者也。所以要益气健脾，温胃散寒，能够使清阳上升，浊气下降，水谷分清。而上升之精华之气反而下降，是为泄泻，治宜益气健脾，温胃散寒行气，选用四君子汤加减。（《刘景泉、刘东汉医案精选》）

2. 肝气乘脾证

病案一　程某，女，25 岁，工人，1988 年 9 月 20 日初诊。

主诉：患者腹痛泄泻 2 年余，时轻时重。

病史：患者腹泻伴少腹疼痛，痛则大便，便带黏冻，每逢情绪波动则痛泻加剧，腹胀纳呆，便后腹痛缓解。曾在某医院诊断为慢性结肠炎，用中西药治疗月余无效，前来求诊。

查体：形体消瘦，嗳气少食，脘腹胀痛，腹诊脐上有条索状物，舌质红有瘀斑，苔薄白，脉细。

中医诊断：泄泻（肝气乘脾证）。

西医诊断：慢性结肠炎。

治法：疏肝理气，活血化瘀。

方药：自拟方。

川楝子 15g，延胡索 15g，桃仁 12g，白芍 10g，木香 10g，砂仁 10g，红花 12g，丹参 12g，牡丹皮 12g，三棱 6g，莪术 6g，厚朴 15g，甘草 10g。10 剂，水煎服，日 1 剂，水煎分 3 次服。10 剂后，大便次数减少，诸症减轻，上方加扶正之品又调理 20 余日，腹泻痊愈，诸症悉除，1 年后追访无复发。

【按】本病因肝气不舒，横逆犯脾，脾失健运。治宜扶肝益脾。白芍养血柔

肝，厚朴、川楝子、延胡索、木香疏肝理气止痛；三棱、莪术破气止痛。所选方药对症，服药后邪退病愈。(《国医论坛》)

病案二　徐某，女，47岁。1997年初诊。

主诉：泄泻反复8年，加重1周。

病史：8年前无明显诱因始出现泄泻，每因劳累或精神紧张而发，每至清晨或黎明前肠中辘辘，雷鸣切痛，饱胀不舒，急于登厕，泻下溏薄、清稀之物，带有少许红白黏冻。多则10余次，少则五六次，泻后痛缓。

查体：舌质红，苔淡黄，脉弦细数。

中医诊断：泄泻（肝气乘脾证）。

西医诊断：肠易激综合征。

治法：抑肝扶脾，清热化湿。

方药：四逆散合痛泻要方加减。

柴胡10g，白芍20g，焦白术10g，枳壳10g，川芎5g，槟榔15g，防风6g，木香10g，芡实15g，仙鹤草15g，木槿花10g，败酱草15g，红藤15g，茯苓20g，15g，五倍子10g。14剂，水煎服，日1剂。

【按】精神紧张，病发于晨，时在寅卯，肝木当令，阳气初生，木旺克乘脾土，脾土不及，少阳升发之机不能上升，清阳之气反而下陷，故清晨必泄，木乘土位失其运化，此腹痛即泄之所由。故以抑肝扶脾、清化湿热之四逆散合痛泻要方加茯苓、芡实调理肝脾，培土达木为先。用木槿花、败酱草、红藤清热化湿解毒，仙鹤草、五倍子清湿热敛血溢，7剂，水煎服，日1剂。(《魏喜保医案》)

3. 肾阳虚衰证

宋某，男，30岁，干部。1967年7月10日初诊。

主诉：黎明前腹痛腹泻2年。

病史：患者每于黎明时腹痛，痛后即腹泻数次，已2年之久。经多次治疗未见效，来院门诊治疗。现身体消瘦，腰膝酸软，乏力，头晕，食欲不佳。

查体：舌苔薄白，脉沉而迟。

中医诊断：泄泻（肾阳不足，命门火衰证）。

西医诊断：慢性肠炎。

治法：温补肾阳，健脾止泄。

方药：四神丸加减。

补骨脂15g，肉豆蔻15g，五味子12g，吴茱萸5g，山药12g，芡实9g，禹余粮10g，附子8g，炮姜8g。3剂，水煎服，日1剂。

7月14日二诊：服上药3剂后，食欲增加，头晕乏力消失，泄泻较前好转。

仍服原方。3剂后，诸症消失，病愈。

【按】命门火衰，脾失温煦，方选四神丸加减。补骨脂温补肾阳，肉豆蔻、吴茱萸温中散寒，五味子收敛止泻，加附子、炮姜温脾逐寒。全方共奏温肾健脾、固涩止泻之效。(《中医医案医话集锦》)

三、临证备要

(1) 注意"风药"的临床运用。脾气不升是慢性泄泻的主要病机之一。风药轻扬升散，同气相召，脾气上升，运化乃健，泄泻可止。湿是形成泄泻的病理因素之一，湿见风则干，风药具有燥湿之性。湿邪已去，脾运得复，清气上升，泄泻自止。风药尚具有促进肝之阳气升发的作用，肝气升发条达，疏泄乃治。从西医观点来看，风药尚有抗过敏作用，而慢性泄泻者多与结肠过敏有关，故而有效。临床常用药有藿香、葛根、荆芥、防风、桔梗、白芷、藁本、升麻、柴胡、蝉蜕、羌活等。方剂可选藿香正气散、荆防败毒散、羌活胜湿汤等，如运用得当，效果明显。

(2) 虚实夹杂者，寒热并用。慢性泄泻纯虚纯实者少，虚实夹杂者多。脾虚与湿盛是本病的两个主要方面。脾气虚弱，清阳不升，运化失常则生飧泄，治疗可用参苓白术散、理中汤等；若脾虚生湿，或外邪内侵，引动内湿，则虚中夹实，治当辨其湿邪夹热与夹寒之不同。临床一般以肠腑湿热最为常见，治疗当理中清肠，寒热并用，加用败酱草、红藤、黄柏、猪苓、茯苓等；寒湿偏重者则用苍术、厚朴、肉桂、陈皮、白术等。

(3) 掌握通法在慢性泄泻中的运用时机。泄泻一证，其病位在肠腑。大肠为"传导之官"，小肠为"受盛之官"，前者司"变化"，后者主"化物"，一旦肠腑发生病变，必然"变化"无权，"化物"不能，于是曲肠盘旋之处易形成积滞痰饮浊毒。久之中焦脾胃渐亏，难以运化，积饮痰浊愈甚，或陈积未去，新积又生。故此，治疗诸多方法无效者，必有痰饮浊毒积滞肠腑。倡导攻邪已病的张从正提倡以攻为补，"损有余即是补不足"，而且"下中自有补""不补之中有真补存焉"。当代名家韦献贵认为："久泻亦肠间病，肠为腑为阳，腑病多滞多实，故久泻多有滞，滞不除则泻不止。"因此，攻除积滞痰饮浊毒，攻补兼施，掌握好攻补的孰多孰少，乃治疗难治性泄泻的出奇制胜之法。

(4) 久泻使用化瘀之法，值得重视。辨证上应注意血瘀征象的有无。王清任的诸逐瘀汤，结合临床，变通使用得当，往往可以获效。

第九节　便　秘

一、概述

便秘是由于大肠传导失常，导致大便秘结，排便周期延长，或周期不长，但粪质干结，排出艰难，或粪质不硬，虽有便意，但便而不畅的病证。

【病因病机】便秘发病的原因归纳起来有饮食不节、情志失调、年老体虚、感受外邪，病机主要是热结、气滞、寒凝、气血阴阳亏虚引起的肠道传导失司所致。

1. **病因**　饮食不节；情志失调；年老体虚；感受外邪。

2. **病机**　便秘的基本病机为大肠传导失常，病位在大肠，同时与肺、脾、胃、肝、肾等脏腑的功能失调有关。如胃热过盛，津伤液耗，则肠失濡润；脾肺气虚，则大肠传送无力；肝气郁结，气机壅滞，或气郁化火伤津，腑失通利；肾阴不足，肠道失润，或肾阳不足，阴寒凝滞，津液不通，故皆可影响大肠的传导，而发为本病。

【辨证论治】

1. **辨证要点**　便秘的辨证当分清虚实，实者包括热秘、气秘和冷秘，虚者当辨气虚、血虚、阴虚和阳虚的不同。

2. **治疗原则**　便秘的治疗以恢复大肠的传导功能、保持大便通畅为原则，应力避单纯应用泻下药，而应针对不同的病因采取相应的治法。实秘为邪滞肠胃、壅塞不通所致，故以祛邪为主，给予泄热、温散、通导之法，使邪去便通；虚秘为肠失温润、推动无力而致，故以扶正为先，给予益气温阳、滋阴养血之法，使正盛便通。

3. **证治分类**

（1）实秘

①热秘

治法：泄热导滞，润肠通便。

方药：麻子仁丸加减。

②气秘

治法：顺气导滞，降逆通便。

方药：六磨汤加减。

③冷秘

治法：温里散寒，通便止痛。

方药：大黄附子汤加减。

（2）虚秘

①气虚秘

治法：补脾益肺，润肠通便。

方药：黄芪汤加减。

②血虚秘

治法：养血滋阴，润燥通便。

方药：润肠丸加减。

③阴虚秘

治法：滋阴增液，润肠通便。

方药：增液汤加减。

④阳虚秘

治法：补肾温阳，润肠通便。

方药：济川煎加减。

二、临床病案举隅

（一）实秘

1. 热秘

病案一 陈某，男，86 岁。2006 年 1 月 16 日初诊。

主诉：大便干结 20 余年。

病史：素来大便干结，需用通便药物方可行便，1~2 日一行，伴腹胀，矢气频转，纳可。

查体：舌质红，苔心黄，少津，脉沉细。既往患高血压病、冠心病、心律失常、结肠黑变病。

中医诊断：便秘（内热津亏证）。

西医诊断：便秘；结肠黑变病。

治法：润燥清热，行气通便。

方药：麻子仁丸加减。

瓜蒌 50g，麻仁 10g，厚朴 10g，草决明子 30g，枳实 10g，香附 10g，木香 5g，肉苁蓉 30g，生地黄 30g，白术 15g，当归 10g，甘草 3g，大黄粉 3g。7 剂，水煎服，日 1 剂。

复诊：服药 7 剂，大便调畅，自行停药 2 周后大便又干结难下，数日一行，略感腹胀，纳可，舌质偏红，舌苔厚腻，脉沉细。因便秘已 20 余年，非 7 剂药可告全功，所以停药后又复现阴津亏少、内热炽盛之征。效不更方，方药略有增减。

再服 7 剂，大便通顺。为巩固疗效，嘱其可再服滋阴润燥行气之品。

【按】便秘是老年常见病，长年服用峻下有毒通便药，致使发生结肠黑病。老年人正气亏虚，治以润下行气为主，不可过用峻猛泻下之品，以防夺正气。瓜蒌、麻仁、草决明子、肉苁蓉、当归、生地黄润肠通便，且具滋补之功，是老年长期便秘的良药，配伍枳实、厚朴、香附、木香等，行气消胀，效果更好。另可根据病情，少量、短期使用大黄粉，以解燃眉之急，中病即止，不可久用。（《李辅仁医案》）

病案二　周某，女，24 岁。1998 年 8 月 16 日。

主诉：大便秘结伴口苦、口干 1 年。

病史：到北方生活数月，出现胃脘不适，纳差，大便秘结，开始 3～4 日一行，后 8～10 日才行，排除大便结如羊屎，排便困难，伴口苦、口干，喜饮，咽喉干痛。

查体：舌质红，苔黑厚欠润，脉弦细。

中医诊断：便秘（热秘）。

西医诊断：便秘。

治法：清胃泄热，生津通便。

方药：白虎增液汤加减。

生石膏 30g，知母 10g，生大黄 10g，板蓝根 15g，枳实 10g，生地黄 15g，麦冬 12g，玄参 12g，天花粉 15g，北豆根 15g，虎杖 15g，郁李仁 20g。7 剂，水煎服，日 1 剂。

【按】原籍南方湿润之地，突迁北方干燥之乡，时值夏季炎热异常，生活数月，感受燥热之邪，伤津耗液。胃脘不适，大便不畅，干结难排，口苦且干，苔黑厚欠润。此乃邪热入里，热结胃脘，灼热伤津，津亏水乏。故以白虎增液汤化裁，增水引舟，清胃泄热，使阴津得复，热结得下，胃肠通降，邪去正复。（《魏喜保医案》）

2. 气秘

刘某，女，41 岁。1999 年 3 月 21 日就诊。

主诉：腹胀痛，便秘 1 个月。

病史：患者 1 个月来因工作不顺，出现胸胁疼痛，纳呆，嗳气频作。用单方小茴香、藿香等煎汤内服后，上症稍减，但时作便秘，每于排便时，腹中胀痛而欲便不得，或矢气频转而粪便难出，粪质或干或溏，或先干后溏。

查体：舌苔薄腻，脉弦。

中医诊断：便秘（气机郁滞证）。

西医诊断：肠功能紊乱。

治法：理气行滞。

方药：六磨汤加味。

乌药 12g，木香 10g，沉香 3g，枳实 15g，大黄 10g，白术 15g，茯苓 15g，槟榔 12g，甘草 6g。7 剂，水煎服，日 1 剂，早晚分服。

【按】本证因情志失和，气机郁滞，肠失传导而致。肝气郁滞，腑气不通则便出不爽，腹中胀痛；肝气乘脾，脾失健运，故时作便溏，纳呆食少；腹中浊气不降，胃气上逆，故见嗳气频作；肝气郁滞则胸胁痞满，脉弦；气机不通则排便不畅，欲便不得。治疗以理气行滞为主，方中乌药、木香疏肝行气，沉香降气，枳实、槟榔破结下气，大黄通下结滞，又加白术、茯苓、甘草健脾助运。（《中医内科学教学病案精选》）

3. 冷秘

邢某，女，30 岁。2012 年 3 月 11 日就诊。

主诉：大便困难，手足不温半个月。

病史：患者半个月前因误食生冷寒凉之品，大便艰涩，腹痛拘急，胀满拒按，胁下偏痛，手足不温，呃逆呕吐，服药无效，故来就诊。

查体：舌苔白腻，脉弦紧。

中医诊断：便秘（冷秘）。

西医诊断：肠功能紊乱。

治法：温里散寒，通便止痛。

方药：大黄附子汤加减。

大黄 9g，附子 12g，细辛 3g，干姜 6g，甘草 6g，乌药 6g。7 剂，水煎服，日 1 剂，早晚分服。

【按】阴寒内盛，凝滞胃肠。方选大黄附子汤加减。方中附子温里散寒，大黄荡涤积滞，干姜、甘草温中益气，乌药理气，细辛辛温宣通。诸药共奏温里散寒、攻下寒积之效。

（二）虚秘

1. 气虚秘

徐某，女，32 岁，2013 年 2 月 23 日初诊。

主诉：腹胀，大便不爽肛门作坠 10 余年。

病史：腹部胀满，大便不爽肛门作坠，已有 10 余年。现感大便并不干硬，虽有便意，但排便困难，用力努挣则汗出短气，便后乏力，面白神疲，肢倦懒言。经医院体检诊断为肠结核。

查体：面色晦暗，舌淡苔白，脉弱。

中医诊断：便秘（气虚秘）。

西医诊断：肠结核。

治法：益气润肠运脾。

方药：黄芪汤加减。

党参 9g，生黄芪 9g，炒白术 9g，青升麻 3g，法半夏 9g，广陈皮 5g，炒枳壳 5g，广木香 3g，沉香曲 9g，炮姜炭 5g，炙甘草 3g，香橼皮 5g。5 剂，水煎服，日 1 剂。

二诊：用益气升清运脾之剂，腹胀已消，肛门作坠亦减，食欲渐振，唯大便 3 日不通。脉沉细渐起，舌苔淡白。清气初升，阴血尚亏，肠腑失于濡润，原方加入温润之味。

原方去沉香曲，加淡苁蓉 9g，黑芝麻 9g。5 剂，水煎服，日 1 剂。

三诊：上药服后大便通畅，腹胀已除。入冬以来，工作烦劳过度，又觉作胀，头昏且痛，食欲颇佳。脉沉细，舌苔薄白。仍当益气升清，健脾助运，药用党参、炙黄芪、炒白术、青升麻、淡苁蓉、大白芍、白蒺藜、炮姜、陈皮等调理至愈。

【按】脾虚气弱，清阳不升，腹部胀满，大便不爽肛门作坠，脾肺气虚，传送无力，治当益气润肠运脾。脾肺之气得充，则传送有力，大便通畅。（《张泽生医案医话集》）

2. 血虚秘

李某，女，37 岁，2013 年 4 月 3 日初诊。

主诉：产后排便困难，大便干燥 3 年。

病史：患者自生产后，大便干燥，排便困难，一至两周排便一次，但每便一次需 1 小时，自觉每次排便时少腹胀痛欲排不出，头晕出汗，四肢无力，腰困发酸，纳差，月经量少，带下色白。

查体：望其面部黄褐，诊其脉象沉细无力，舌质淡，苔白。

中医诊断：便秘（血虚阴亏，脾虚不运证）。

西医诊断：便秘。

治法：养血补阴，健脾通便。

方药：自拟方。

当归 30g，肉苁蓉 30g，生山药 30g，桃仁 10g，阿胶 10g，生白术 30g，炙甘草 10g，莱菔子 10g，北沙参 30g，柴胡 10g，生黄芪 30g。4 剂，水煎服，日 1 剂。

二诊：患者前方尽服后，自觉腹内肠鸣，矢气多，在服第 2 剂后欲解大便，所排大便如羊粪，量较多，在排便时没有如前所言之痛苦，也较容易。再拟前方加枳壳 30g，生地黄 10g。4 剂，水煎服，日 1 剂。

三诊：4 剂尽服后，大便基本 2 日一行，已呈条状，色黄量多，排便前无少腹胀痛，每次排便时较为通顺。纳食有增，头晕出汗、四肢无力、腰困发酸大有减轻。舌质正常、脉象缓。原方 6 剂继服，数年来一直排便很正常。

【按】本证便秘属于产后血虚津亏所致。故用当归、肉苁蓉、阿胶养血滋阴，润阳明肠道；沙参、生白术、生黄芪、炙甘草健脾补益肺气，使之上宣则下通，是补土生金者也；柴胡、莱菔子调理肝脾，使之升降如常。（《刘景泉、刘东汉医案精选》）

3. 阴虚秘

杨某，男，47 岁。1968 年 7 月 16 日初诊。

主诉：排便困难 20 年，加重 3 年。

病史：20 年前患痢疾以后，大便开始不正常，经常腹泻，以后大便初硬后溏，排便困难，每次约需 1 小时。曾经钡餐造影示大肠黏膜肥厚。3 年前排便困难加重，有时蹲而复起，起而复蹲达 2~3 小时，大便呈条状，细如笔杆，有时大便外观带有黏液，但无脓血，患者由于排便困难，痛苦不堪，曾先后住院体检治疗达 20 余次。腹部怕凉，现仍感大便困难，每次蹲厕约 2 小时方能解出。大便如笔管细，曾服中药、黄连素保留灌肠、电疗、水疗、蜡疗、针灸等，效果不明显。屡用甘油栓无效。

查体：直肠镜检查无特殊发现，除外肿物。钡剂 X 线显示肠蠕动迟缓。苔薄白，舌质红，脉沉细。

中医诊断：便秘（阴虚秘）。

西医诊断：肠道功能紊乱。

治法：益气养阴，疏肝和胃。

方药：自拟方。

生黄芪 24g，淫羊藿 15g，桃仁 10g，杏仁 10g，鲜石斛 30g，生枇杷叶 10g，赤芍 15g，白芍 10g，瓦楞子 30g，刀豆子 30g，木瓜 12g，生姜 3g，香附 10g，荷梗 10g，川黄连 5g，酒黄芩 10g，加味保和丸 12g

8 月 10 日，连续服药 1 周来大便通畅，每次排便约 20 分钟，大便增粗如手指。稍干，有时腹部微痛。继以前方巩固疗效。

【按】气阴两伤，湿痰内阻，肠胃不和。治宜益气养阴，疏肝和胃。脾肺之气得充，湿痰得清，则传送有力，大便通畅。（《关幼波临床经验选》）

4. 阳虚秘

李某，男，60 岁。2012 年 9 月 15 日初诊。

主诉：便秘 3 年，加重 1 周。

病史：3 年前患者每于排便时常感困难，便常不干。面色苍白，四肢不温，腹中冷痛，腰膝酸冷，伴夜尿频多，畏寒肢冷，1 周前误食生冷，症状加重，遂来就诊。

查体：舌淡苔白，脉沉迟

中医诊断：便秘（阳虚秘）。

西医诊断：习惯性便秘。

治法：温阳通便。

方药：济川煎加减。

肉苁蓉 15g，牛膝 12g，附子 10g，火麻仁 12g，当归 15g，升麻 12g，泽泻 12g，枳壳 12g，肉桂 15g，菟丝子 12g，杜仲 10g，苏子 12g，半夏 12g，干姜 10g，甘草 12g。7 剂，水煎服，日 1 剂，早晚分服。

【按】本方有温补肾阳、润肠通便的作用，适用于阳气虚衰，阴寒内盛，积滞不行之便秘。患者因年高体弱，命门火衰致阴寒内生，肠失传导，故见大便艰涩难出；阳衰温运无力，则气机阻滞而腹中冷痛；因其里无实热，故便质不干；误食生冷加重阳虚寒凝，肠失传导尤甚。治疗以温壮肾阳为法。方中肉桂、附子、干姜、杜仲、菟丝子、牛膝补命门之火，肉苁蓉、当归、升麻、火麻仁补阳通便，枳壳、苏子降气助肠传导，泽泻渗利小便而泻肾浊，半夏降逆消食，甘草和中调药。全方共奏温阳通便之功。

三、临证备要

（1）关于通下法的应用。通下法虽然是治疗便秘的常法，但绝不是简单地应用泻下药。首先，应在辨证论治原则的指导下选用寒下、温下等法。寒下指针对热秘等证型中的肠胃燥热病机，选用大黄、芒硝等寒凉药物进行通下；温下指针对寒秘等证型中的阴寒凝滞肠胃病机，选用皂角、硫黄等热性通便药通下，或寒凉通便药配伍温药进行通下。其次，长期滥用通下不仅可产生不良反应，也可使患者产生赖药性。正确的方法是从最大有效剂量开始使用，治疗一定疗程后递减至维持量，后逐渐停药。在此过程同时进行生活调摄，消除饮食不节、情志所伤、劳逸过度、体虚等致病因素，方有望彻底治愈便秘。

（2）关于外治法的应用。对于年老体虚、便结较甚、服药不应之患者，不可单纯依赖药物，可配合应用外治法。《伤寒论·辨阳明病脉证并治》曰："此为津液内竭，便虽硬不可攻之，当须自欲大便，宜蜜煎导而通之。"开创了便秘外导法的先河。目前临床上，多采用中药灌肠的方法，常用生大黄 10g 或番泻叶 30g 加沸水 150~200mL，浸泡 10 分钟后，去渣，药液温度控制在 37℃ 左右，取左侧卧位，用导管蘸液状石蜡，插入肛门内约 15cm，缓慢推注或滴注药液，保留 20 分钟后，排出大便。

第四章　肝胆病证

第一节　胁　痛

一、概述

胁痛是指肝络失和所致的以一侧或两侧胁肋部疼痛为主要表现的病证，是临床上比较多见的一种自觉症状。

【病因病机】胁痛的病因主要有情志不遂、饮食不节、跌仆损伤、久病体虚等多种因素。这些因素导致肝气郁结，肝失条达；瘀血停滞，痹阻胁络；湿热蕴结，肝失疏泄；肝阴不足，络脉失养等诸多病理变化，最终导致胁痛发生。

1. **病因**　情志不遂；跌仆损伤；饮食所伤；外感湿热；劳欲久病。

2. **病机**　胁痛的基本病机为肝络失和，其病理变化可归结为"不通则痛"与"不荣则痛"两类。其病理性质有虚实之分，其病理因素不外乎气滞、血瘀、湿热三者。因肝郁气滞、瘀血停滞、湿热蕴结导致的胁痛多属实证，是为"不通则痛"。而因阴血不足、肝络失养导致的胁痛则为虚证，属"不荣则痛"。

【辨证论治】

1. **辨证要点**　辨在气在血；辨属虚属实。

2. **治疗原则**　胁痛之治疗原则当根据"通则不痛"的理论，以疏肝和络止痛为基本治则，结合肝胆的生理特点，灵活运用。实证之胁痛，宜用理气、活血、清利湿热之法；虚证之胁痛，宜补中寓通，采用滋阴、养血、柔肝之法。

3. **证治分类**

（1）肝郁气滞证

治法：疏肝理气，柔肝止痛。

方药：柴胡疏肝散加减。

（2）肝胆湿热证

治法：疏肝利胆，清热利湿。

方药：龙胆泻肝汤加减。

（3）瘀血阻络证

治法：活血祛瘀，通络止痛。

方药：血府逐瘀汤或复元活血汤加减。

（4）肝络失养证

治法：养阴柔肝，理气止痛。

方药：一贯煎加减。

二、临床病案举隅

（一）肝郁气滞证

病案一　尹某，男，48岁。1975年12月8日初诊。

主诉：肝区反复疼痛，两目轻度黄染。

病史：慢性肝炎，病情反复，肝功能异常。自觉肝区隐痛，脘痞作胀，口干，头目昏眩，两目轻度黄染。经西药治疗无效，遂来就诊。

查体：脉细数，舌红少苔。

诊断：胁痛（肝郁气滞证）。

治法：养血柔肝，兼以疏泄清热。

方药：柴胡疏肝散加减。

生地黄12g，全当归9g，大白芍9g，南沙参12g，大麦冬9g，川楝子9g，延胡索9g，夏枯草9g，蒲公英30g，柴胡30g，炙甘草3g。

12月11日二诊：服药3剂，肝区隐痛已轻，脘腹作胀好转。12月16日查肝功能仍不正常，硫酸锌浊度15单位，谷丙转氨酶91单位。自觉胃中嘈杂，食欲不振，舌红少苔，脉弦细。肝阴不足，肝胃不和，前法再治。

生地黄12g，南沙参12g，大白芍9g，醋柴胡5g，川楝子9g，陈皮6g，法半夏9g，云茯苓9g，蒲公英30g。

12月25日三诊：服上药肝区疼痛已止，仍感到头昏目眩，神乏人疲，面部潮红。舌红少苔，脉弦细而数。治宜滋养肝阴，兼以清热。

生地黄12g，南沙参12g，制首乌9g，紫丹参15g，枸杞子9g，大白芍9g，川楝子6g，夏枯草9g，蒲公英15g。

并嘱上方服20剂后，无其他不适，复查肝功能完全正常，要求更方续服。原方去蒲公英、夏枯草，加潞党参15g，续服20剂，以资巩固。

【按】肝失条达，气机郁滞，络脉失和，用柴胡疏肝散加减。柴胡、川楝子疏肝理气，解郁止痛；白芍、甘草养血柔肝，缓急止痛。（《张泽生医案医话集》）

病案二　李某，女，38 岁。1970 年 8 月 6 日初诊。

主诉：右季肋压痛感 5 日。

病史：胆囊炎病史，右季肋部反复疼痛，时轻时重，常有微热，并有恶心，食欲不振，腹部胀满，鼓肠嗳气。

查体：舌质紫暗，苔厚腻，脉弦大。

中医诊断：胁痛（肝郁气滞证）。

西医诊断：胆囊炎。

治法：疏肝解郁，行气止痛。

方药：大柴胡汤加减。

柴胡 12g，白芍 10g，枳实 6g，大黄 6g，黄芩 10g，半夏 10g，生姜 15g，大枣 4 枚，金钱草 24g，滑石 12g，鸡内金 12g。7 剂，水煎服，日 1 剂。

【按】仲景《伤寒论》大柴胡汤，以柴胡疏解少阳胆经郁热，更有黄芩助之；枳实和白芍能除心下郁塞，大黄能诱导郁热下行，半夏、大枣以和胃，重用生姜以制止呕恶；外加金钱草利胆清热，滑石利尿泄热，鸡内金克化积热。（《岳美中医案》）

（二）肝胆湿热证

病案一　吴某，女，48 岁。2005 年 8 月 19 日初诊。

主诉：反复上腹部疼痛近 10 个月。

病史：患者 2004 年 9 月上腹部疼痛住院，诊断为急性胰腺炎，给予抗感染、对症治疗后出院。现近 10 个月反复上腹部疼痛，口干喜饮，无反酸，无腹胀，无发热恶寒等症，纳少，大便调。

查体：舌暗淡，苔薄黄，脉弦细。

中医诊断：胁痛（肝胆湿热证）。

西医诊断：慢性胰腺炎。

治法：疏肝利胆，清热解毒。

方药：疏肝利胆汤加味。

柴胡 6g，枳壳 10g，赤芍 10g，甘草 8g，木香 10g，黄芩 10g，黄连 6g，郁金 10g，川楝子 10g，鸡内金 10g，炒谷芽、炒麦芽各 10g，厚朴 10g，山楂 10g，蒲公英 15g，夏枯草 15g，金银花 10g，熟大黄 6g，山楂 10g。7 剂，水煎服，日 1 剂。

【按】慢性胰腺炎多因饮食不节，湿热内生，久则湿热熏蒸肝胆所致。方中柴胡、郁金、枳壳疏肝行气；芍药、甘草缓肝和中；黄芩、黄连、熟大黄苦寒利胆；鸡内金健脾消积；山楂入肝导滞；厚朴宽中理气。诸药共奏疏肝利胆作用。

病案二　刘某，女，46 岁。2014 年 2 月 3 日初诊。

主诉：口苦，恶心，右胁下胀痛 10 日。

病史：10 日前突然恶心，呕吐，右胁下疼痛难忍，经某院超声检查，诊为"急性胆囊炎"。后经中西医治疗无效，外科建议手术，畏之，故来门诊就医。

查体：面色发青，痛苦面容，舌质红，舌有芒刺，苔黄腻，脉弦滑数。

中医诊断：胁痛（肝胆湿热证）。

西医诊断：胆囊炎。

治法：清热利湿，解毒散瘀，疏肝理气。

方药：龙胆泻肝汤加减。

大黄 60g，茵陈 60g，车前子 60g，龙胆草 15g，金银花 60g，黄连 30g，黄芩 10g，水牛角 15g，生地黄 30g，牡丹皮 12g，山楂 30g，柴胡 10g，青皮 10g，炒白芍 15g，干姜 10g，川椒 10g。7 剂，水煎服，日 1 剂。

【按】辨证为肝胆湿热，湿热治宜清利共施。本方妙在清热利湿重用大黄，一则峻下实热之邪，二则合"通则不痛"之意，与大量茵陈、车前子同用，可使湿热从二便分消，虽导滞不致腹泻；防寒凉太过，故用干姜、川椒防寒凝腹痛；且青皮、柴胡引川椒走胁下，可收止痛之功。（《名老中医临证验案医话》）

（三）瘀血阻络证

赵某，女，37 岁。1980 年 10 月 4 日初诊。

主诉：右胁疼痛反复发作近 2 年，加重 3 个月。

病史：患者 2 年前因工作原因与同事争吵后出现右胁胀痛，且逐渐加重，善太息，不思饮食，经肝功能及胆道、胃肠等有关检查均无异常发现，服中、西药后症状缓解。后疼痛反复发作。3 个月前出现针刺样疼痛，时轻时重。昨晚疼痛又作，特来门诊求治。饮食一般，二便正常，无发热，时有太息。

查体：舌质微紫暗，苔薄白，脉沉细涩。现右胁刺痛难忍，有时引及右背，拒按，面部有淡黑色斑块沉着。

诊断：胁痛（瘀血阻络证）。

治法：活血通络，疏肝理气止痛。

方药：旋覆花汤加减。

旋覆花 6g，当归 9g，郁金 9g，丹参 12g，延胡索 9g，赤芍 9g，乳香 6g，没药 6g，柴胡 9g，川楝子 9g，香附 9g，甘草 3g，山楂 12g。2～4 剂。服上方加减

20 余剂后，胁痛及面部淡黑色斑块等症消失，继服逍遥丸以调理善后，巩固疗效。

【按】该病例由情志失调，肝气郁结，疏泄不利，胁络失和所致。然气血之间关系密切，气为血帅，气行则血行，气滞则血瘀，血为气母，血以载气，血瘀又能阻滞气机而加重气滞。病因肝气郁滞日久不愈，气病及血，气滞血瘀，瘀血阻滞肝络而见右胁刺痛拒按。瘀血内阻，气血运行不利，颜面肌肤失养则见面部淡黑色斑块沉着。时有太息，苔薄白，无发热等，为肝气郁结但无化热之征。脉沉主里，细涩及舌质微紫暗均为瘀血之象。综合上述脉症，采用活血化瘀、疏肝理气的旋覆花汤加减，体现气血同治、治血为主、治气为辅的治法，药证相符，服药 20 余剂后诸症消失。（《中医内科学教学病案精选》）

（四）肝络失养证

杨某，女，54 岁，干部。2002 年 5 月 28 日初诊。

主诉：长期两胁疼痛，加重 5 日。

病史：患者有慢性肝炎病史，长期两胁疼痛，不耐劳烦，近几日因遇劳后出现胁肋隐痛，悠悠不休，伴头晕耳鸣，肢倦乏力，口干咽燥，性情急躁易怒，失眠多梦，两目干涩。

查体：形体消瘦，眼周黧黑，肝轻度肿大，右肋下 1.0cm，舌淡红，少苔，脉细数。肝功能检查：谷草转氨酶 45IU/L。

中医诊断：胁痛（肝阴血不足，肝络失养证）。

西医诊断：慢性肝炎。

治法：滋养肝肾，兼平肝木。

方药：一贯煎加减。

生地黄 30g，枸杞子 15g，沙参 25g，麦冬 15g，延胡索 10g，白芍 15g，当归 15g，川楝子 15g，栀子 15g，炒枣仁 15g。7 剂，水煎服，日两次，早晚分服。

【按】方中重用生地黄为君，滋阴养血以补肝肾；以沙参、麦冬、白芍、枸杞子、当归为臣，配合君药滋阴养血以柔肝；肝体阴而用阳，喜润而恶燥，肝之阴血亏虚易使肝失疏泄，故以延胡索、川楝子为佐使，疏肝止痛；栀子、炒枣仁清热安神。全方共奏滋阴柔肝、疏肝之功。[《中医内科学（案例版）》]

三、临证备要

（1）治疗胁痛宜疏肝柔肝并举。胁痛之病机以肝气郁结、肝失条达为先，故疏肝解郁、理气止痛是治疗胁痛的常用之法。然肝为刚脏，体阴而用阳，治疗时宜柔肝而不宜伐肝。疏肝理气药大多辛温香燥，若久用或配伍不当，易于耗伤肝阴，甚至助热化火。故临证治疗使用疏肝理气药时，一要尽量选用轻灵平和之品，如香附、苏梗、佛手片、绿萼梅之类；二要注意配伍柔肝养阴药物，即白芍、当归之属，以护肝阴、利肝体，如仲景之四逆散中柴胡与白芍并用即是疏肝、柔肝并用的范例。

（2）临证治疗应辨证辨病相结合。辨病有中医病名和西医病名之不同，但辨证论治应贯穿于治疗的全过程。如病毒性肝炎，可用疏肝运脾、化湿行瘀、清热解毒等治法，结合临床经验和药理研究，选择具有抗病毒、改善肝功能、调节免疫及抗纤维化作用的药物；药物性肝炎，结合病史，应先祛除诱因，选择具有改善肝脏炎症、保护肝脏解毒功能作用的药物，同时可以选择中药，如垂盆草、水飞蓟以清热解毒，保肝利胆。

（3）胆道疾病辨证用药特点。如胁痛兼有沙石结聚者，治疗当注意通腑、化石、排石药的配伍应用。辨证属湿热阻滞证，肝胆气机失于通降，出现右胁肋部绞痛难忍，恶心呕吐，口苦纳呆，治疗当清利肝胆，通降排石，方剂常用大柴胡汤加减。通腑泻下常用大黄、芒硝；化石、排石药物可选用鸡内金、海金沙、金钱草、郁金、茵陈、枳壳、莪术、皂角刺、煅瓦楞子等。

第二节 黄 疸

一、概述

黄疸是指因外感湿热邪毒，内伤饮食、劳倦或病后，导致湿邪困遏脾胃，壅塞肝胆，疏泄失常，胆汁泛溢，或血败不华于色，引发以目黄、身黄、小便黄为主症的一种病证，其中目睛黄染尤为本病的重要特征。

【病因病机】黄疸的病因有外感和内伤两个方面，外感多属湿热疫毒所致，内伤常与饮食、劳倦、病后有关。黄疸的病机关键是湿，由于湿邪困遏脾胃，壅塞肝胆，疏泄失常，胆汁泛溢而发生黄疸。

1. **病因** 外感湿热疫毒；内伤饮食、劳倦；病后续发。

2. **病机** 黄疸的病理因素有湿邪、热邪、寒邪、疫毒、气滞、瘀血六种，但其中以湿邪为主，黄疸形成的关键是湿邪为患，如《金匮要略·黄疸病脉证并治》指出："黄家所得，从湿得之。"湿邪既可从外感受，亦可自内而生。

【辨证论治】

1. **辨证要点** 辨阳黄与阴黄；辨阳黄之湿热轻重。

2. **治疗原则** 黄疸的治疗大法主要为化湿邪，利小便。化湿可以退黄，如属湿热，当清热化湿，必要时还应通利腑气，以使湿热下泄；如属寒湿，应予健脾温化，利小便，主要通过淡渗利湿，达到退黄的目的。

3. 证治分类

（1）阳黄

①热重于湿证

治法：清热通腑，利湿退黄。

方药：茵陈蒿汤加减。

②湿重于热证

治法：利湿化浊运脾，佐以清热。

方药：茵陈五苓散合甘露消毒丹加减。

③胆腑郁热证

治法：疏肝泄热，利胆退黄。

方药：大柴胡汤加减。

④疫毒炽盛证（急黄）

治法：清热解毒，凉血开窍。

方药：《千金》犀角散加味。

（2）阴黄

①寒湿阻遏证

治法：温中化湿，健脾和胃。

方药：茵陈术附汤加减。

②脾虚湿滞证

治法：健脾养血，利湿退黄。

方药：黄芪建中汤加减。

（3）黄疸后期

①湿热留恋证

治法：清热利湿，以除余邪。

方药：茵陈四苓散加减。

②肝脾不调证

治法：调和肝脾，理气助运。

方药：柴胡疏肝散或归芍六君子汤加减。

③气滞血瘀证

治法：疏肝理气，活血化瘀。

方药：逍遥散合鳖甲煎丸。

二、临床病案举隅

（一）阳黄

1. 热重于湿证

张某，女，26岁，农民。1975年10月22日初诊。

主诉：发热，小腿肚痛，身目发黄4日。

病史：起病头痛，恶寒发热，全身酸痛无力，腓肠肌疼痛。继则身目发黄，小便赤如浓茶，口苦，上腹不适，大便秘结。

查体：全身皮肤发黄，巩膜重度黄染，皮肤散在出血点，眼结合膜充血，咽部充血，扁桃体I度肿大。淋巴结肿大，肝大右侧锁骨中线肋缘下8cm，质中等有压痛，脾未触及。体温38.6℃。血常规：白细胞$12×10^9$/L，中性粒细胞比例0.8，淋巴细胞比例0.2。肝功能：谷丙转氨酶500单位，黄疸指数30单位，麝香草酚浊度试验38单位，硫酸锌浊度试验24单位。舌质红，苔黄腻，脉象弦数。

诊断：黄疸（阳黄，热重于湿证）。

治法：解毒利湿，清热凉血。

方药：茵陈蒿汤加味。

茵陈30g，山栀子9g，大黄9g，金银花30g，板蓝根30g，蒲公英30g，连翘15g，牡丹皮12g，黄连9g，茯苓12g，白茅根30g。水煎，日1剂，分4次服。

10月23日，诸症减轻，腑通热降，上腹觉舒，能进饮食，舌质红，苔黄腻，脉象滑。原方继进4剂。

10月27日，黄疸消退缓慢，口苦，小便赤如浓茶。舌质红，苔黄腻，脉象滑。原方去黄连，加龙胆草6g，黄柏9g。再进5剂。

11月4日，黄疸明显消退，小便淡黄，大便通畅，舌质略红，苔薄黄，脉象沉缓。以10月27日方，再进5剂。

11月10日，黄疸全退，自觉无不适。肝大，右侧锁骨中线肋缘下3cm可触及，无压痛，质中等。血常规：白细胞$8×10^{12}$/L，中性粒细胞比例0.68，淋巴细胞比例0.32。肝功能正常。

【按】黄疸辨治以阴阳为纲，应分清阳黄与阴黄。本例患者具有黄疸的三大主症，且发病较急，病程较短，黄色鲜明，故诊断为黄疸之阳黄。由于湿热熏蒸肝胆，胆汁不循常道而外溢肌肤，上注目窍则见身目俱黄；热为阳邪，热邪炽盛故其色鲜明。湿热内蕴，热盛伤津则发热，口干喜冷饮，舌质红。胃肠湿热蕴结，气机阻滞，胃浊上逆，肠腑不通，故见食少，口苦，腹胀便秘。湿热熏蒸肝胆，疏泄失职，经气郁滞，胁络不畅则右胁下疼痛不适，且有包块。苔黄厚腻，脉滑数，均为湿热内盛之征。针对上述脉症，采用茵陈蒿汤加味，选用清热利湿泻下通腑之药，使邪有出路，佐以疏肝活血之品，则肝之气血畅达，诸症消失。(《商郑医案选》)

2. 湿重于热证

高某，男，40 岁。1980 年 6 月 30 日初诊。

主诉：目黄，身黄，溲黄 1 周。

病史：患者病起半月，初时发热，但热度不高。近 1 周来发现目白睛及全身皮肤发黄，且感头重身困，胸脘痞满，食欲减退，厌油腻，恶心呕吐，腹胀便溏，口淡不渴，小便少而色黄。

查体：舌苔厚腻微黄，脉濡缓。

诊断：黄疸（阳黄，湿重于热证）。

治法：利湿化浊，佐以清热。

方药：茵陈五苓散合甘露消毒丹加减。

茵陈 30g，茯苓 12g，猪苓 12g，泽泻 9g，白术 9g，藿香 9g，白豆蔻 6g，大腹皮 6g，薏苡仁 30g，麦芽 12g，郁金 9g，谷芽 12g，半夏 3g，生姜 3 片。7 剂，水煎服，日 1 剂，早晚分服。

【按】本例患者具有目黄、身黄、小便黄三大主症，应诊断为黄疸。由于湿遏热壅，胆汁不循常道，溢于肌肤，故身目色黄。湿热内蕴，湿重于热则热度不高。湿邪内阻，清阳不得发越则头重身困。胸脘痞满，食欲减退，厌油腻，恶心呕吐，腹胀便溏乃湿困脾胃，浊邪不化，脾胃运化功能减退所致。湿热流注下焦，膀胱气化不利则小便少而色黄。口淡不渴，舌苔厚腻微黄，脉濡缓，均为湿重热轻之征，故宜治湿为主，佐以清热，选用茵陈五苓散合甘露消毒丹加减治疗，药与证对，收效亦显。(《中医内科学教学病案精选》)

3. 胆腑郁热证

张某，男，37 岁。1956 年 4 月 1 日初诊。

主诉：突发身黄、目黄，加重 1 周。

病史：1956 年 3 月 25 日，自觉全身酸软乏力，恶寒发热，胸胁胀满，不欲饮食，恶心，厌油腻气味，小便深黄似浓茶。医院检查诊断为急性黄疸型肝炎。

查体：面色黧黑而瘦，白睛及皮肤呈橘黄色。舌苔薄黄，脉弦略数。

中医诊断：黄疸（肝胆湿热蕴积证）。

西医诊断：急性黄疸型肝炎。

治法：清热解毒，健脾利湿。

方药：茵陈 60g，大枣 250g，绿豆 125g。加水煎煮，至枣及豆稀烂为止，去茵陈，吃枣及豆，并取汤频饮。

4月4日二诊：服药3剂，小便增多，身黄及睛黄明显消退，已无数象。嘱其原方继服。

4月9日随访，又服药4剂，黄疸全消，饮食恢复正常，自觉无明显不适，未再到医院复查。

【按】湿热沙石郁滞，脾胃不和，肝胆失疏，茵陈疏肝利胆退黄，绿豆解毒，大枣和中扶正。方简力强，共奏祛邪扶正之效。(《刘惠民医案》)

4. 疫毒炽盛证（急黄）

病案一　于某，女，59岁。1961年8月10日初诊。

主诉：皮肤突然黄染伴谵妄、昏迷3日。

病史：患者于10日前恶寒发热，头晕，恶心呕吐，胃脘不适。当天服藿香正气丸两次，有些好转。但仍感体乏无力，小便茶红色。5日后发现皮肤黄染而就诊，经某医院体检后诊断为急性传染性肝炎，于8月5日住院治疗。8月7日突然病情变化，患者烦躁不宁，有时两手舞动呼叫，呈谵妄状态，并发急性肝昏迷。经治疗症状不减，故请中医会诊。舌质红，舌苔黄厚，脉弦滑。

查体：全身皮肤及巩膜黄染（++），腹胀，肝大在右肋下2cm，剑突下3cm，质软，脾未触及。肝功化验：黄疸指数30单位，胆红素4mg/dL，凡登白试验迅速，麝香草酚浊度试验15单位，尿三胆（尿胆红素、尿胆原、尿胆素）强阳性。证属湿热蕴毒，邪蒙清窍，扰及神明。

中医诊断：黄疸（急黄）。

西医诊断：肝性脑病。

治法：清热解毒，开窍醒神。

方药：茵陈栀子柏皮汤加减。

茵陈15g，生栀子6g，川黄连4.5g，金银花10g，连翘10g，大青叶15g，郁金6g，石菖蒲6g，生甘草3g，滑石块10g。安宫牛黄丸2丸，每次1丸，每日2次。

8月12日二诊：服药后患者渐转安静，今日神志已清醒。自述头晕，不想吃饭，全身无力。舌质淡红，苔薄黄，脉滑缓。前方去安宫牛黄丸、石菖蒲，加柏皮6g，焦神曲10g。

8月15日三诊：精神已正常，食欲已佳，头晕已清，舌红少苔，脉同前。以后仍用茵陈栀子柏皮汤加减，至8月20日黄疸消失；至9月5日体检肝功能正常。

【按】湿热疫毒炽盛，深入营血，内陷心肝。栀子、川黄连、金银花、连翘清热凉血解毒；茵陈利湿清热退黄。加服安宫牛黄丸以凉开透窍。(《中医医案医话集锦》)

病案二　李某，男，17 岁。2014 年 2 月 24 日初诊。

主诉：恶心，纳呆 1 个月，周身发黄 3 日。

病史：患者 1 个月前感觉周身不适，头晕头痛，右前胸痛，伴有体倦乏力，食欲缺乏。3 日前突然出现黄疸，发热，小便不利，有烧灼感，伴有神昏，谵语，大便时溏。

查体：周身皮肤及巩膜深度黄染，如橘皮色，意识不清，舌质红，无苔而光滑，脉弦滑而数。

中医诊断：黄疸（急黄）。

西医诊断：亚急性肝坏死。

治法：清热解毒，凉血救阴。

方药：犀角地黄汤加减。

犀角（水牛角代）3g，茵陈 30g，牡丹皮 10g，麦冬 10g，石斛 12g，玄参 10g，白芍 10g，金银花 12g，生地黄 10g，郁金 10g，石菖蒲 6g，龙胆草 6g，大枣 5 枚。7 剂，水煎服，日 1 剂。

【按】本例患者采用中药治疗，以大剂量清热解毒、凉血开窍药组方，以犀角为主清血分之热毒，奏清心、安神、定惊之效；合石菖蒲、郁金，开窍而醒神；再配以茵陈、玄参、麦冬、生地黄等清热育阴之品，使热毒灼伤营血速效改善。（《名老中医临证验案医话》）

（二）阴黄

1. 寒湿阻遏证

卢某，48 岁，湖北人，寓南昌城内。

主诉：面目遍体暗黄伴便溏，神疲。

病史：时值暑热，喜饮冷水，又常于阴凉处当风而卧，面目遍体暗黄如嫩绿，小便清白，大便溏泄，不热不渴，倦卧无神，常若离魂者。

查体：形体消瘦，左右六脉沉迟而缓，来去无神。

中医诊断：黄疸（阴黄，寒湿阻遏证）。

西医诊断：慢性肝炎。

治法：温中化湿，健脾和胃。

方药：茵陈术附汤加减。

茵陈 24g，黑附片 9g，川干姜 6g，炒薏苡仁 12g，云茯苓 12g。

此方连进 2 剂，溏泄渐止，黄亦稍轻，各症均有转机。仍照原方加焦於术 9g，杭白芍 6g，广陈皮 2g，六一散 12g（包煎）。又接进 3 剂，6 日后诸症痊愈。

【按】因患者时值暑热，喜饮冷水，又常于阴凉处当风而卧，以致湿邪不得由汗而出，困于脾家，蓄蕴日久，致成斯疾。诊断为黄疸寒湿阻遏证，故以茵陈加附子、干姜主之。仍以茵陈利湿为君；以附子、干姜回阳温中为臣；以薏苡仁扶土化湿为佐；以云茯苓利水除邪为使。共奏温中化湿、健脾和胃之功。（《全国名医验案类编》）

2. 脾虚湿滞证

毕某，男，26 岁。1963 年 10 月 15 日初诊。

主诉：两目轻度发黄已 2 年余。

病史：患者于 1961 年 9 月发现面目皮肤发黄，食纳不佳，经医院体检诊为"病毒性黄疸型肝炎"，服中西药后，自觉症状好转，但目睛发黄未完全消退，肝功能异常。1962 年 10 月经肝脏穿刺活组织检查符合"迁延性肝炎"诊断。1963 年 10 月 15 日住院，当时自觉疲乏，右胁痛，疲倦后加重。

查体：面色无泽，巩膜微黄，肝在右肋下可触及边缘，质软。脾在肋下 1cm 可触及。化验：黄疸指数 20 单位，血胆红素定量 22mg%，谷丙转氨酶 25 单位（正常值 21 单位以下），麝香草酚浊度试验 5 单位，麝香草酚絮状试验（－），血胆固醇 128.5mg%，球蛋白 2.02g%，血浆白蛋白 3.08g%，凝血酶原时间 16 秒（对照 15 秒）。舌苔薄白，舌质正常，脉沉缓。

中医诊断：黄疸（阴黄，脾阳不振，寒湿凝聚证）。

西医诊断：迁延性肝炎。

治法：温振脾阳，祛湿散寒，活血退黄。

方药：茵陈术附汤加味。

茵陈 60g，黄芪 12g，郁金 10g，党参 15g，干姜 6g，炮附子 10g，茯苓 15g，白术 10g，生甘草 3g，生姜 6g。

服上方 6 剂后，原方加泽兰 15g。继续服药 14 剂，症状稍有改善。复查肝功能：黄疸指数 9 单位，胆红素 0.8mg%，谷丙转氨酶 12.5 单位，麝香草酚浊度试验 6 单位，麝香草酚絮状试验（－）。效不更方，继服上方共计 3 个月余。期间曾复查肝功能 4 次，均在正常范围。血胆红质均在 1.0mg% 以下，血浆白蛋白 4.25g%，球蛋白 2.55g%。查体：肝在肋下仍可触边，脾未触及。症状消失，于 1964 年 1 月 31 日临床痊愈出院。

【按】关幼波老根据患者身目微黄，面色晦暗无泽，食纳不佳，疲乏无力，舌苔薄白，脉沉缓，辨证为脾阳不振，寒湿凝聚，瘀阻血脉，属于阴黄范围。根据其发病情况，病始为阳黄，而后转为阴黄。患者体质已虚，脾阳已衰，所以用茵陈术附汤加生姜、党参、干姜、茯苓、郁金等补气温阳及疏肝利胆之品服用 3 个月余而全身症状消失，肝功能正常，临床痊愈出院。本例患者从四诊所见，阴黄的症状似乎不很典型，但是，关老着重从病症的发展过程及面目微黄而无泽、脉沉缓、无热象等几个主要环节辨识，从阴黄论治，收到了较好的效果。临证若一见黄疸就清热利湿，过用苦寒，势必中伤脾胃，反使病情加重。同时也可以看出临床对阴黄的辨治，也非容易掌握，特别是由阳黄转为阴黄的过程中，更加难以辨识，所以应认真分析主症，了解病情发展情况，明确主要病机，慎重立法组方用药，才能收到较好疗效。（《关幼波临床经验选》）

（三）黄疸后期

1. 湿热留恋证

孙某，男，50岁。2012年9月30日初诊。

主诉：身黄伴小便黄赤，加重1周。

病史：患者病起1周，初时发热，但热度不高。近日来发现皮肤发黄，且感头重身困，脘痞腹胀，胁肋隐痛，饮食减少，口中干苦，小便黄赤，遂来就诊。

查体：形体消瘦，苔腻，脉濡数。

诊断：黄疸（黄疸后期，湿热留恋证）。

治法：清热利湿，以除余邪。

方药：茵陈四苓散加减。

茵陈6g，黄芩6g，黄柏6g，茯苓8g，泽泻9g，车前草8g，苍术8g，苏梗8g，陈皮9g。7剂，水煎服，早晚分服。

【按】该患因湿热留恋，余邪未清，故方选茵陈四苓散加减。茵陈、黄芩、黄柏清热化湿，茯苓、泽泻、车前草淡渗分利，苍术、苏梗、陈皮化湿行气宽中。

2. 肝脾不调证

李某，女，65岁。2013年12月12日初诊。

主诉：脘腹胀满，肢倦乏力加重4日。

病史：患者曾有黄疸病史，经治疗后，4日前感觉脘腹痞闷，肢倦乏力，胁肋隐痛不适，饮食欠香，大便不调，服西药未见轻，遂来就诊。

查体：形体消瘦，舌苔薄白，脉来细弦。

诊断：黄疸（黄疸后期，肝脾不调证）。

治法：调和肝脾，理气助运。

方药：柴胡疏肝散加减。

当归8g，白芍8g，柴胡8g，枳壳6g，香附6g，郁金8g，党参6g，白术8g，茯苓8g，山药10g，陈皮8g，山楂8g，麦芽10g。10剂，煎服，每日1剂。

【按】黄疸后期，肝脾不调，疏运失职。出现脘腹胀满，胁肋隐痛，方选柴胡疏肝散加减。当归、白芍、柴胡、枳壳、香附、郁金养血疏肝；党参、白术、茯苓、山药益气健脾；陈皮、山楂、麦芽理气助运。疏肝药与养血药相配，肝郁得疏，诸症自消。

3. 气滞血瘀证

许某，女，42 岁。2013 年 6 月 15 日初诊。

主诉：胸胁胀闷刺痛 1 个月。

病史：患者黄疸治疗后，最近 1 个月常感胁下有结块，隐痛、刺痛不适，胸胁胀闷，面颈部见有赤丝红纹，食欲不佳，大便秘结，小便正常，服药无效，来求诊。

查体：形体消瘦，舌暗有瘀点，脉涩。

诊断：黄疸（黄疸后期，气滞血瘀证）。

治法：疏肝理气，活血化瘀。

方药：逍遥散合鳖甲煎丸。

柴胡 12g，枳壳 12g，香附 12g，当归 10g，赤芍 8g，丹参 8g，桃仁 8g，莪术 10g。并服鳖甲煎丸，以软坚消积。10 剂，煎服，早晚分服。

【按】因气滞血瘀，积块留着，不通则胁下刺痛，方中柴胡、枳壳、香附疏肝理气；当归、赤芍、丹参、桃仁、莪术活血化瘀。并服鳖甲煎丸，以软坚消积。肝脾同调，气血兼顾，瘀去，络通，痛止。

三、临证备要

（1）黄疸可出现于多种疾病之中，临证时，除根据黄疸的色泽、病史、症状，辨别其属阴属阳外，尚应进行有关理化检查，区分肝细胞性、阻塞性或溶血性黄疸等不同性质，明确病毒性肝炎、胆囊炎、胆结石、消化道肿瘤或蚕豆黄等疾病诊断，以便采取相应的治疗措施。

（2）必须注意病程的阶段性与病证的动态变化。在黄疸的治疗过程中，应区别病证偏表与偏里、湿重与热重、阳证与阴证。应及时掌握阴黄与阳黄之间的转化，以做相应的处理。

（3）关于大黄的应用：吴又可谓"退黄以大黄为专功"，茵陈与大黄协同使用，退黄效果更好。如大便干结者，加玄明粉、枳实；若大便溏，可用制大黄，一般连续服用后，大便非但不稀，反而会正常。大黄除有清热解毒、通下退黄作用外，还有止血、消瘀、化癥之功，不仅在急性黄疸型肝炎时可用大黄，即使慢性肝炎或肝硬化出现黄疸，亦可配伍使用大黄。

（4）关于淤胆型肝炎的治疗：淤胆型肝炎病机特点为痰湿瘀结，肝胆脉络阻滞。本病可出现于阳黄或阴黄之中，初期多属阳黄，系湿热与痰瘀蕴结，胆汁泛溢；后期多属阴黄，为寒湿痰瘀胶结，正气渐损。治疗在参照黄疸病辨证施治的基础上，常加入活血行瘀、化痰散结、利胆通络之品。活血行瘀药物如赤芍、桃仁、莪术、丹参、当归等；化痰散结药物如半夏、橘红、莱菔子、胆南星、苍术、硝石矾石散等；利胆通络药物如广郁金、金钱草、路路通、鸡内金、芒硝、山楂、虎杖等。

附　萎黄

一、概述

萎黄一证，与黄疸有所不同，其主要症状：两目不黄，周身肌肤呈淡黄色，干萎无光泽，小便通畅而色清，倦怠乏力，眩晕耳鸣，心悸少寐，大便溏薄，舌淡苔薄，脉象濡细。

【病因病机】本病由于虫积食滞、劳伤过度或饥饱失宜，导致脾土虚弱，水谷不能化精微而生气血，气血衰少，肌肤失养，以致肌肤萎黄，无光泽。此外，失血过多，或大病之后，血亏气耗，肌肤失养而发本病。

【治疗原则】在治疗上主要是调理脾胃，益气补血。

二、临床病案举隅

陈某，女，50岁。2012年9月23日初诊。

主诉：肌肤淡黄，干萎无光泽2个月。

病史：患者久病，形体羸瘦，面色无华，近2个月发现两目不黄，周身肌肤呈淡黄色，干萎无光泽，小便通畅而色清，倦怠乏力，眩晕耳鸣，心悸少寐，大便溏薄。

查体：舌淡苔薄，脉象濡细。

诊断：萎黄。

治法：调理脾胃，益气补血。

方药：黄芪建中汤加减。

炙黄芪5g，党参6g，白术8g，炙甘草6g，当归10g，白芍18g，生姜9g，熟地黄12g，阿胶30g，桂枝9g，砂仁9g，大枣4枚。7剂，水煎服，日1剂，早晚分服。

【按】该患者久病，气血衰少，肌肤失养，以致肌肤萎黄，无光泽。治疗当调理脾胃，益气补血，方选黄芪建中汤。炙黄芪、党参、白术、炙甘草补气健脾；当归、白芍、熟地黄、阿胶滋养阴血；生姜、桂枝、砂仁温中和胃。

第三节 积 聚

一、概述

积聚是由于体虚复感外邪、情志饮食所伤及他病日久不愈等原因引起正气亏虚，脏腑失和，气滞、血瘀、痰浊蕴结腹内所致，以腹内结块，或痛或胀为主要临床特征的病证。

【病因病机】积聚的发生，多因情志失调，饮食所伤，外邪侵袭，以及病后体虚，或黄疸、疟疾等经久不愈，且常交错夹杂，混合致病，以致肝脾受损，脏腑失和，气机阻滞，瘀血内结，或兼痰湿凝滞，而成积聚。

1. **病因** 情志失调；饮食所伤；外邪侵袭；他病续发。

2. **病机** 本病病因有寒邪、湿热、痰浊、食滞、虫积等，其间又往往交错夹杂，相互并见，最终导致气滞血瘀结成积聚，故气滞、血瘀、痰结是形成积聚的主要病理变化。

本病初起，气滞血瘀，邪气壅实，正气未虚，病理性质多属实；积聚日久，病势较深，正气耗伤，可转为虚实夹杂之证。病至后期，气血衰少，体质羸弱，则往往转以正虚为主。

【辨证论治】

1. **辨证要点** 辨积与聚；辨虚实；辨部位；辨标本缓急。

2. **治疗原则** 聚证病在气分，重在调气，以疏肝理气、行气消聚为基本原则；积证病在血分，重在活血，以活血化瘀、软坚散结为基本原则。积证初期属邪实，应予消散；中期邪实正虚，予消补兼施；后期以正虚为主，应予养正消积。

3. **证治分类**

（1）聚证

①肝气郁结证

治法：疏肝解郁，行气消聚。

方药：逍遥散加减。

②食滞痰阻证

治法：理气化痰，导滞通腑。

方药：六磨汤加减。

（2）积证

①气滞血阻证

治法：理气活血，消积散瘀。

方药：柴胡疏肝散合失笑散加减。

②瘀血内结证

治法：祛瘀软坚，兼调脾胃。

方药：膈下逐瘀汤加减。

③正虚瘀结证

治法：补益气血，化瘀消积。

方药：八珍汤合化积丸加减。

二、临床病案举隅

（一）聚证

1. 肝气郁结证

病案一　荆某，女，46 岁，教师。2003 年 3 月 29 日初诊。

主诉：腹胀、腹痛反复发作，加重 2 个月。

病史：患者自诉平时腹胀、腹痛反复发作，常因情志不舒及饮食不节发生。曾服用多种中西药物，病情时好时差。近 2 个月来病情加重，症见腹中气聚，攻窜腹胀，时聚时散，脘胁之间时或不适，乏力，失眠，焦虑，便秘等。

查体：神清语明，腹部触诊可有轻微压痛。苔薄，脉弦。实验室检查：肝功能化验正常，超声检查肝脏正常。

中医诊断：聚证（肝气郁结证）。

西医诊断：胃肠功能紊乱。

治法：疏肝解郁，行气消聚。

方药：逍遥散加减。

柴胡 5g，当归 10g，白芍 10g，甘草 5g，生姜 3 片，薄荷 4g，香附 10g，青皮 10g，枳壳 10g，郁金 10g，台乌药 10g。7 剂，水煎服，日 1 剂，早晚分服。

【按】本证乃由情志因素，伤及于肝，使肝脏疏泄功能失常，气机不畅所致，方选逍遥散加减。方中柴胡、薄荷、白芍疏肝、柔肝；当归养血通络；香附、青皮、枳壳、郁金、台乌药行气散结止痛；甘草、生姜调和诸药。［《中医内科学（案例版）》］

病案二　赵某，女，34 岁。2013 年 3 月 5 日初诊。

主诉：左上腹部肿块疼痛 1 个月，近 1 周加重。

病史：患者 1 个月前发现左上腹部刺痛拒按，触之有鸡子黄大小肿块，伴有失眠多梦，情绪急躁，食欲缺乏。

查体：面色淡黄，体质瘦弱，左上腹部可触及肿块，舌质暗红，舌苔较厚欠润，脉弦数。

中医诊断：聚证（肝气郁结证）。

西医诊断：局部肿块。

治法：疏肝健脾，软坚化瘀。

方药：逍遥散加减。

当归 9g，白芍 9g，柴胡 9g，茯苓 9g，白术 9g，枳壳 9g，川芎 6g，生牡蛎 30g，青皮 9g，三棱 9g，莪术 9g，丹参 30g。20 剂，水煎服，日 1 剂。

【按】本病诸药由于肝脾失调，脏腑不和，气机不畅，气滞血瘀，积久而成，因此采用逍遥散加破积软坚、化瘀散结之生牡蛎、三棱、莪术、青皮、白芍，用药仅 20 剂，病获痊愈。（《名老中医临证验案医话》）

2. 食滞痰阻证

苏某，男，50 岁。1984 年 9 月 7 日初诊。

主诉：腹痛，呕吐 2 日。

病史：2 日前突然腹痛剧烈，呕吐，去县医院外科诊断为肠梗阻。保守治疗 2 日，痛不缓解，建议手术治疗。因惧怕手术到中医科就诊。自述疼痛剧烈、呕吐，发病以来未排大便。

查体：由家人扶入诊室，痛苦面容。左下腹可触及条索状物，不甚硬，拒按。苔腻，脉沉弦。放射线检查：腹部有气液面。

中医诊断：聚证（食滞痰阻证）。

西医诊断：肠梗阻。

治法：导滞通便，散结消聚。

方药：大承气汤。

芒硝 15g，厚朴 15g，大黄 20g，枳壳 15g。水煎服。

服 2 剂后有肠鸣排便 1 次，排便后腹痛、呕吐症状消失，腹内条索状结也消失。

再服香砂养胃丸 1 周，再无复发。

【按】患者左下腹触及条索状包块，不硬，且伴舌苔腻，故诊断为聚证（食滞痰阻）。痰阻于胃肠，这是无形之痰邪的主要标志之一。痰阻气机则形成阳明腑实。由于阳明腑实则腹痛剧烈，拒按，不排便。痰阻气结在肠内故可触及条索状物，脉沉弦。治疗时选用泻阳明腑实的大承气汤。此病在临床上属外科急证，用药时必须严密观察，必要时与外科配合。用药后要观察大便，如大便已通，则腹痛消失，立即停用大承气汤，改用调理脾胃之剂。用大承气汤 2~3 剂不排便或腹痛剧烈时应到外科处理。(《黑龙江中医药杂志》)

(二) 积证

1. 气滞血阻证

赵某，男，40 岁。2013 年 9 月 12 日初诊。

主诉：腹部积块胀痛 2 周。

病史：患者 5 年前患急性肝炎后，病情加重，至今未愈。2 周前腹部积块质软不坚，固定不移，胀痛不适，乏力，食欲欠佳。

查体：神志清楚，腹部有压痛，舌苔薄，脉弦。

诊断：积证（气滞血阻证）。

治法：理气活血，消积散瘀。

方药：柴胡疏肝散合失笑散加减。

柴胡 5g，青皮 10g，金铃子 15g，丹参 g，延胡索 10g，生蒲黄 10g，五灵脂 10g，陈皮 10g，香附 10g，桔梗 10g，三棱 10g，莪术 10g。7 剂，水煎服，日 1 剂，早晚分服。

【按】患者为积证，因气滞血瘀，脉络不和，积而成块。方用柴胡疏肝散合失笑散加减。方中金铃子疏肝理气，延胡索活血止痛，失笑散活血化瘀，加柴胡、青皮、陈皮、香附、桔梗以行气散结，并加三棱、莪术、丹参以增强活血通络、软坚散结之功，使气血流通，通则不痛，积块可散。

2. 瘀血内结证

刘某，女，45 岁。2012 年 10 月 17 日初诊。

主诉：腹部积块，刺痛 1 个月。

病史：患者 2 年前诊断为肝硬化，1 个月前病情加重，现症腹部积块明显，质地较硬，固定不移，刺痛，形体消瘦，纳谷减少，面色晦暗黧黑，面颈胸臂有血痣赤缕，月事不下，服西药效果不明显，遂来求治。

查体：舌质紫有瘀点，脉细涩。

诊断：积证（瘀血内结证）。

治法：祛瘀软坚，兼调脾胃。

方药：膈下逐瘀汤加减。

五灵脂 6g，当归 9g，川芎 6g，桃仁 9g，牡丹皮 6g，赤芍 6g，红花 9g，枳壳 5g，三棱 6g，莪术 6g，香附 5g，乌药 6g，陈皮 g，延胡索 3g，白术 9g，黄精 6g，甘草 9g。7 剂，水煎服，日 1 剂，早晚分服。

【按】因瘀结不消，正气渐损，脾运不健，腹部积块明显，质地较硬，固定不移，刺痛，面色晦暗黧黑，月事不下，方选膈下逐瘀汤加减。方中当归、川芎、桃仁、三棱、莪术活血化瘀消积，香附、乌药、陈皮行气止痛，白术、黄精、甘草健脾扶正，五灵脂、红花、牡丹皮、枳壳活血行气止痛。方药对症，服药后邪退病愈。

3. 正虚瘀结证

苏某，女，76 岁。1998 年 12 月 28 日就诊。

主诉：右胁下积块坚硬，疼痛逐渐加剧，加重 10 余日。

病史：该患者 10 月 10 日自觉右胁下胀痛，自服木香顺气丸等药，症状未见缓解，反而加重而就诊。经门诊 B 超等检查确诊为肝癌。用药后症状未见好转而收入病房。自述右胁下疼痛剧烈（针刺样痛，拒按），食少。

查体：体温 36.7℃，脉搏 90 次/分，呼吸 24 次/分，血压 16/12kPa（120/90mmHg）。表情痛苦，面色萎黄，精神倦怠，消瘦，肌肤无华，目窠微陷，唇干色暗，右胁下触到结块坚硬，腹部青筋暴露，舌红无苔，脉沉细弱无力。

中医诊断：积证（正虚瘀结证）。

西医诊断：肝癌（晚期）。

治法：大补气血，化瘀消积。

方药：八珍汤合金铃子散加减。

当归 15g，赤芍 15g，熟地黄 20g，人参 10g，川芎 15g，瓦楞子 10g，白术 15g，茯苓 15g，延胡索 15g，川楝子 15g，三棱 10g，莪术 10g，甘草 5g。7 剂，水煎服，日 1 剂，早晚分服。

【按】由于情志等因素而致肝气郁结，故胁下胀痛，日久气滞血瘀成块则胁下积块坚硬、拒按、刺痛。肝脾血瘀则腹部青筋暴露。瘀血致新血不生，气血虚弱，故面色萎黄，形体消瘦，肌肤不华，舌干色暗，舌红无苔，脉细弱无力。形成虚实夹杂，病机较复杂、预后较差的疑难重症。由于病机是虚实夹杂，则治疗为攻补兼施，先攻后补还是先补后攻或攻补兼施则因人而异。本证虚实并重，采用攻补兼施，选用八珍汤合金铃子散。在选择活血药时，应选用活血化瘀散结作用的药更合适，如三棱、莪术等。因本病治疗难度较大、预后差，所以除中药外还应积极配合西医的治疗。（《佳木斯中医院住院病例》）

三、临证备要

（1）积聚临证应抓住主症，审查病机，确定治则，遵循《素问·至真要大论》所谓"坚者削之""结者散之""留者攻之""逸者行之""衰者补之"法则，贯穿调气理血的基本大法。积聚各个证型往往兼有郁热、湿热、寒湿、痰浊等病理表现，其中，兼郁热、湿热者尤为多见。至于正气亏虚者，亦有气血阴阳之偏盛不同，临证应根据邪气兼夹与阴阳气血亏虚的差异，相应地调整治法方药。

（2）积聚除按气血虚实辨证外，尚需根据结块部位、脏腑所属综合考虑，结合西医检查手段明确积聚的性质，对治疗和估计预后有重要意义。如聚证系肠梗阻，经内科积极合理治疗无效或加重者，则需考虑外科手术治疗；如癥积系病毒性肝炎所致肝脾肿大者，在辨证论治的基础上可选加具有抗病毒、护肝降酶、调节免疫、抗纤维化等作用的药物；如恶性肿瘤宜加入扶正固本、调节免疫以及实验筛选和临床证实有一定抗肿瘤作用的药物。

（3）积聚治疗上始终要注意顾护正气，攻伐药物不可过用。正如《素问·六元正纪大论》所言："大积大聚，其可犯也，衰其大半而止。"聚证以实证居多，但如反复发作，脾气易损，此时需用香砂六君子汤加减，以培脾运中。积证系日积月累而成，其消亦缓，切不可急功近利。如过用、久用攻伐之品，易于损正伤胃；过用破血、逐瘀之品，易于损络出血；过用香燥理气之品，则易耗气伤阴，加重病情。要把握好攻与补的关系及主次轻重，注意"治实当顾虚""补虚勿忘实"，可根据具体情况，或先攻后补，或先补后攻，或寓补于攻，或寓攻于补。《医宗必读·积聚》提出"屡攻屡补，以平为期"的原则深受医家重视。

（4）在对积证的治疗中，可适当选用软坚之药和虫类药以破瘀消积。不论初起或久积，均可配合外治法，如敷贴阿魏膏、水红花膏等，有助于活血散结，软坚消积。此外，尚可配合针灸、气功等疗法。

第四节　鼓　胀

一、概述

鼓胀是指肝病日久，肝、脾、肾功能失调，气滞、血瘀、水停于腹中所致的腹部胀大如鼓的一类病证，临床以腹大胀满，绷急如鼓，皮色苍黄，脉络显露为特征，故名鼓胀。

【病因病机】鼓胀病因比较复杂，概言之，有酒食不节、情志刺激、虫毒感染、病后续发四个方面。形成本病的机理，主要在于肝、脾、肾受损，气滞血结，水停腹中。

1. **病因**　酒食不节；情志刺激；虫毒感染；病后续发。

2. **病机**　基本病理变化总属肝、脾、肾受损，气滞、血瘀、水停腹中。病变脏器主要在于肝脾，久则及肾。病理性质总属本虚标实。初起以实为主；后期以虚为主。至此因肝、脾、肾三脏俱虚，壅结更甚，其胀日重，由于邪愈盛而正愈虚，故本虚标实，更为错综复杂，病势日益深重。

【辨证论治】

1. 辨证要点　本病多属本虚标实之证。临床首先应辨其虚实标本的主次，标实者当辨气滞、血瘀、水湿的偏盛，本虚者当辨阴虚与阳虚的不同。

2. 治疗原则　标实为主者，分别采用行气、活血、祛湿利水或暂用攻逐之法，同时配以疏肝健脾；本虚为主者，分别采取温补脾肾或滋养肝肾法，同时配合行气活血利水。由于本病总属本虚标实错杂，故治当攻补兼施。

3. 证治分类

（1）气滞湿阻证

治法：疏肝理气，运脾利湿。

方药：柴胡疏肝散合胃苓汤加减。

（2）寒湿困脾证

治法：温中健脾，行气利水。

方药：实脾饮加减。

（3）水热蕴结证

治法：清热利湿，攻下逐水。

方药：中满分消丸合茵陈蒿汤加减。

（4）瘀结水留证

治法：活血化瘀，行气利水。

方药：调营饮加减。

（5）阳虚水盛证

治法：温补脾肾，化气利水。

方药：附子理苓汤或济生肾气丸加减。

（6）阴虚水停证

治法：滋肾柔肝，养阴利水。

方药：六味地黄丸合一贯煎加减。

二、临床病案举隅

（一）气滞湿阻证

病案一　朱某，男，59岁，工人。2003年9月23日初诊。

主诉：腹胀，食后胀甚加重2周。

病史：患者自诉平时腹胀，食后胀甚，大便时干时溏，曾服用多种中西药物，病情时好时坏。近2周腹胀加重，腹满，按之不坚，胁下痞胀，食后作胀，嗳气后稍减，小便短少，大便 2 日一解，饮食尚可。

查体：腹部膨隆柔软，按之不坚，叩之鼓音，肝肋下未及，脾肋下约 3cm。舌苔白腻，脉弦。肝功能：白蛋白 29g/L，球蛋白 40g/L，白球比例约为 1：1.41。肝脾 B 超：肝表面不光滑，肝区光点粗密，分布不均，并可见多个小结节；门脉内径 1.3cm，脾厚 4.6cm。

诊断：鼓胀（气滞湿阻证）。

治法：疏肝理气，运脾利湿。

方药：柴胡疏肝散合胃苓汤加减。

柴胡 5g，香附 10g，郁金 10g，青皮 10g，川芎 10g，桂枝 10g，苍术 10g，厚朴 5g，陈皮 6g，猪苓 10g，茯苓 10g，甘草 5g。7 剂，水煎服，日 1 剂，早晚分服。

【按】本证因肝郁气滞，脾运不健，湿浊中阻，方选柴胡疏肝散合胃苓汤加减。方中以柴胡、川芎、香附加郁金、青皮以疏肝解郁为主；陈皮、甘草顺气和中；苍术、厚朴行湿散满；猪苓、茯苓健脾利湿；桂枝辛温通阳，助膀胱之气化而增强利水之力。疏肝理气是治疗鼓胀的常用方法之一，既能改善腹胀，又能助脾运湿，常见药物有柴胡、郁金、陈皮、香附等。[《中医内科学（案例版)》]

病案二　阎某，男，31 岁。2013 年 5 月 23 日初诊。

主诉：腹水 8 个月。

病史：1 年前自觉纳差不适，继而恶心，腹胀嗳气，厌食，脘腹渐大。经中西医治疗数日热退，但腹水如故，转中医治疗。

查体：腹部胀大，颜面及四肢消瘦，两胁痞塞，扪之腹部坚硬，小便黄少，大便干黑，面色晦暗，纳食尚可，脉沉涩而弦，舌质紫暗苔腻。

中医诊断：鼓胀（气滞湿阻证）。

西医诊断：肝硬化合并腹水。

治法：疏肝解郁，健脾利湿，行气消积。

方药：自拟方。

柴胡 12g，黄芩 10g，黄芪 30g，白术 12g，茯苓 15g，丹参 30g，白芍 15g，防己 10g，乌药 12g，青皮 12g，厚朴 12g，槟榔 12g，半夏 6g。7 剂，水煎服，日 1 剂。

【按】本案病机主要是肝失条达，肝木不得疏泄，使脾土不得运化，致气滞血瘀，水湿停滞，故治当行气消积速逐水邪，然因合并外感发热，未急用去菀陈莝之剂，恐其邪陷，初以柴胡、黄芩、青皮、乌药疏解调理少阳之机，并佐以黄芪、白术、白芍、丹参扶正活血。本病属沉疴痼疾，由于攻补有法，选药精专，故收效满意。(《名老中医临证验案医话》)

（二）寒湿困脾证

杨某，男，49 岁。1981 年 9 月 28 日初诊。

主诉：脘腹胀满，神疲体倦 7 个月。

病史：患者于 1981 年 2 月自觉脘腹胀满，食后加重，神疲体倦。5 月因劳累过度致病情加重，腹胀尤甚，入某医院诊治，查肝功能异常，诊断为肝硬化腹水，经该院用中药治疗，服攻下剂舟车丸等，腹胀大不减，患者要求转院治疗。就诊时诉神倦无力，腹胀食后更甚，大便溏泄而不实，小便短少。

查体：面色萎黄，形体瘦削，颜面及四肢中度浮肿。腹部胀大，按之有水，腹围 78cm，舌苔白腻，脉象沉细而缓。

诊断：鼓胀（寒湿困脾证）。

治法：温阳行水，健脾理气。

方药：实脾饮合附子理中汤加减。

红参 6g，茯苓 15g，草果仁 9g，附片 6g，木香 9g，大腹皮 9g，白术 12g，泽泻 12g，椒目 3g，干姜 3g，猪苓 12g。7 剂，水煎服，日 1 剂，早晚分服。

服上方 10 剂后，小便由原来每天 300mL 增至 500mL，腹围由 78cm 减至 75cm。原方连服 1 个月，腹胀全消，饮食渐增，大便正常，精神转佳，小便每日增至 1500mL，腹围减至 67cm，自觉症状明显减轻。仍以原方加当归以养血调血，黄芪益气，服药 2 个月余，面色转红润，体力增加，体重增加 5kg，临床症状基本消失。

【按】中医认为本病多与酒食不节、情志失调或黄疸、积聚等病迁延失治有关。本例患者由于病久不愈，加之劳累太过，正气耗损，脾阳不振，水湿停聚，蓄而不行，故腹大胀满，按之有水。中焦纳运升降失职则食后胀甚，大便稀溏。脾病日久，气血生化减少，形体失养，故见面色萎黄，形体瘦削，神疲乏力。由于脾肾阳气在生理上有相互资生、相互促进的作用，若水湿困阻脾阳日久，必伤肾阳，以致肾之蒸化水液功能失调，水液不行，故小便短少；水无出路，泛溢肌肤，则面浮肢肿；苔白腻，脉弦细而缓，均为水湿内盛、中阳不振之象。综合脉症辨析，证属脾阳不振，气滞水停，故选用实脾饮合附子理中汤加减以温阳运脾利水，使阳气振奋，气机调畅，水液外泄而获良效。（《中医内科学教学病案精选》）

（三）水热蕴结证

宋某，男，36 岁。2012 年 3 月 12 日初诊。

主诉：腹胀，身黄 1 周。

病史：患者 6 个月前突然出现皮肤、小便黄赤，吃药后缓解，1 周前见腹大坚满，脘腹胀急右胁疼痛，厌油纳差，恶心欲吐，倦怠无力，烦热口苦，口臭，渴不欲饮，大便秘结。遂来求诊。

查体：腹部胀大如鼓，面黄，目黄，身黄，舌边尖红，苔黄腻，脉象弦数。

诊断：鼓胀（水热蕴结证）。

治法：清热利湿，攻下逐水。

方药：中满分消丸合茵陈蒿汤加减。

茵陈12g，金钱草9g，山栀子9g，黄柏9g，苍术9g，厚朴9g，砂仁12g，大黄6g，猪苓6g，泽泻9g，车前子6g，滑石6g。7剂，水煎服，日1剂。

【按】患者半年前出现皮肤、小便黄赤。经治疗后症状消失，但余邪未尽，病程延长，以致肝脾损伤，疏泄运化升降失调，气化不利，气、血、水互结于腹内，1周前又出现右胁胀痛不适，腹胀而丰满膨隆，食少，食后作胀等症，符合鼓胀的诊断。由于湿郁化热，湿热互结，浊水停聚，故腹胀难忍。方选中满分消丸合茵陈蒿汤加减。茵陈、金钱草、山栀子、黄柏清化湿热；苍术、厚朴、砂仁行气健脾化湿；大黄、猪苓、泽泻、车前子、滑石分利二便。清热利湿、利水消胀、行气活血等药物针对病因而从本论治，症状可逐渐消失。

（四）瘀结水留证

病案一　游某，女，46岁。1998年10月20日初诊。

主诉：上腹胀痛反复发作3年。

病史：曾因胆囊炎多发结石在某省医院先后做过两次手术，术后半年，又发肝内胆管结石病阻塞性黄疸、胆汁淤积性肝硬化、胰腺炎、脾肿大、高度腹水，相继在武汉几所医院诊治，并在某省级医院住院半年，无明显效果。现症：精神萎靡，形体消瘦，面色暗黑，身目俱黄，右上腹攻撑胀痛，连及满腹，腹大如鼓，腹部青筋暴露，纳食呆滞，恶心呕吐，唇口色紫，口渴，而饮水不下，小便短，色黄如浓茶，大便干结，日2~3次。

中医诊断：鼓胀（肝脾血瘀证）。

西医诊断：肝内胆管结石并阻塞性黄疸。

胆汁淤积性肝硬化。

治法：活血化瘀，清热解毒，利胆排石。

方药：茵陈蒿汤合下瘀血汤、五苓散加减。

丹参30g，赤芍30g，䗪虫30g，茵陈50g，炒栀子10g，大黄10g，柴胡10g，法半夏10g，黄芩10g，炒枳壳15g，延胡索15g，蒲公英30g，金钱草50g，海金沙15g，茯苓30g，猪苓15g，泽泻15g，白术15g，桂枝10g，茅根30g，炒鸡内金15g，炒山楂15g。7剂，水煎服，日1剂，早晚分服。

【按】长期肝外胆道阻塞，或肝内胆汁滞留，如胆石症、肝内胆管结石久治不愈，或结石术后结石反复发作，严重感染，肝脏实质性损害等，易致气滞血瘀，湿热壅阻，水邪内停。治以茵陈蒿汤合下瘀血汤、五苓散加减。方中茵陈、炒栀子、大黄、桃仁、䗪虫、茯苓、猪苓、泽泻、白术、茅根、车前草共奏活血化瘀、清热解毒、利胆排石之功。（《李培生医案》）

病案二　宫某，男，53岁。1983年10月4日初诊。

主诉：腹胀日渐增大已3个月余。

病史：患者于半年前常在食后脘腹胀闷不舒，嗳气、矢气后腹胀可稍缓解。近3个月来，腹胀不消，食后益甚，且逐渐增大，经医院检查为肝硬化失代偿期，服药腹胀不减。

查体：腹胀大如鼓，腹硬满如球形，腹筋起，舌质淡红，苔薄白，脉弦沉细。

中医诊断：鼓胀（肝脾血瘀证）。

西医诊断：肝硬化。

治法：活血化瘀。

方药：血府逐瘀汤加减。

柴胡10g，枳壳10g，赤芍15g，当归尾12g，穿山甲9g，桃仁9g，红花9g，川牛膝12g，桔梗6g，丹参15g，鳖甲30g，益母草30g，车前草30g。15剂，水煎服，日1剂。

【按】病者腹胀甚难忍，若徒用行气药亦难收效，必加重活血化瘀药物始可收效。王希之用血府逐瘀汤，意在取其四逆散之疏肝，合桃红四物重在活血化瘀。方治肝硬化门静脉高压之腹水，常获满意之疗效。（《王希之医案》）

（五）阳虚水盛证

曾某，46岁，男。1978年12月30日。

病史：患者有肝硬化病史6年，1977年底自觉腹胀，西医诊断为"肝硬化腹水"。2次住院，先用利水药，继用放腹水等方法治疗。

查体：现症见腹大如箕，脐眼突出，青筋暴露，畏寒肢冷，头颈胸臂等处有蜘蛛痣，低热口渴欲饮，饮后更胀，便秘，尿少面赤（小便量每日500mL左右）。舌苔黄腻，舌质淡胖，脉弦沉。实验室检查：硫酸锌浊度20单位，麝香草酚浊度试验20.6单位，总蛋白6.3g%，球蛋白4.65g%，Y球蛋白25%，白蛋白1.65g%。腹围106cm。

中医诊断：鼓胀（阳虚水盛证）。

西医诊断：肝硬化腹水。

治法：欲攻其壅，恐元阳暴脱；峻补其虚，虑难缓标急。

方药：自拟方。

红参（另煎代茶）6g，黄芪 60g，白术 30g，干姜 3g，枳实 9g，虫笋 30g，陈葫芦 30g，䗪虫 9g，泽泻 15g，生大黄 9g，赤芍 12g，白茅根 30g，茯苓皮 15g，大腹皮 9g，炮附子 9g。

复诊：服药 7 剂，小便量从每日 500mL 增至 1500mL，大便日泻 3 次，腹胀顿松，腹水渐退，知饥能食。又服药 7 剂，大便每日 2 次，小便正常，腹围减至 80cm，诸症好转，改用补中益气活血法调理。肝功能复查：硫酸锌浊度 8 单位，麝香草酚浊度试验 10 单位，总蛋白 6.3g%，球蛋白 2.3g%，γ 球蛋白 20%，白蛋白 4.0g%。3 年后随访，情况良好。

【按】此例患者西医诊断为肝硬化腹水，属中医鼓胀范畴。综合脉症辨析，一方面具有脾阳虚惫、中气内衰的病理，表现为病程长，腹部胀大与畏寒肢冷，伴见舌质淡；另一方面则表现为瘀热壅结与水湿互阻导致的腹皮青筋暴露，头颈胸多处丝状如缕，低热，口渴欲饮，饮后更胀，便秘，尿少而黄，苔黄腻，舌体胖，脉弦诸症。姜春华老综合体与病的相反病理，采用温扶脾阳，大补元气与清热泄水、活血化瘀同用，将红参、炮附子、黄芪、干姜、白术与大黄、䗪虫、虫笋、赤芍、白茅根配伍，寒热同炉，补泻兼施，取效卓著。（《中国现代名中医医案精华姜春华医案》）

（六）阴虚水停证

赵某，女，47 岁。2013 年 6 月 4 日初诊。

主诉：脘腹胀满，神疲乏力 3 个月，加重 1 个月。

病史：患者 3 个月前自觉神疲乏力，食欲下降，脘腹胀闷不适，经某医院体检，发现肝脾肿大，肝功能异常，诊断为肝硬化脾功能亢进，而行脾切除术，手术经过顺利，术后一直服药调治。近 1 个月来自觉腹胀满，食后尤甚，腹部日渐长大，且伴发热，失眠等症，愿服中药治疗故来门诊求治。现腹大胀满，饭后尤甚，午后低热，心烦不寐，口干咽燥，渴不多饮，牙龈溢血，鼻时衄血，大便稀溏，日 2～3 次，小便短少。

查体：形体消瘦，腹大胀满，移动性浊音阳性。舌质红绛少苔，脉沉细弦数。

中医诊断：鼓胀（肝肾阴虚，脾虚失运证）。

西医诊断：肝硬化腹水。

治法：滋养肝肾，凉血化瘀，运脾利湿，化气行水。

方药：六味地黄汤合猪苓汤加减。

生地黄 15g，牡丹皮 10g，炒赤芍、白芍各 10g，地骨皮 10g，银柴胡 6g，泽泻 10g，山茱萸 10g，猪苓 10g，茯苓皮 20g，鳖甲 10g，白茅根 30g，炒枳壳 6g，焦白术 10g，厚朴 4.5g，山药 12g。

以上方为主随症略有加减，服药 70 余剂后，饮食、睡眠、体温及二便均已正常，衄血及腹部胀满明显好转，腹水消失，继以柴芍六君子汤合一贯煎加减调理善后。

【按】本例患者为肝硬化行脾切除术后出现腹大胀满如鼓的主症，属中医鼓胀的范畴。采用六味地黄汤合猪苓汤加减滋肾柔肝、养阴凉血为主，运脾利湿为辅，少佐活血通络之品，扶正祛邪，虚实兼顾，主次分明，药证相应而获良效。

三、临证备要

（1）逐水法的应用及注意事项。鼓胀患者病程较短，正气尚未过度消耗，而腹胀殊甚，腹水不退，尿少便秘，脉实有力者，可遵照《素问·阴阳应象大论》"中满者，泻之于内"的原则，酌情使用逐水之法，以缓其苦急，主要适用于水热蕴结和水湿困脾证。常用逐水方药如牵牛子粉（每次吞服 1.5~3g，每日 1~2 次），舟车丸（每服 3~6g，每日 1 次，清晨空腹温开水送下），控涎丹（3~5g，清晨空腹顿服），十枣汤（可改为药末，芫花、甘遂、大戟各等分，装胶囊，每服 1.5~3g，用大枣煎汤调服，每日 1 次，清晨空腹服）。以上攻逐药物，一般以 2~3 日为 1 个疗程，必要时停 3~5 日后再用。临床使用注意事项：中病即止，遵循"衰其大半而止"的原则，以免损伤脾胃，引发变证。严密观察病情，注意药后反应：一旦发现严重呕吐、腹痛、腹泻者，应立即停药并做处理。明确禁忌证：鼓胀日久，正虚体弱，或发热，黄疸日渐加深，或有消化道溃疡，曾并发消化道出血，或见出血倾向者，均不宜使用。

（2）祛邪与扶正药物的配合。本病患者治疗每用祛邪消胀诸法。若邪实而正虚，在使用行气、活血、利水、攻逐时，需配合扶正药物，如党参、黄芪等。临证应根据病情采用攻补兼施之法，注重扶助正气，调理脾胃，减少副作用，增强疗效。

（3）鼓胀"阳虚易治，阴虚难调"。水为阴邪，得阳则化，故阳虚患者使用温阳利水药物，腹水较易消退。若是阴虚型鼓胀，温阳易伤阴，滋阴又助湿，治疗颇为棘手。临证可选用甘寒淡渗之品，如沙参、麦冬、楮实子、干地黄、芦根、茅根、猪苓、茯苓、泽泻、车前草等，以达到滋阴生津而不黏腻助湿的效果。此外，在滋阴药中少佐温化之品（如小量桂枝或附子），既有助于温阳化气，又可防止滋腻太过。

第五节　眩　晕

一、概述

眩指眼花或眼前发黑，晕指头晕甚或感觉自身或外界景物旋转。二者常同时并见，故统称为"眩晕"。轻者闭目即止；重者如坐车船，旋转不定，不能站立，或伴有恶心、呕吐、汗出，甚则仆倒等症状。

【病因病机】眩晕的病因主要有外邪、情志、饮食、体质、年龄、作息、外伤等方面。其病性有虚实两端，属虚者居多，如阴虚易肝风内动，血虚则脑失所养，精亏则髓海不足，均可导致眩晕。属实者多由于痰浊壅遏，化火上蒙，瘀血凝滞，经脉痹阻而形成眩晕。

1. **病因**　情志不遂；年高体弱；久病劳倦；饮食不节；外感六淫。

2. **病机**　眩晕基本病理变化不外虚实两端。虚者为气、血、精不足，髓海失养；实者为风、火、痰、瘀扰乱清空。本病的病位在于头窍，其病变脏腑与肝、脾、肾三脏相关。

【辨证论治】

1. **辨证要点**　辨相关脏腑；辨标本虚实。

2. **治疗原则**　眩晕的治疗原则是补虚泻实，调整阴阳。虚者当滋养肝肾，补益气血，填精生髓。实证当潜阳息风，清肝泻火，化痰行瘀。

3. **证治分类**

（1）肝阳上亢证

治法：平肝潜阳，清火息风。

方药：天麻钩藤饮加减。

（2）痰湿中阻证

治法：化痰祛湿，健脾和胃。

方药：半夏白术天麻汤加减。

（3）瘀血阻窍证

治法：祛瘀生新，活血通窍。

方药：通窍活血汤加减。

（4）气血亏虚证

治法：补益气血，调养心脾。

方药：归脾汤加减。

（5）肾精不足证

治法：滋养肝肾，益精填髓。

方药：左归丸加减。

二、临床病案举隅

（一）肝阳上亢证

病案一　刘某，男，48岁，干部。2005年8月10日入院。

主诉：多年反复发作性眩晕耳鸣，劳累后加重。

病史：患者有反复眩晕病史4年有余，每次发作时头晕，伴有头部胀痛，视物旋转，耳鸣，恶心欲呕。劳累或情绪激动后症状出现或加剧，休息后略有缓解。曾在当地医院就诊，诊断为高血压病，服用拜新同等降压药后症状有所缓解。今日上午患者情绪激动后再次眩晕发作，视物旋转，如坐舟船，恶心呕吐胃内容物1次，家人急将其送往医院就诊，收入精神科系统诊治。入院症见神清，精神疲惫，头晕，稍觉头部胀痛，面红目赤，视物旋转，耳鸣，胸肋胀痛，口苦，恶心欲吐，夜寐欠佳，多梦，大便秘结。患者平素较急躁。有高血压病史4年，血压控制情况不详。

查体：血压180/95mmHg，神清，心、肺、腹检查无明显异常。十二对颅神经检查未见明显异常，生理反射存在，病理反射未引出，四肢肌力正常。舌红苔黄，脉弦。血常规正常。

中医诊断：眩晕（肝阳上亢证）。

西医诊断：高血压病。

治法：平肝潜阳，息风定眩。

方药：天麻钩藤饮加减。

天麻10g，钩藤10g，石决明30g（先煎），川牛膝15g，桑寄生15g，山茱萸15g，女贞子15g，菊花20g，山栀子12g，黄芩15g，茯苓15g，夜交藤30g。7剂，水煎服，日1剂，早晚分服。

【按】古云"高者抑之""阴虚阳盛，先补其阴，后泄其阳而和之"。故方取天麻钩藤饮以平肝潜阳，息风定眩，复加山萸肉、女贞子补益肝肾，菊花清肝泄热。天麻钩藤饮中天麻、钩藤、石决明均有平肝息风之效，用以为君。山栀子、黄芩清热泻火，使肝经之热不致偏亢，是为臣药。川牛膝引血下行，配合桑寄生补益肝肾；茯苓、夜交藤安神定志，俱为佐使药。[《中医内科学（案例版）》]

病案二　韩某，49岁。1978年8月27日初诊。

主诉：头晕胀痛10余年，加重1个月。

病史：10 年前无明显诱因出现头晕胀痛，近 1 个月加重。伴口干，咽燥，心烦易怒，失眠。

查体：面色潮红，舌红少苔，脉弦细。血压 190/110mmHg。

中医诊断：眩晕（肝阳上亢证）。

西医诊断：高血压病。

治法：平肝潜阳，佐以补肾。

方药：天麻钩藤饮加减。

天麻 15g，钩藤 24g，草决明 15g，夜交藤 15g，茯苓 10g，黄芩 10g，夏枯草 20g，桑寄生 24g，怀牛膝 10g，生牡蛎 20g，益母草 10g，珍珠母 30g。6 剂，水煎服，日 1 剂。

【按】本例见口干、咽燥、舌红少苔，即是明证，上亢之阳，必须使之潜降，故以夏天麻、钩藤、草决明平肝潜阳，桑寄生、怀牛膝补益肝肾，夏枯草、黄芩、生牡蛎、珍珠母清肝泻火，镇肝息风，以治其标。（《夏锦堂医案》）

（二）痰湿中阻证

病案一　高某，男，55 岁，干部。1970 年 7 月就诊。

主诉：眩晕耳鸣多年，近期加重。

病史：患者体形肥胖，湿痰较重，多年来积劳过度。自 1952 年起即感头昏，眩晕，耳鸣，如乘舟车，夜卧不安，梦多。有时胸闷、痰凝、欲呕、食少。10 余年来，血压波动在 180/110mmHg 上下。经西医诊断为梅尼埃病。服西药并服中药滋补剂，病情不减。近已停止工作，特约姚贞白前往会诊。

查体：舌苔薄白，微腻，脉象右滑，左弦细。

中医诊断：眩晕（痰湿中阻证）。

西医诊断：高血压病。

治法：淡渗利湿，化痰理气，升清降浊，健脾宁心。

方药：自拟方。

法半夏 9g，明天麻 9g，漂白术 9g，白茯苓 15g，化橘红 6g，枣仁 15g，炙远志 6g，石菖蒲 3g，炒枳壳 6g，生甘草 3g，炒薏苡仁 15g，净秫米 15g，荷叶顶 2 个。7 剂，水煎服，日 1 剂，早晚分服。

二诊：服上方 5 剂之后，夜卧渐安，血压稍降，头目仍发眩晕，耳鸣腰楚，咯痰较多，二便如常，饮食增加，胸闷已减。左脉稍弦，右仍濡滑。乃脾为湿困，痰凝未除，清浊升降失司，肝肾不足。嘱须尽量节制肥甘腥腻及动湿生痰之品。续用原方增减。

法半夏 9g，明天麻 9g，漂白术 9g，白茯神 15g，化橘红 6g，光杏仁 9g，炒薏苡仁 12g，生杜仲 12g，建莲子 15g，生甘草 3g，石决明 9g，荷叶顶 3 个。

三诊：上方连服 15 剂，诸症均有显著减轻，血压降至 150/80mmHg，患者已能适当工作，独自行走，饮食增加，二便正常。脉转缓和，舌淡苔润，唯精神尚弱。证属湿痰渐化，心脾功能逐渐恢复，清浊渐分而肝肾未足。可用原方佐滋养固脾之品，调理善后。

炙首乌 15g，漂白术 12g，白茯神 15g，明天麻 9g，法半夏 9g，化橘红 6g，黑小豆 15g，沙蒺藜 12g，生甘草 3g，炒薏苡仁 12g，荷叶顶 3 个。

【按】脾虚湿痰郁阻引起的晕眩症，临床较多。病初期，往往辨证不准确，或用滋腻，或用强壮，或用温燥，或用寒凉，或使用攻下，皆未获效，反致缠绵，故当重视病因病理的特点：此例首用淡渗利湿，化痰理气，升清降浊，以治其标，方中兼以健脾宁心，调畅肝肾；继投补益，以固根本。此法可供借鉴。（《姚贞白医案》）

病案二　张某，男，47 岁。2012 年 4 月 5 日初诊。

主诉：头晕不清 1 周。

病史：患者 1 周前，无明显诱因出现头晕昏沉不清，伴困倦，头重如裹，目干涩，排便难。

查体：患者形体肥胖，舌淡红，苔白腻，脉沉弦。

中医诊断：眩晕（痰湿中阻证）。

西医诊断：脑血管供血不足。

治法：运湿化痰，清利头目。

方药：半夏白术天麻汤加减。

半夏 25g，生白术 30g，天麻 15g，银杏叶 30g，生山楂 30g，菊花 20g，茯苓 20g，陈皮 15g，蔓荆子 20g。10 剂，水煎服，日 1 剂。

【按】半夏白术天麻汤为治风痰眩晕的常用方剂，其病缘于痰浊蔽阻清阳，加之肝风内动，风痰上扰清空所致。方内半夏燥湿降逆化痰，天麻升清降浊、定风除眩，二药为治风痰眩晕之主药；陈皮、茯苓健脾利湿，银杏叶、生山楂利湿化浊，除血中浊气；菊花入血发散血中浊气；蔓荆子利湿化浊，祛风气。（《带教医案实录》）

病案三　李某，男，38 岁。1976 年 10 月 12 日初诊。

主诉：阵发性头晕 3 个月余。

病史：患阵发性头晕 3 个月，无周围物体旋转感，发作时与体位的改变有关，静卧时减轻，病发时伴耳鸣，恶心，呕吐。食欲欠佳，大便溏，小便频数。

查体：舌胖，偏红，苔少而润，脉弦滑。

中医诊断：眩晕（痰湿中阻证）。

西医诊断：位置性眩晕。

治法：健脾化痰，升清降浊。

方药：半夏白术天麻汤加减。

党参 12g，白术 10g，茯苓 10g，半夏 10g，陈皮 5g，钩藤 15g，柴胡 10g，湘曲 10g，泽泻 10g，石菖蒲 5g，甘草 3g，磁朱丸 10g。7 剂，水煎服，日 1 剂。

【按】本案患者眩晕发作与体位改变有关，且伴恶心、呕吐，纳差便溏，舌胖脉滑，实为脾虚失运，痰湿上蒙所致，因而以健脾化痰、升清降浊之法，使脾健湿运，痰除窍开而愈。（《谭日强医案》）

（三）瘀血阻窍证

王某，男，24 岁，工人。1976 年 6 月 25 日初诊。

主诉：因外伤头痛，眩晕半年。

病史：患者因半年前车翻受重伤，昏迷 1 周，经救治清醒，外伤愈后，遗有头痛，脑胀闷昏糊不清，常觉昏昏沉沉，时轻时重，有时发呆，记忆力骤退，而成健忘之症。

查体：舌暗有瘀斑，诊脉平。

中医诊断：眩晕（瘀血阻窍证）。

西医诊断：脑震荡后遗症。

治法：活血通络消瘀。

方药：通窍活血汤加减。

归尾 18g，赤芍 12g，菊花 12g，白蒺藜 12g，石菖蒲 6g，土鳖虫 6g，钩藤 6g，僵蚕 12g，川贝母 9g，胆南星 9g，橘络 9g，茯苓 12g，半夏 9g，天麻 9g，三七参 3g，炙甘草 6g。服 4 剂。

7 月 2 日二诊：头痛减轻，脑胀闷昏糊现象好转，仍觉头晕，有时钝痛。再以前方去胆南星、川贝母，加桃仁 9g，鸡血藤 18g，玳瑁 6g（另煎）。

7 月 10 日三诊：头痛已愈，眩晕减轻，胀闷迷糊之情再未发作。仍以上方出入继服。服药 20 余剂，得获痊愈。

【按】此因外伤瘀血而致眩晕，外伤之后血瘀脉涩络脉受阻，脑部失于荣养，因致神经衰弱，故头痛、脑糊胀闷不清晰、记忆力减退。《伤寒论》瘀血证有喜忘、如狂之症。治当活血通络消瘀。归尾、赤芍、土鳖虫、三七活血消瘀，菊花、白蒺藜清肝，石菖蒲、钩藤、僵蚕、天麻开窍通络息风，川贝母、胆星、橘络清肝祛痰，茯苓、半夏化瘀行津液。（《邢子亨医案》）

（四）气血亏虚证

病案一 闵某，女，60 岁。1985 年 1 月 23 日初诊。

主诉：发作性头晕 3 年。

病史：患者头晕时发、失眠已经 3 年，眩晕严重时，眼前发黑，耳鸣，心慌心跳。平时食欲不振，时腹胀，大便不实。平素不食肉蛋和蔬菜。昨晚 10 时眩晕又发。

查体：闭目懒言，面色㿠白，唇甲不华。舌胖淡，苔薄。脉细弱。血压 140/60mmHg。化验：红细胞 $2.9\times10^{12}/L$，血红蛋白 90g/L。骨髓检查：缺铁性贫血。

中医诊断：眩晕（气血亏虚，脑失所养证）。

西医诊断：缺铁性贫血。

治法：补益气血，健脾养心。

方药：归脾汤化裁。

党参 15g，炙黄芪 20g，茯苓 15g，白术 15g，龙眼肉 12g，当归 15g，远志 5g，炒酸枣仁 20g，丹参 15g，桂枝 15g，阿胶 10g，炙甘草 10g。日 1 剂。

服 3 剂眩晕得减。再 3 剂心慌心跳减轻。患者患病已 3 年，气血虚久必及于肾。肾阳不暖脾胃，不唯气血不能化生，而且水湿夹于其中，前方用桂枝虽能通阳化气，但对气血生化力弱，故加肉桂 5g，鼓舞气血生长。此方连服 6 剂之后，面色转红，精神转佳，眩晕已止，脉细有力。再服 15 剂后化验：红细胞 $3.8\times10^{12}/L$，血红蛋白 110g/L。基本痊愈。

【按】患者素体虚弱，心脾两虚，气血不足，夹水湿于其中，脑神失养，故为眩晕。气血失养则懒言乏困，面色㿠白，唇色不华。心失所养则心悸。舌淡而胖，乃夹水湿之故。归脾汤中党参、炙黄芪、白术、茯苓健脾补气；当归、龙眼肉、丹参、炒酸枣仁养心补血；方中含苓桂术甘汤，以化水湿，温通阳气。加肉桂以助气血生长，阿胶补血而不滋腻，故能取效。（《中医内科学教学病案精选》）

病案二　王某，女，60 岁。2014 年 3 月 23 日初诊。

主诉：头晕，耳鸣 1 年，近 1 周加重。

病史：患者于 1 年前无明显诱因出现头晕，耳鸣，近期出现动则心慌，气不得续，口酸纳呆，嗜睡神疲，四肢酸困，下肢尤甚，曾服用降压药无效来就诊。

查体：面色萎黄，形体消瘦，舌质淡，苔薄白，脉沉无力。

中医诊断：眩晕（气阴亏虚证）。

西医诊断：高血压病。

治法：升阳益气，补脾养血。

方药：补中益气汤加减。

黄芪 30g，党参 15g，白术 15g，陈皮 10g，升麻 3g，柴胡 3g，当归 10g，甘草 3g。6 剂，水煎服，日 1 剂。

【按】本案患者年纪较大，肾阳已衰，脾阳亦虚，气血不足，心脑失养，故见眩晕心慌气短，神疲乏力，纳呆少食，脉沉细无力。补中益气汤治疗，血压不见上升，反见下降。抓住根源，故能收效。（《名老中医临证验案医话》）

（五）肾精不足证

孙某，女，60岁。2013年5月20日初诊。

主诉：眩晕，耳鸣5年，加重1个月。

病史：患者自2008年以来患高血压病，常发生头晕头昏耳鸣，近1个月来加重。伴有失眠多梦，精神萎靡，腰酸膝软，健忘，两目干涩，视力减退，遗精滑泄，耳鸣齿摇，时觉心悸，月经正常。平时血压高时服降压片。本次虽服上药血压有降，但症状不消。故来就诊。

查体：血压160/96mmHg。舌红，少苔，脉弦细。

中医诊断：眩晕（肾精不足证）。

西医诊断：高血压病。

治法：滋养肝肾，益精填髓。

方药：左归丸加减。

熟地黄20g，山茱萸12g，玄参20g，枸杞子12g，牛膝15g，龟甲12g，鳖甲12g，夏枯草20g，知母12g，茺蔚子15g，草决明15g，菊花20g，牡蛎30g，夜交藤30g，葛根20g。每日1剂。

服20剂后，眩晕耳鸣明显减轻，睡眠好转。加钩藤12g，槐米12g，丹参20g。继服18剂后，眩晕耳鸣已止，血压160/90mmHg，嘱守上方续服10剂。巩固疗效。

【按】患者病久，肾精亏损，脑失所养，精不生血，肝血不足，阴亏则虚火扰动，发作眩晕。方中熟地黄、山茱萸、玄参、枸杞子滋阴补肝益肾；牛膝强肾益精；龟甲、鳖甲、牡蛎滋阴潜阳，益肾养肝降火；夏枯草、菊花、草决明、知母、茺蔚子清泻肝火，润燥明目；夜交藤养心安神通络；葛根解肌生津。后加钩藤平肝，槐米凉血，丹参养血安神，皆降血压。上药共奏养精清火降压之效。

三、临证备要

（1）"诸风掉眩，皆属于肝。"肝木旺，风气甚，则头目眩晕，故眩晕之病与肝关系最为密切。其病位虽主要在肝，但由于患者体质因素及病机演变的不同，可表现肝阳上亢、内风上旋，水不涵木、虚阳上扰，阴血不足、血虚生风，肝郁化火、火性炎上等不同的证候，因此，临证之时，当根据病机的异同择用平肝、柔肝、养肝、疏肝、清肝诸法。

（2）警惕"眩晕乃中风之渐"。眩晕一证在临床较为多见，其病变以虚实夹杂为主，其中因肝肾阴亏、肝阳上亢而导致的眩晕最为常见，此型眩晕若肝阳暴亢，阳亢化风，可夹痰夹火，窜走经隧，患者可以出现眩晕头胀，面赤头痛，肢麻震颤，甚则昏倒等症状，当警惕有发生中风的可能。必须严密监测血压、神志、肢体肌力、感觉等方面的变化，以防病情突变。还应嘱咐患者忌恼怒急躁，忌肥甘醇酒，按时服药，控制血压，定期就诊，监测病情变化。

（3）部分患者可配合手法治疗。部分眩晕患者西医诊断属椎-基底动脉供血不足，检查多发现有颈椎病的表现，临证除给予药物治疗外，还可以适当配合手法治疗，以缓解颈椎病的症状。还应嘱患者注意锻炼颈肩部肌肉，避免突然、剧烈地改变头部体位。避免高空作业。

第六节　头　　痛

一、概述

头痛是指由于外感六淫或内伤杂病致使头部脉络拘急或失养，清窍不利所引起的，以自觉头痛为临床特征的一种常见病证，既可单独出现，亦可见于多种疾病的过程中。

【病因病机】若六淫之邪上犯清空，阻遏清阳，或痰浊、瘀血痹阻经络，壅遏经气，或肝阴不足，肝阳偏亢，上扰清窍；或气虚清阳不升，或血虚头窍失养，或肾精不足，髓海空虚，均可导致头痛的发生。

1. **病因**　感受外邪；情志失调；饮食劳倦及体虚久病；先天不足或房事不节；头部外伤或久病入络。

2. **病机**　头痛的基本病机可以归纳为不通则痛和不荣则痛。外感头痛为外邪上扰清空，壅滞经络，络脉不通。内伤头痛多与肝、脾、肾三脏的功能失调有关。脑为髓海，依赖于肝肾精血和脾胃运化水谷精微，输布气血上充于脑。

外感头痛属表属实，一般病程较短，预后较好。内伤头痛中气血亏虚、肾精不足之头痛属虚证，肝阳、痰浊、瘀血所致之头痛多属实证。虚实在一定条件下可以相互转化。

内伤头痛大多起病较缓，病程较长，病性较为复杂。

【辨证论治】

1. **辨证要点**　辨外感头痛与内伤头痛；辨头痛之相关经络；辨头痛的性质。

2. **治疗原则**　外感头痛属实证，以风邪为主，故治疗主以疏风，兼以散寒、清热、祛湿。内伤头痛多属虚证或虚实夹杂证，虚者以补养气血或益肾填精为主；实证当平肝、化痰、行瘀；虚实夹杂者，酌情兼顾并治。

3. 证治分类

（1）外感头痛

①风寒头痛

治法：疏散风寒止痛。

方药：川芎茶调散加减。

②风热头痛

治法：疏风清热和络。

方药：芎芷石膏汤加减。

③风湿头痛

治法：祛风胜湿通窍。

方药：羌活胜湿汤加减。

（2）内伤头痛

①肝阳头痛

治法：平肝潜阳息风。

方药：天麻钩藤饮加减。

②血虚头痛

治法：养血滋阴，和络止痛。

方药：加味四物汤加减。

③气虚头痛

治法：健脾益气升清。

方药：益气聪明汤加减。

④痰浊头痛

治法：健脾燥湿，化痰息风。

方药：半夏白术天麻汤加减。

⑤肾虚头痛

治法：养阴补肾，填精生髓。

方药：大补元煎加减。

⑥瘀血头痛

治法：活血化瘀，通窍止痛。

方药：通窍活血汤加减。

二、临床病案举隅

（一）外感头痛

1. 风寒头痛

赵某，男，78 岁，退休教师，五台县人。1970 年 12 月 24 日初诊。

主诉：右侧颜面及头部针刺样疼痛多年，加重 1 个月。

病史：患者右侧颜面及头部剧烈疼痛多年，经县医院诊断为三叉神经痛。中西医多方治疗，效果不明显。近 1 个月因感受风寒后发作频繁，疼痛剧烈，类似针刺、火烙，每日发作十几次，疼痛难忍。

查体：血压 19.3/12.3kPa（144/92mmHg），脉象沉细。

中医诊断：头痛（风寒凝滞，痛久入络证）。

西医诊断：三叉神经痛。

治法：散寒祛风，活络止痛。

方药：自拟方。

川芎 4.5g，僵蚕 4.5g，酒地龙 6g，白芷 4.5g，防风 4.5g，荆芥穗 4.5g，羌活 1.5g，醋柴胡 3g，白芍 12g，炙甘草 2g，细辛 1g，桃仁 6g，当归 9g，薄荷 4.5g。水煎服。

服上药 2 剂后，剧烈疼痛很快缓解，随即停止发作。之后患者头痛偶再发作。

【按】该患者为风寒外袭，上犯头部，凝滞肝脉。方中川芎善行头目，活血通窍；白芷、羌活、细辛疏风解表，散寒止痛；醋柴胡、桃仁、当归通窍活血。（《张子琳医疗经验选辑》）

2. 风热头痛

张某，56 岁。

主诉：患者反复左侧面部疼痛 1 个月。

病史：时有左侧颊车处疼痛，遇热则剧，冷敷则缓。

查体：舌质红，舌苔薄黄，脉弦数。

中医诊断：头痛（风热头痛证）。

西医诊断：头痛。

治法：酸甘化阴，清热缓急。

方药：芎芷石膏汤加减。

生白芍 50g，甘草 15g，川芎 5g，没药 3g，冰片 0.3g（后下）。4 剂，水煎口服，日 1 剂。

二诊：服药后疼痛好转。效不更方，继上方治疗。4 剂，水煎口服，日 1 剂。

【按】遇热疼痛加剧，遇冷减轻，说明热结经络。方中生白芍、甘草酸甘化阴，余药清热、缓急，故获痊愈。（《任继学医案》）

3. 风湿头痛

刘某，女，50 岁。2012 年 7 月 14 日初诊。

主诉：头痛 1 年，逐渐加重。

病史：患者 1 年前，前额疼痛，甚则涉及全头，头痛如裹，有昏晕不清之感，肢体困重，胸闷纳呆，便溏。曾治疗未见效。

查体：舌胖有齿印，苔白腻，脉濡。

中医诊断：头痛（风湿头痛证）。

西医诊断：高血压病。

治法：祛风胜湿通窍。

方药：羌活胜湿汤加减。

羌活 12g，独活 12g，藁本 10g，白芷 10g，川芎 12g，桂枝 15g，茯苓 15g，生姜 10g，白术 15g，炙甘草 10g，细辛 3g。7 剂，日 1 剂，服 3 次。

服药 5 剂，头痛明显减轻，胃中水声不显，舌质稍红。效不更方。头项强痛消失，上方减独活、藁本，加山药 12g，党参 12g。予以调理。

【按】本病系风湿阻遏清窍，经脉不通故为头痛沉重；清阳不升，浊阴不降，故头有昏晕之感觉。方中羌活、川芎、藁本、细辛、白芷祛风胜湿；苓桂术甘汤加生姜温水化饮，健脾利湿；后加山药、党参以增健脾之力。

（二）内伤头痛

1. 肝阳头痛

顾某，男，53 岁。1978 年 4 月 5 日入院。

主诉：突然头痛剧烈伴呕吐。

病史：患者入院当天下午，突然头部剧烈疼痛，以枕部最重。继而呕吐。吐出胃内容物 700～800mL。神情，无偏瘫，颈有抵抗。脑脊液呈血性。诊断为蛛网膜下腔出血。入院后经治疗 5 日无效。患者体胖，面赤，息短气粗，头痛严重，不能入睡，恶心欲吐，不思饮食。大便 4 日未行，小便短赤。

查体：血压 160/100mmHg。舌质红绛，舌苔黄厚而燥，脉象弦硬。

中医诊断：头痛（肝阳亢盛，阴虚血热证）。

西医诊断：蛛网膜下腔出血。

治法：凉血止血，潜阳通便。

方药：自拟方。

生地黄 30g，麦冬 30g，玄参 30g，川芎 15g，代赭石 30g，钩藤 30g，菊花 30g，大黄 15g，酸枣仁 15g，甘草 4.5g。水煎服，日 1 剂。

4 月 12 日二诊：服两剂药后，大便下，头痛大减，但纳食较差。原方加焦三仙 45g，又服 4 剂，诸症消失。为巩固疗效，再服 4 剂。血压：130/84mmHg。于 4 月 22 日痊愈出院。

【按】肝失条达，气郁化火，阳亢风动。方中川芎、钩藤平肝息风潜阳；菊花、大黄、生地黄清泻肝火，麦冬、酸枣仁滋阴养血，肝火得清，阴血得养，症状自消。（《河北中医验案选》）

2. 血虚头痛

杨某，女，25 岁，兰州人。

主诉：头痛头晕反复发作多年。

病史：头痛头晕，已数年余，因其生产时出血过多，而后头痛头晕，血压高，经服用西药降压药物后，血压有所下降但不明显，头痛头晕均未能减轻，失眠多梦，心慌气短，动则自汗出而气喘，纳差少食，视物有时模糊不清，耳鸣，记忆力差，每次月经时期后推而量少色淡经期短。

查体：平时血压高于 140/90mmHg，面色无华，舌质淡，苔薄白，脉象沉细无力。

中医诊断：头痛（血虚头痛）。

西医诊断：头痛；高血压。

治法：补血益气。

方药：归脾汤加味。

白术 10g，茯苓 10g，炒枣仁 20g，党参 20g，远志 6g，天麻 10g，生黄芪 30g，桂圆肉 10g，木香 6g，当归 20g，焦杜仲 20g，柏子仁 30g。6 剂，水煎服，日 1 剂。

【按】患者产后失血过多而引发头痛头晕，血压增高，心慌胸闷，失眠多梦，耳鸣，记忆力差，纳差少食，面色无华，经量少而经期短，有时视物模糊不清，心慌气短，舌质淡薄白，脉象沉细，服西药及中药以降压治头痛，但效果不显。治宜用补益气血者，以归脾汤服之。而本方主治以健脾养血，益气补血。方中党参、生黄芪、白术甘温补益脾气，茯苓、远志、炒枣仁、桂圆肉、当归甘温酸苦，养血补心安神，木香理气醒脾，使补而不滞。（《刘景泉、刘东汉医案精选》）

3. 气虚头痛

汪某，女，35 岁。2005 年 11 月 10 日初诊。

主诉：左侧颜面不适感 1 年。因产后中风引起。

病史：患者自述因产后中风，引起左面颊、前额至下颌处窜痛，恶风。曾经按摩治疗，效果不佳。刻下纳可，二便调，月经规律。

查体：血压 140/90mmHg，舌红苔薄白，脉缓。

中医诊断：头痛（气虚头痛）。

西医诊断：神经性头痛。

治法：益气疏风止痛。

方药：玉屏风散合黄芪桂枝五物汤加减。

当归 10g，川芎 6g，薄荷 5g（后下），白芍 10g，防风 6g，茯苓 10g，鸡血藤 10g，桂枝 10g，炙甘草 6g，炒白术 10g，大枣 4 枚，生黄芪 10g，薏苡仁 15g。15 剂，水煎服，日 1 剂。隔日服。

复诊：患者诉药后头痛缓解，纳可，眠佳，舌苔薄白，脉缓。继服前方加太子参 15g，15 剂，水煎服，日 1 剂。隔日服。

【按】该患者产后体虚，虚邪贼风侵入经络。头面部为诸阳之会，首先受到风寒侵袭，故出现左面颊、前额至下颌处窜痛的头部疼痛，并恶风，用玉屏风散固表祛风，黄芪桂枝五物汤养血，调和营卫。（《方和谦医案集》）

4. 痰浊头痛

刘某，男，54 岁，干部。1979 年 6 月 30 日初诊。

主诉：反复发作性头痛，加重 1 个月。

病史：患者素体肥胖，有高血压病史，经常反复头疼。近 1 个月来，头痛且胀，逐渐加剧，呻吟不已，伴微恶寒发热，口不作渴，胸闷脘痞，食欲不振，尿清便溏等症。初投川芎茶调散祛风散寒无效，乃从辨病着眼，改用建瓴汤加减，据知服后头痛反见加剧，迁延月余，屡治罔效。

查体：面色淡黄而垢，神倦嗜睡，苔白腻，脉弦缓。

诊断：头痛（湿浊头痛）。

治法：健脾燥湿，化痰息风。

方药：雷氏芳香化浊法加减。

藿香 6g，佩兰 6g，大腹皮 6g，羌活 6g，川芎 6g，厚朴 6g，陈皮 10g，半夏 10g，茯苓 10g，白芷 10g，蔓荆子 10g。

服 3 剂后，头痛大减，精神清爽。继服 5 剂，头痛若失，诸症悉平。半年后随访，头痛未再复发。

【按】本案为湿痰上阻清窍而致头疼，患者素体肥胖，正值暑湿天气，头痛发作，兼胸痞脘闷，便溏纳差，显系痰湿停积，中焦枢机不利，湿浊上蒙清窍。因有恶寒发热，故前医误认为风寒外束，以川芎茶调外散之，更伤表阳，恶寒安能骤去？此恶寒由湿邪阻遏阳气，不能宣发而致。发热由痰浊久郁化热而生。再医反以张锡纯之建瓴汤（生怀山药、怀牛膝、生代赭石、生龙骨、生牡蛎、生地黄、生杭芍）滋阴息风，凉药柔腻，助湿恋邪，服后益增其病。故以雷氏芳香化浊法加减：藿香、佩兰、白芷、蔓荆子、羌活芳香化浊，而清头目，亦取风药胜湿之意；大腹皮、茯苓治湿必利小便；半夏、陈皮、厚朴温运中焦，宣通气机；再加川芎，穿经走络，使湿浊从三焦而化。仅8剂汤药，便使神清气爽，诸恙悉平。（《中医杂志》）

5. 肾虚头痛

病案一　费某，男，48岁。1989年3月16日初诊。

主诉：头痛1年。

病史：1年前搞创作赶时间昼夜伏案，思虑推敲，渐次出现头昏，头痛，失眠，多梦。初服止痛片、安眠片睡3~4个小时即起而劳作。既久头痛显著，影响工作。思想不能集中，神疲困乏，欲睡不能。焦虑于心，神烦于外；越急越头痛。近10多日说话时，自觉头中有嗡嗡之声。

查体：舌红，少苔，脉细。经体检化验，未发现其他阳性体征和异常结果。

中医诊断：头痛（肾精亏虚证）。

西医诊断：神经性头痛。

治法：补肾益精。

方药：杞菊地黄汤合龟鹿二仙胶化裁。

枸杞子12g，菊花12g，山药15g，熟地黄15g，茯苓15g，山茱萸12g，泽泻5g，牡丹皮5g，白芍12g，龟鹿二仙胶20g（烊化）。每日1剂。

服药5剂，头痛稍减，说话时嗡嗡之声已消，患者心安，余症如前。守前方加炒酸枣仁15g，麦冬12g，朱砂1g（冲）。

进5剂已能入睡，梦也减少，精神稍振，舌稍红苔薄白。加菟丝子12g，5剂后头痛再减。加川芎6g，细辛3g，5剂后头痛消失，诸症已除。诸症虽愈，未必巩固，因用上方作丸药一料，每次10g，日3服，以善其后。

【按】此例患者劳则伤肾，髓海空虚，失却精血濡养，故发为头痛。精不足则神难安，故伴失眠之症，甚者头中嗡嗡作响；精虚神衰，故困乏，思想不能集中，欲眠而不能；神不安则焦虑，烦急，也夹有虚火扰动之因；舌红苔少脉细，乃阴亏之象。方中熟地黄、枸杞子、山茱萸、白芍、山药、龟鹿二仙胶重在补肾填精，使精足则神明；茯苓、山药健脾，使化源充足；白芍缓急；牡丹皮清虚火而通脉络以为佐使；后加酸枣仁、朱砂养心安神定志；麦冬滋水以增其效；加菟丝子补阳益阴，取善补阴者于阳中求阴之意。肾精得补，气血已生，之后用川芎、细辛止痛活血通络。(《中医内科学教学病案精选》)

病案二　张某，女，73 岁。2014 年 2 月 23 日初诊。

主诉：左侧头部沉重感，阵发性头痛 2 年，近 1 个月加重。

病史：患者 2 年前无明显诱因出现左侧头部沉重感，阵发性头痛，伴随腰膝酸软，神疲乏力。

查体：舌淡红，苔少，脉细。

中医诊断：头痛（肾虚头痛）。

西医诊断：神经性头痛。

治法：填精益髓，活血通络。

方药：地黄饮子加减。

熟地黄 50g，山茱萸 20g，石斛 20g，地龙 15g，土鳖虫 15g，麦冬 15g，五味子 10g，石菖蒲 20g，葛根 20g，杜仲 20g。7 剂，水煎服，日 1 剂。

二诊：服 7 剂后，头沉重明显好转，刺痛程度减轻，舌淡红苔少，脉细。上方加川芎 10g，远志 20g。7 剂，水煎服，日 1 剂。

【按】患者年老体虚，肾精亏损不能生髓，髓海空虚，脑失濡养，加之久病入络，气血瘀滞，脑脉不通出现头重，头痛。故辨证为精亏络瘀，用填精活络法治疗。用地黄饮子加减，患者无寒象故去巴戟天、肉桂，方用甘温的熟地黄与温酸的山茱萸相配，补肾填精；石斛、麦冬、五味子滋阴敛液，壮火以济火。石菖蒲、远志化痰开窍。杜仲补肝肾，强腰脊。地龙、土鳖虫通经络，以治久病之络瘀。川芎活血行气祛风止痛，葛根升清阳。(《带教医案实录》)

6. 瘀血头痛

病案一　张某，男，延安人。

主诉：头部刺痛多年反复发作。

病史：头痛 4~5 年，在县、地区医院及西安某医院体检并治疗过，均诊断为脑震荡后遗症——头痛。患者数年前，曾因故摔伤头部，昏迷半日，经抢救省人事后，随感头部（头后部及额部）胀痛，并时觉刺痛。几年来，痛无虚日，每遇情志不畅，疼痛更为加剧。1971 年秋，借探亲之际，前来就诊。诉头痛如前。

查体：脉细而涩，舌质微紫。

中医诊断：头痛（外伤瘀血头痛）。

西医诊断：脑震荡头痛。

治法：活血化瘀，通窍止痛。

方药：自拟方。

红花 9g，丹参 12g，棕榈炭 9g，菊花 12g，钩藤 12g（后下），羌活 9g，藁本 9g，香附 12g。水煎服。

复诊：连服 2 剂，胀痛均减。以原方略作加减，但主药（红花、丹参、棕榈炭）没有变更。续服 6~7 剂，胀痛消失。

【按】瘀血阻窍，络脉滞涩，不通则痛。全方活血、通络、平肝共奏，通则痛止，诸症自消。（《使辽录》）

病案二　马某，女，46 岁。2013 年 5 月 23 日初诊。

主诉：头痛 2 年，久治不愈。

病史：患者长期头痛，久治不愈，经医院检查血管神经性头痛，曾服扩张血管药物和镇痛药，效果不佳，头痛常偏于左侧，脑后尤甚，痛连颈项，时有上肢麻木，严重时伴有头晕，心悸，胸闷，呕吐。

查体：面部潮红，唇色紫，舌质紫暗，苔薄，脉弦而涩。

中医诊断：头痛（瘀血头痛）。

西医诊断：神经性头痛。

治法：活血化瘀。

方药：通窍活血汤。

丹参 18g，红花 9g，桃仁 12g，生地黄 15g，川芎 6g，当归 9g，赤芍 6g，土鳖虫 12g，乳香 9g，没药 9g，三七粉 6g（冲服）。3 剂，水煎服，日 1 剂。

二诊：服 3 剂后，痛势明显减轻，但上肢麻木依然，芍药加至 18g，甘草 9g。5 剂，水煎服，日 1 剂。

【按】本案为瘀血头痛，情绪抑郁所发，木喜条达，疏泄为主，胸闷不舒，则肝气郁结，气结必致血瘀。肝失条达，相火上逆，血气上冲瘀阻在经，痛则不通，治疗以活血化瘀，滋阴柔肝。方用生地黄、赤芍、丹参滋阴养血柔肝，余药活血化瘀，多年顽疾，疗效甚好。（《名老中医临证验案医话》）

三、临证备要

（1）临证首当排除真头痛。真头痛多呈突发性剧烈头痛，持续不解，阵发加重，常伴有喷射性呕吐，或颈项强直，或偏瘫偏盲，或抽搐。常见于西医中的高血压危象、蛛网膜下腔出血、硬膜下出血等危重病症。一旦出现上述表现，应行头颅 CT 或 MRI 检查或脑脊液检查，以免延误诊断治疗。

（2）偏头风（痛）的特点与治疗。以一侧头部疼痛暴作，或左或右，或连及眼齿，呈胀痛、刺痛或跳痛，痛止如常人，反复发作，经久不愈为特点。多因情绪波动、睡眠不足、劳累过度而引发。偏头风（痛）的病因虽多，但与肝阳上亢、肝经风火上扰关系最为密切。治疗多以平肝清热、息风通络为法，常用天麻钩藤饮或羚角钩藤汤加减，药用川芎、菊花、天麻、钩藤、珍珠母、白芍、白芷、生石膏、藁本、蔓荆子、白僵蚕、茺蔚子、地龙、全蝎等。若肝火偏盛者，加龙胆草、夏枯草、牡丹皮、栀子；若痰多，可加陈皮、半夏、胆南星、石菖蒲化痰开窍，通络止痛；若久痛入络，可合用通窍活血汤，并酌加全蝎、蜈蚣以散瘀通络息风。

（3）雷头风。以头痛如雷鸣、头面起核为特点，多为湿热夹痰上冲，可用清震汤加味治疗。如头面起核，肿痛红赤，可合普济消毒饮以清热解毒。

（4）注意配伍风药。风药轻扬，易达头部病所，故临床治疗头痛，不唯外感，即使内伤头痛，亦当配伍风药，方能达到最好疗效，如防风、白芷、羌活、蔓荆子、白蒺藜等。但风药辛散，久服易耗气伤阴，气血不足、阴津亏虚之人当慎用。

（5）久痛应重视活血化瘀药的运用。中医有"久痛入络"的理论，凡头痛日久者，无论有否其他瘀血征，均宜加用活血化瘀之品以获较好疗效，如川芎、桃仁、红花、丹参、赤芍等。再者，需分清气滞血瘀、气虚血瘀、血虚血瘀、血热血瘀、阳虚血瘀的不同，分别配以理气、补气、养血、凉血、温阳之品。

（6）久痛应重视虫类药的应用。部分慢性头痛，反复发作，经年不愈，治疗可在辨证论治的基础上，选加全蝎、蜈蚣、僵蚕、地龙等虫类药以提高疗效。僵蚕、地龙多入煎剂。全蝎、蜈蚣可入汤剂煎服，亦可研细末冲服，因其有毒，故应合理掌握用量，不宜过用。

第七节　中　风

一、概述

中风是以猝然昏仆，不省人事，半身不遂，口眼㖞斜，语言不利为主症的病证。病轻者可无昏仆而仅见半身不遂及口眼㖞斜等症状。

【病因病机】脏腑阴阳失调，气血运行受阻，经脉失于濡养，或阴亏于下，肝阳偏亢，血随气逆，肝阳暴涨，夹痰夹火，横窜经脉，蒙蔽清窍，而成上实下虚，阴阳互不维系的危重证候。

1. **病因**　积损正虚；情志失调；劳倦过度；饮食不节。

2. **病机**　病机总属阴阳失调，气血逆乱。病位在脑，与心肝肾密切相关。气血不足或肝阴不足是致病之本，风、火、痰、气、瘀为发病之标，由于病位浅深、病情轻重的不同，中风又有中经络和中脏腑之别。

【辨证论治】

1. **辨证要点** 辨病期；辨中经络、中脏腑；中脏腑辨闭证与脱证；闭证当辨阳闭和阴闭；辨病势顺逆。

2. **治疗原则** 分清病期，兼顾标本缓急；正确使用通下治法。

3. **证治分类**

（1）急性期

①中经络

风痰瘀阻证

治法：息风化痰，活血通络。

方药：半夏白术天麻汤合桃仁红花煎加减。

风阳上扰证

治法：镇肝息风，育阴潜阳。

方药：镇肝息风汤或天麻钩藤饮加减。

②中腑脏

闭证

阳闭

治法：清肝息风，豁痰开窍。

方药：先服（或用鼻饲法）至宝丹或安宫牛黄丸。

阴闭

治法：豁痰息风，辛温开窍。

方药：急用苏合香丸（或用鼻饲法）。

脱证

治法：回阳救阴，益气固脱。

方药：参附汤合生脉散加味。

（2）恢复期和后遗症期

①痰瘀阻络证

治法：化痰祛瘀，活血通络。

方药：温胆汤合四物汤加减。

②气虚络瘀证

治法：益气养血，化瘀通络。

方药：补阳还五汤加减。

③肝肾亏虚证

治法：滋养肝肾。

方药：左归丸合地黄饮子加减。

二、临床病案举隅

（一）急性期

1. 中经络

（1）风痰瘀阻证

李某，女，65 岁。2004 年 7 月 20 日初诊。

主诉：患者久病体虚，突发语言不利 2 周。

病史：患者 2 周前突发语言不利，到院就诊，被诊断为再发脑梗死。经西医治疗好转。刻下语言不利，左上肢，右下肢运动不利，喝水发呛，大便难。

查体：舌质淡红，苔薄腻，脉沉弦。

中医诊断：中风中经络（风痰阻络证）。

西医诊断：脑梗死。

治法：通络化痰。

方药：自拟方。

天麻 10g，陈皮 10g，石斛 10g，竹茹 10g，钩藤 12g，莲子心 5g，石菖蒲 6g，僵蚕 3g，薄荷 5g（后下），桑枝 15g，麦冬 10g，丝瓜络 6g，火麻仁 10g，薏苡仁 30g。6 剂，水煎服，日 1 剂。

复诊：服药 6 剂后，现语言不利，左上肢、右下肢运动不利，饮食发呛，大便难，舌质淡红，苔薄腻，脉沉弦。前方有效，效不更方，继续前方 15 剂，水煎服，日 1 剂。服 3 日停 1 日。

【按】患者年老体弱，多种疾病缠身，气血虚弱，脉络空虚，内风夹痰横窜脉络而发半身不遂，肢体运动障碍，语言不利；痰阻中焦，传导功能失司，腹气不通而便秘。本案为风痰卒中，病已成而后治之，非一朝一夕所能恢复，治以扶正祛邪，本患病复，需以时日。方和谦老针对病因病机选方用药，方中天麻、钩藤、僵蚕平肝息风止痉；石菖蒲、陈皮化湿祛痰；石斛、麦冬养阴；桑枝、丝瓜络、薏苡仁通络利关节；莲子心、竹茹清心化痰除烦；火麻仁润肠通便。诸药配合，化痰通络，使患肢功能有所恢复。（《方和谦医案》）

（2）风阳上扰证

李某，男，57 岁。

主诉：患者呕吐，头疼，嗜睡 3 小时。

病史：患者嗜睡，气粗鼻鼾，呼之能应，面色潮红，右半身瘫痪。

查体：舌苔薄黄，脉滑，脑 CT 示脑出血。

诊断：中风（风阳上扰证）。

治法：祛邪，平肝潜阳，醒神开窍。

方药：自拟方。

羚羊角 3g（单煎），玳瑁 10g，炒水蛭 3g，虻虫 3g，白薇 15g，石菖蒲 15g，川芎 10g，地龙 10g，胆南星 5g，豨莶草 25g，珍珠母 50g。4 剂，口服，水煎，日 1 剂。

二诊：服药后，神清，脚能抬起，大便头干后稀，此乃肝克脾，亢阳损伤脾胃之征。肝与大肠相通，阳明为多气多血之经，应注重阳明，观察大便。治当以肝肾脾三脏并调为上。治以自拟方。

玄参 25g，白薇 15g，桑椹子 20g，白芍 15g，豨莶草 25g，牛膝 20g，生地黄 30g，炒水蛭 5g，地龙 10g，黄精 20g，熟地黄 20g，砂仁 10g。4 剂，口服，水煎，日 1 剂。

【按】本案属中风急症，故见面红、脉弦滑、头痛、头晕等，此为风火相煽之征。脑出血必有瘀，故先当以祛邪为主，兼及开窍。之后当注意阳明，注意观察大便十分重要，随证之变化而加减治疗。方中羚羊角、玳瑁、地龙、虻虫、炒水蛭平肝潜阳化瘀；佐以其他药育阴潜阳，开窍。二诊患者大便先硬后溏，为肝克脾所致。故加用健脾药熟地黄、砂仁等。终获显效。（《任继学医案》）

2. 中腑脏

（1）闭证

①阳闭

王某，男，62 岁，干部。1997 年 6 月 7 日上午 9 时入院。

主诉：神志不清，左肢瘫痪 16 小时。

病史：患者于 1997 年 6 月 6 日下午 3 时半骑自行车时，突然跌倒在地，神志不清，呼之不应，口角歪斜，左侧肢体瘫痪，小便自遗，被先送到当地医院急诊，急查脑 CT 诊断为"右外囊区脑出血约 30mL"，给予脱水、降血压、预防感染等治疗后，于 6 月 7 日由家人送至医院就诊。入院症：患者呈嗜睡症状，面色潮红，呼之尚能应答，鼻鼾痰鸣，左侧肢体瘫痪，尿黄，大便 3 日未解。

查体：体温 38.2℃，血压 26/14kPa（196/105mmHg），嗜睡，双眼凝视右侧，双瞳孔等大等圆，左鼻唇沟变浅，伸舌偏左，颈软，左侧上下肢肌张力低，上肢肌力Ⅱ级，下肢肌力Ⅲ级，左侧巴氏征阳性。舌质红，苔黄腻，脉滑。脑 CT 示右侧外囊区脑出血约 30mL，右侧脑室稍受压变形，中线结构向左偏移 0.6cm。

诊断：中风（痰热内闭清窍证）。

治法：清热涤痰，醒神。

方药：羚角钩藤汤加减配合灌服或鼻饲安宫牛黄丸。

羚羊骨 18g，钩藤 15g，瓜蒌仁 15g，大黄 6g，天竺黄 12g，石菖蒲 12g，白芍 18g，生地黄 15g，益母草 15g，丹参 20g。7 剂，水煎服，日 1 剂，早晚分服。

【按】本证因肝阳暴亢，气血上逆，痰火壅盛，清窍被扰，方选羚角钩藤汤加减配合灌服或鼻饲安宫牛黄丸。方中羚羊骨、钩藤凉肝息风；瓜蒌仁、天竺黄清热化痰；石菖蒲化痰开窍；瓜蒌仁、大黄通腹泄热；白芍、生地黄养阴柔肝；益母草、丹参活血通络。[《中医内科学（案例版）》]

②阴闭

张某，女，65 岁。2012 年 9 月 26 日初诊。

主诉（代诉）：突然昏倒，神志不清，四肢不温。

病史：素来血压偏高，160/180mmHg。今日劳累之后，突然昏倒，不省人事，牙关紧闭，两手紧握，抽搐，面白唇紫暗，四肢不温。送入急诊后入院。

查体：肢体瘫痪，肢冷，舌质暗淡，苔白滑腻，脉沉滑。

中医诊断：中风（阴闭）。

治法：豁痰息风，辛温开窍。

方药：急用苏合香丸合涤痰汤加减。

白术 15g，麝香 15g，香附 15g，苏合香 15g，半夏 12g，茯苓 15g，橘红 12g，竹茹 12g，郁金 10g，石菖蒲 12g，南胆星 12g，天麻 15g，钩藤 12g，僵蚕 10g。7 剂，水煎服，日 1 剂，早晚分服。

【按】因痰浊偏盛，风痰上扰，内闭心神，急用苏合香丸，以芳香开窍之涤痰汤化痰开窍。方中半夏、茯苓、橘红、竹茹化痰；郁金、石菖蒲、胆南星豁痰开窍；天麻、钩藤、僵蚕息风化痰；麝香、苏合香开窍醒神；白术、香附行气健脾，方药对症，服药后邪退病愈。

（2）脱证

李某，女，59 岁。1990 年 5 月 26 日初诊。

主诉（代诉）：突然昏倒、神志不清，即来就诊。

病史：素有高血压，在（25~18）/（17~13）kPa［（187~135）/（127~97）mmHg］间波动。今日劳累之后，突然昏倒，神志不清，呕吐 2 次，急诊入院。

查体：肢体瘫痪，肢冷，汗出，小便失禁。舌紫暗苔白腻，脉沉微。左侧鼻唇沟变浅。脑 CT 示左颞叶区出血，左放射冠腔隙性脑梗死。心电图示心肌受损。血压 24/16kPa（180/120mmHg）。

中医诊断：中风（元气虚脱，神明散乱证）。

西医诊断：脑出血。

治法：益气，回阳，固脱。

方药：参附汤加味。

人参 15g, 附片 10g (先煎), 麦冬 12g, 五味子 12g, 黄芪 15g, 山茱萸 15g。日 1 剂, 分 3 次鼻饲。

配合西药给予降血压、降颅压、脑细胞复活剂。2 剂后脉转有力, 肢体转温, 汗出渐止。神志时清时昏, 继用上方减附片加石菖蒲 15g, 远志 10g, 苏合香丸 1 粒。2 剂后, 神志转清。改用后方: 黄芪 30g, 赤芍 12g, 丹参 20g, 川芎 10g, 红花 12g, 天麻 20g, 桃仁 12g, 半夏 10g, 地龙 15g, 钩藤 15g, 水蛭 10g。服药 12 剂后, 肢体可以稍动, 仍然软弱无力。继进前方, 配合针灸, 治疗 2 个月余, 基本恢复。

【按】患者素有高血压, 因劳累致阳浮于上, 正气虚脱, 心神散乱, 故突发中风。阳气虚脱, 使心神昏愦, 肢冷软瘫; 阳气不固, 则汗出, 小便自遗; 舌质紫暗, 乃阳不行血, 血瘀之征; 舌苔腻, 夹有痰滞。所以本病为阳气虚脱, 夹有痰瘀。方中人参、附片、黄芪迅速回阳固脱; 合麦冬、五味子、山茱萸大补气阴; 阳气得复则去附片, 黄芪加量重在益气; 用川芎、丹参、赤芍、桃仁、地龙、水蛭、红花以活血通络; 天麻、半夏去痰; 钩藤息风。配合针灸调理阴阳, 通行经脉。(《中医内科学教学病案精选》)

(二) 恢复期和后遗症期

1. 痰瘀阻络证

病案一 李某, 男, 72 岁。2006 年 2 月 27 日初诊。

主诉: 头晕、头沉 10 余年, 伴下肢浮肿、便干结、胸闷、健忘。

病史: 头晕头沉加重, 胸闷, 健忘, 下肢肿, 大便干结, 嗜睡。曾在外院予以相应治疗, 症状时好时坏。

查体: 舌质暗, 苔白滑腻, 脉弦, CT 示脑梗死。

中医诊断: 中风 (痰瘀阻络证)。

治法: 标本兼治, 息风化痰, 利湿通络。

方药: 半夏白术天麻汤加减。

天麻 10g, 生白术 9g, 茯苓 13g, 法半夏 9g, 枳实 9g, 莱菔子 15g, 当归 13g, 桃仁 13g, 川芎 9g, 红花 9g, 益母草 9g, 牛膝 10g, 郁李仁 15g, 泽泻 13g, 陈皮 6g。水煎服, 日 1 剂。

复诊: 服药 7 剂, 头晕头沉减轻, 大便已不干, 下肢肿渐消。效不更方, 方药略加减, 连服 40 余剂, 诸症俱失。

【按】半夏白术天麻汤化痰祛湿较强, 然原方活血通络之力弱。风痰上扰致脑梗死常表现为眩晕者, 沈宝藩在原方基础上加大温经活血通络力度。故本例方中加当归、桃仁、红花、川芎、牛膝温经活血, 痰瘀同治, 使痰浊去而瘀血得除，血脉畅而痰浊除。方中加枳实、莱菔子加强行气降浊之力，益母草活血而利水、郁李仁通便而利水，泽泻利湿行水而降浊。(《沈宝藩医案》)

病案二　孙某，男，64 岁。1981 年 10 月初诊。

主诉：左下肢瘫痪加重 3 个月。

病史：起病两年，曾两次住院，治疗共 10 个月余，诊断脑栓塞后遗症。给以复降片、川芎嗪等药物。近 3 个月来双下肢无力，左脚更甚坐下不能起立，二便不能自理，语言不清。饮食中等，睡眠不佳，平素不咳而痰多，嗜酒约 40 年。

查体：舌质淡，苔白腻，语言不利，脉濡细。

中医诊断：中风（痰瘀阻络证）。

西医诊断：脑栓塞后遗症。

治法：涤痰活血为先，兼资肝肾。

方药：二陈汤加减。

苍术 9g，胆南星 9g，白术 15g，半夏 15g，茯苓 15g，陈皮 6g，桃仁 6g，红花 6g，怀牛膝 24g，炙甘草 4.5g，生姜 4.5g。6 剂，水煎服，日 1 剂。

【按】本案为中风后遗症，不仅痰湿内盛，络脉瘀阻，而且肝肾亏虚，为虚实夹杂之证，谢任甫老先以治标，后顾其本，故先用二陈汤加活血之品以化痰湿、祛瘀血、通经络，再用补养肝肾、益气活血调理善后，经过适当护理，能收到较好疗效。(《谢任甫医案》)

病案三　王某，女，52 岁。1974 年 8 月 22 日就诊。

主诉：心前区疼痛伴头晕、头痛 1 日。

病史：有高血压、冠心病病史，心绞痛经常发作，血压在 180/110mmHg 以上。突然昨晚发现右半身不遂。

查体：有半身偏瘫，语言不利，口角流涎，舌体向右歪，舌苔老黄，脉弦滑有间歇。

中医诊断：中风（痰瘀阻络证）。

西医诊断：脑梗死。

治法：豁痰通窍，活血通络。

方药：自拟方。

生黄芪 45g，桑寄生 30g，瓜蒌 30g，生海浮石 30g，石菖蒲 12g，狗脊 30g，女贞子 15g，化橘红 12g，丝瓜络 12g，络石藤 12g，红花 5g，生石膏 25g。10 剂，水煎服，日 1 剂。

【按】本病为气虚血瘀，痰瘀阻络，可见患者面白体丰，突然昏仆，偏瘫流涎，痰声重浊，语言不利。治疗常采用益气化瘀，豁痰通络法。常以大剂量生黄芪行瘀通络；桑寄生、狗脊补肝肾，通经络；石菖蒲、化橘红化痰开窍；配以红

花活血祛瘀，通其经络。（《刘春圃医案》）

病案四　牛某，女，23 岁。2012 年 12 月 3 日初诊。

主诉：患者左侧肢体瘫软半年，伴随口眼歪斜。

病史：患者风心病 3 年，近期突然出现语言謇涩，左侧肢体瘫软，不能行走，口眼歪斜，伸舌左偏，颈项微强，心悸便干。

查体：舌质淡红，苔薄白，脉结代。

中医诊断：卒中（瘀血阻络证）。

西医诊断：脑梗死。

治法：活血逐瘀，祛风解痉。

方药：桃红四物汤合牵正散加减。

当归 9g，川芎 6g，赤芍 9g，丹参 15g，红花 9g，桃仁 9g，白附子 6g，僵蚕 6g，地龙 15g，钩藤 9g，鸡血藤 15g，络石藤 9g，丝瓜络 9g，番泻叶 9g，甘草 3g。4 剂，水煎服，日 1 剂。

【按】本例患者突然语言謇涩，口眼歪斜，颈项微弱，肢体瘫软，为风窜经络，气血瘀阻。以桃红四物汤合牵正散祛风通络，活血逐瘀。（《名老中医临证验案医话》）

2. 气虚络瘀证

病案一　童某，女，63 岁。2005 年 8 月 10 日初诊。

主诉：中风后双脚痿软乏力 8 年。

病史：患者有高血压病史 30 余年，血压波动在 240/120mmHg 左右，8 年前突发脑卒中，经 CT 证实为丘小脑出血，经救治后神志清楚，但语言时口齿不清，双下肢痿软乏力，以左侧更甚。

查体：舒张压 128～136mmHg，心率 80 次/分，律齐，闻及杂音，肺（−）。双手握力正常，右下肢 Hoffman（霍夫曼）征（＋），左侧（−），右膝反射亢进。四诊：颜面潮红，语言正常但口齿不清，双下肢痿软无力，尤以左侧明显。舌淡紫边有齿痕，苔薄白，脉弦而无力，行动需人搀扶。

中医诊断：中风（气虚血瘀证）。

西医诊断：脑出血。

治法：益气活血，舒经活络。

方药：补阳还五汤加味。

黄芪 30g，党参 15g，丹参 20g，红花 15g，当归 10g，川芎 12g，黄精 12g，怀牛膝 12g，地龙 15g，水蛭 15g。日 1 剂，水煎服，共 7 剂。

复诊：自诉服药 10 余剂后，下肢痿软无力似有所改善，余症同前。舌淡紫，边有齿痕，苔薄白，脉沉细弦。守上方加蜈蚣 3g。继进 7 剂，日 1 剂，水煎服。

【按】本病例是脑出血已达 8 年又能坚持治疗及锻炼的患者，分类属中经络。目前半身不遂，手足麻木，口眼歪斜，语言不利，口角流涎等脑卒中后遗症不同程度存在，但较前已明显恢复或减轻，现患者在老伴的陪伴下可自由行走活动，患侧肌肉饱满有力，思维也很正常。说明患病后的情绪、性格、坚持治疗及运动对脑卒中的康复起重要作用。(《汤益明医案》)

病案二　金某，男，67 岁。2014 年 2 月 23 日初诊。

主诉：高血压病史 20 年，3 个月前右半身麻木 1 日。

病史：患者 20 年前患有高血压病，3 个月前无明显诱因出现右半身麻木 1 日，经静脉输液治疗后好转，现仍半身麻木，乏力，头晕，背痛，斜靠加重。

查体：舌红苔白，脉细滑。

中医诊断：中风（气虚血瘀证）。

西医诊断：高血压病。

治法：补气活血，通络养精。

方药：补阳还五汤。

黄芪 50g，地龙 15g，土鳖虫 15g，桃仁 5g，红花 5g，赤芍 20g，川芎 15g，当归 15g，牛膝 50g，熟地黄 30g，石斛 30g。7 剂，水煎服，日 1 剂。

【按】患者病情日久耗伤气血，气虚气不能行，血瘀血不能濡养，经络瘀阻则半身麻木，气血不足，脑脉失养则头晕，局部经络劳伤则背痛。方用补阳还五汤加养精药。黄芪补气，另气旺血行，瘀去络通。配当归活血不伤血，川芎、赤芍助当归活血通经化瘀，地龙、红花、桃仁、土鳖虫活络化瘀。诸药共用有益气活血、化瘀通络之功。因患者本有气血上涌，故加熟地黄、石斛养精防止方中大量补气药化火，加牛膝以引血下行。(《带教医案实录》)

3. 肝肾亏虚证

宋某，男，65 岁，2012 年 6 月 12 日初诊。

主诉：左侧肢体不灵活、麻木半个月。

病史：患者有高血压病史 5 年多，常服降压药。头痛，头晕，失眠时有发生。半个月前，左侧上下肢活动不灵活，有麻木感，行动不便。近日心中烦闷，愁眉易怒，口中干燥，头热耳鸣，时有盗汗。

查体：血压 26/22kPa（195/135mmHg）。舌红暗，无苔，脉细弦数。颅 CT 示左侧基底节脑梗死。

中医诊断：中风（肝肾阴虚，风阳亢动证）。

西医诊断：脑梗死；高血压病 3 期。

治法：滋养肝肾，潜阳息风。

方药：镇肝息风汤加减。

玄参 12g，天冬 12g，龙骨 15g，川楝子 10g，牛膝 12g，牡蛎 15g，代赭石 15g，麦芽 15g，白芍 15g，龟甲 12g，茵陈 12g，鸡血藤 10g，葛根 10g，地龙 3g。9 剂，水煎服，日 1 剂。

【按】患者素体肝肾阴虚，肝阳偏亢，性格急躁，气机不畅，郁久化火，致阴虚风动，发为中风。阴虚，故舌红无苔，脉细弦数，口干舌燥，时有盗汗；气郁则心烦易怒；阳亢风动，脉络痹阻，故肢体麻木，乃至活动不灵，行动不便。方中龙骨、牡蛎、代赭石镇肝潜阳；龟甲、白芍、玄参、天冬滋肝肾之阴；用牛膝辅川楝子引气血下行；合茵陈、麦芽以疏肝；后加鸡血藤、葛根、地龙通络以行气血。

三、临证备要

（1）中风的应急处理。对于中风昏迷的患者，必须进行紧急处理。首先要使患者安静卧床，勿随意变动体位。如为闭证，头部应稍枕高，并偏向一侧，以利痰涎流出，避免痰涎壅塞气道而致窒息；若属脱证，头部应放平，下肢稍抬高 15°～20°。另外，应注意清洁患者口腔。牙关紧闭者，可用冰片、天南星、乌梅等擦牙，或用开口器启齿，防止舌被咬伤以及便于吸痰、清洁口腔和喂食物或药物。吞咽困难者，可用鼻饲，但一般应于病情稳定 3 日后进行。

（2）出血性中风，酌用凉血化瘀法。其出血的机理多有瘀热搏结，络伤血溢，临床有时可见面唇青紫，舌绛紫暗，但在急性期，不宜活血通络，一般建议急性期过后，可以酌情使用凉血、化瘀、止血法，例如以犀角地黄汤为基础方以散瘀热，有助于止血，再配合活血而止血之法。

（3）中风后遗口舌㖞斜的治法。此症状多由风痰阻于经络所致，治宜祛风、逐痰、通络，方用牵正散。口眼㖞动者加天麻、钩藤、石决明以平肝息风，枸杞、山萸肉补肾益精，麦冬、石斛养阴生津，当归、鸡血藤养血和络。

第八节　瘿　病

一、概述

瘿病是由于情志内伤、饮食及水土失宜，以致气滞、痰凝、血瘀壅结颈前所引起的以颈前喉结两旁结块肿大为主要临床特征的一类疾病。古籍中有称瘿、瘿气、瘿瘤、瘿囊、影袋等名者。

【病因病机】

1. **病因**　情志内伤；饮食及水土失宜；体质因素。

2. **病机**　气滞、痰凝、血瘀壅结颈前是瘿病的基本病机，初期多为气机郁滞，津凝痰聚，痰气搏结颈前所致，日久引起血脉瘀阻，气、痰、瘀三者合而为患。

【辨证论治】

1. **辨证要点**　辨在气与在血；辨火旺与阴伤。

2. **治疗原则**　治疗以理气化痰，消瘿散结为基本治则。瘿肿质地较硬及有结节者，配合活血化瘀；火郁阴伤而表现阴虚火旺者，以滋阴降火为主。

3. **证治分类**

（1）气郁痰阻证

治法：理气舒郁，化痰消瘿。

方药：四海舒郁丸加减。

（2）痰结血瘀证

治法：理气活血，化痰消瘿。

方药：海藻玉壶汤加减。

（3）肝火旺盛证

治法：清肝泻火，消瘿散结。

方药：栀子清肝汤合消瘰丸加减。

（4）心肝阴虚证

治法：滋阴降火，宁心柔肝。

方药：天王补心丹或一贯煎加减。

二、临床病案举隅

（一）气郁痰阻证

病案一　唐某，女，工人。1975 年 7 月 5 日初诊。

主诉：左侧甲状腺肿大伴吞咽困难。

病史：患者左叶甲状腺肿大，随吞咽动作上下移动。心悸乏力，性情急躁，容易出汗，无突眼手颤，胃纳二便正常。

查体：左叶甲状腺肿大结块约 3cm×3cm，表面光滑，中等硬度苔薄，脉濡数。

中医诊断：瘿病（气滞痰阻证）。

西医诊断：甲状腺功能亢进。

治法：疏肝理气，化痰软坚。

方药：自拟方。

柴胡 9g，当归 9g，赤芍 9g，白芍 9g，夏枯草 15g，海藻 12g，黄药子 12g，生牡蛎 3g（先煎），制半夏 9g，陈皮 6g，合欢皮 15g，桔梗 12g。

8 月 7 日二诊：服药 1 个月，结块缩小至 2cm×1.5cm。前方加莪术 12g。

9 月 2 日三诊：结块全消，无不适，丸药巩固。芋芍丸 9g（分吞），每日 1 次。

【按】肝气郁结，痰湿凝结。海藻化痰软坚，消瘿散结；柴胡、陈皮疏肝理气，合欢皮、理气解郁，桔梗载诸药上行兼以利咽，诸药合用，共奏疏肝理气、化痰软坚之功。（《外科经验选》）

病案二　吴某，女，67 岁。1981 年 6 月 12 日初诊。

主诉：吞咽不舒，有异物感 7 日。

病史：患者半月前自行发现颈部左侧有一包块遂就医。包块约 2cm×3cm 大小，皮色不变，质地柔软，无压痛，表面光滑，边缘清楚，随吞咽上下移动，伴烦躁口苦，动则心悸，双手麻木，咽中有痰阻。胃纳欠佳，大便不实。

查体：舌质红津少，舌边现紫，苔微黄腻，脉细弦滑。

中医诊断：瘿瘤（气瘀阻络证）。

西医诊断：甲状腺腺瘤。

治法：清热化痰，软坚散结，佐以行气活血。

方药：消瘿丸加减。

牡蛎 24g，玄参 15g，川贝粉 6g，海藻 24g，金银花藤 24g，连翘 15g，牛蒡子 15g，香附 9g，丹参 15g，郁金 9g，柴胡 9g，赤芍 15g，瓜蒌 9g，薏苡仁 24g，夏枯草 24g。7 剂，水煎服，日 1 剂。

【按】本例系痰、热、气郁凝结肝经、气血阻滞而致。治以清化痰热为主，辅佐行气开郁活血为治。首用消瘿丸加夏枯草、海藻、金银花藤、连翘、牛蒡子、瓜蒌、薏苡仁清化痰热，软坚化结；丹参、赤芍、香附、郁金、柴胡行气开郁活血。（《傅灿冰医案》）

病案三　冯某，男，35 岁。1962 年 5 月 7 日初诊。

主诉：咽喉异物感 5 个月，吞咽困难 3 日。

病史：本病始因元旦饮食过量，复感风寒，病愈后，则觉咽部有异物感，咳之不出。咽干口苦，伴耳鸣鼻塞，失眠，大便秘结，平素嗜好烟酒，性情急躁易怒，近 3 日吞咽较困难。

查体：鼻喉科检查未发现异常，面黄消瘦，口有臭味，呃逆，舌质淡红，苔薄白，脉弦滑。

中医诊断：瘿病（气滞热郁证）。

西医诊断：慢性咽炎。

治法：疏肝解郁，清热降逆。

方药：自拟方。

全瓜蒌 15g，旋覆花 15g，代赭石 30g，诃子 12g，降香 9g，桔梗 12g，黄芩 10g，柿蒂 10g，川黄连 9g，青皮 12g，陈皮 12g，半夏 12g。5 剂，水煎服，日 1 剂。

【按】此例患者，性情急躁，易气易怒，气滞不舒，加之平素嗜好烟酒，肝气郁久而化热，故治以疏肝解郁、清热降逆之法，佐以宽胸理气之品，效果更佳。（《名老中医临证验案医话》）

（二）痰结血瘀证

病案一　王某，女，30 岁。2009 年 9 月 15 日就诊。

主诉：颈部肿大 3 个月余。

病史：患者近 3 个月自觉颈前喉结两旁结块肿大，按之较硬，肿块经久未消，胸闷，纳差，一直未治疗，近日自觉肿大加重，同时颈部胀痛活动受限而就诊。

查体：舌质暗，苔薄白，脉弦。表浅淋巴结无肿大，甲状腺体肿大，按之较硬，无压痛，其他体检无异常。实验室检查：均正常。

中医诊断：瘿病（痰结血瘀证）。

西医诊断：甲状腺瘤。

治法：理气活血，化痰消瘿。

方药：海藻玉壶汤加减。

海藻 8g，昆布 8g，海带 8g，青皮 10g，陈皮 10g，半夏 6g，胆南星 6g，浙贝母 6g，连翘 8g，甘草 6g，当归 8g，赤芍 8g，川芎 10g，丹参 10g。7 剂，水煎服，日 1 剂。后颈前肿大明显减小。后又继服中药。后肿大消失。

【按】患者平素情志抑郁，气滞血瘀，痰气瘀阻于颈部则形成瘿瘤。故诊断为瘿病。病机是痰气交阻，血脉瘀滞。治以理气活血，化痰消瘿为主。海藻、昆布、海带化痰软坚，消瘿散结；青皮、陈皮、半夏、胆南星、浙贝母、连翘、甘草理气化痰散结；当归、赤芍、川芎、丹参养血活血。

病案二　纪某，女，53 岁。1975 年 3 月 8 日初诊。

主诉：颈部及右肩胛酸痛 7 日。

病史：患者于 1 周前觉畏寒发热，随之自觉颈部及右肩胛酸痛，发音声嘶，咳嗽痰多，吞咽时颈部有不适感。甲状腺可触及 4cm×3.5cm 大小的肿物，光滑不易推动。诊断为甲状腺腺瘤，行手术摘除。

查体：舌质暗，苔薄黄，脉沉滑带数。

中医诊断：瘿瘤（痰结血瘀证）。

西医诊断：甲状腺腺瘤。

治法：软坚散结，化痰健脾。

方药：海藻玉壶汤加减。

海藻 15g，昆布 15g，夏枯草 30g，生牡蛎 15g，苦桔梗 10g，浙贝母 10g，制陈皮 10g，炒白术 10g，煅鳖甲 15g。7 剂，水煎服，日 1 剂。

【按】本例痰凝血滞，停于肌腠之间，瘀结日久，酿成瘿瘤。以软坚、散结、化痰、开郁之品。佐以活血化瘀，兼顾健运脾胃，故收效甚大。(《蔡友敬医案》)

（三）肝火旺盛证

叶某，女，36 岁。1974 年 9 月初诊。

主诉：右侧甲状腺肿块多年。

病史：甲状腺右侧有一鸽蛋大小的肿块，经常低热不退，精神疲惫，心情急躁，动辄烦躁易怒，胃纳不佳，月经不调，经来腹胀腹痛，腰际酸楚。至某医院体检诊断为甲状腺腺瘤，需手术治疗。因有顾虑而来求中药治疗。

诊查：甲状腺右侧有一鸽蛋大小的肿块，按之质偏硬，表面光滑，边缘清楚，苔薄腻，脉细弦。

中医诊断：瘿病（肝火旺盛证）。

西医诊断：甲状腺腺瘤。

治法：清肝泻火，消瘿散结。

方药：海藻玉壶汤合内消瘰疬丸加减。

夏枯草 24g，昆布 24g，海藻 12g，水红花子 12g，生黄芪 12g，玄参 12g，煅牡蛎 24g，象贝母 3g，炒白术 9g，香附 12g，天龙 2 条。7 剂。

二诊：服上方药后肿块未见改变，动辄烦躁易怒，颧红肢麻。苔薄，脉弦。法以消肿软坚化痰，佐以滋阴降火。原方加牡丹皮 10g，六味地黄丸 12g（分吞），7 剂。

三诊：药后肿块稍有柔软，胃纳较佳。苔薄，脉弦。仍宗上法加减。原方加橘皮、叶各 6g，苦桔梗 6g，减去炒白术。14 剂。

四诊：药后烦躁易怒，颧红肢麻均有好转，肿块也稍有缩小。前方见效，再宗上意治之。原方去香附，加黄药子 12g。14 剂。

五诊：患者低热已退，甲状腺右侧肿块明显缩小，唯睡眠不熟。苔薄，脉弦。前方既效，毋庸改。原方加茯苓 12g，夜交藤 24g。14 剂。

嗣后患者以原方续服药 20 余剂，至 1974 年 12 月复诊时肿块基本消失。随访 3 年，身体健康，甲状腺腺瘤一直没有复发。

【按】本患证属肝气郁结化火，灼伤津液，痰火胶结致成肿核。治宜清肝泻火，消瘿散结。方选海藻玉壶汤合内消瘰疬丸加减。(《中国现代名中医医案精华》)

(四) 心肝阴虚证

许某，男，35 岁，技术员。

主诉：甲状腺肿大加重 2 个月。

病史：2 个月前发热，心悸手颤，身倦乏力，情绪易激动；继而食量较多，身体逐渐消瘦。在医院体检，基础代谢率 66%，诊断为甲状腺功能亢进。曾服甲基硫氧嘧啶、他巴唑等药无明显好转。

查体：体温 37.5℃，消瘦，表情兴奋，双手震颤，睑裂增宽，眼球凸出，甲状腺肿大，局部可触及震颤，并听到血管杂音。脉虚数，舌质红，苔黄腻。

中医诊断：瘿病 (心肝阴虚证)。

西医诊断：甲状腺功能亢进。

治法：滋阴养肝，潜镇散结。

方药：自拟方。

夏枯草 24g，玄参 18g，海藻 15g，钩藤 18g，昆布 15g，象贝母 9g，胆南星 9g，清半夏 9g，磁石 15g，山慈菇 15g。

二诊：前方连服 3 剂，心悸烦热及手颤减轻，食量减少。脉细无力，舌淡苔微黄，是肝热减轻、阴气恢复之候。

夏枯草 15g，玄参 15g，钩藤 15g，桑寄生 15g，海藻 12g，昆布 12g，磁石 12g，象贝母 9g，胆南星 9g，黄连 6g，加芐芄丸 (其丸药成分不解) 9g。

连服 5 剂，诸症消失，食量不多，性情不躁，甲状腺肿亦消不外突。脉虚软，舌淡无苔。以此方改为丸剂，常服，巩固疗效。查基础代谢已正常。

【按】气火内结日久，心肝之阴耗伤。治宜滋阴降火，宁心柔肝。方药对症，服药后邪退病愈。(《邢锡波医案选》)

三、临证备要

(1) 根据不同的病机施以相应的治法及用药。如火盛，宜清热泻火，药用牡丹皮、栀子、生石膏、黄连、黄芩、青黛、夏枯草、玄参等；如痰凝，宜化痰散结，药用海藻、昆布、浙贝母、海蛤壳、陈皮、半夏、茯苓、制南星、瓜蒌、生牡蛎等；如血瘀，宜活血软坚，药用当归、赤芍、川芎、桃仁、三棱、莪术、丹参等。本病后期，多出现由实转虚，如阴伤，宜养阴生津，药用生地黄、玄参、麦冬、天冬、沙参、白芍、五味子、石斛等；如气虚，宜益气健脾，药用黄芪、党参、白术、茯苓、山药、黄精等；气阴两虚者，药用黄芪、太子参、麦冬、五味子、黄精、玉竹、女贞子等。

（2）不同疾病阶段用药有所不同。瘿病早期出现眼突者，证属肝火痰气凝结，应治以化痰散结、清肝明目，药用夏枯草、生牡蛎、菊花、青葙子、蒲公英、石决明等。后期出现眼突者，为脉络涩滞，瘀血内阻所致，应治以活血散瘀、益气养阴，药用丹参、赤芍、泽兰、生牡蛎、山慈菇、黄芪、枸杞子、谷精草等。

（3）谨慎应用含碘药物。许多消瘿散结的药物，如四海疏郁丸中的海带、海藻、海螵蛸、海蛤壳等含碘量都较高，临证时须注意。若患者确系碘缺乏引起的单纯性甲状腺肿大，此类药物可以大量使用；若属甲状腺功能亢进之症，则使用时需慎重。

（4）谨慎应用有毒药物。黄药子具有消瘿散结、凉血降火之功效，治疗痰结血瘀证和肝火旺盛证时可配合应用。但黄药子有小毒，长期服用对肝脏损害较大，必须慎用，用量一般不宜超过 10g。

第九节　疟　　疾

一、概述

疟疾是感受疟邪，邪伏半表半里，出入营卫之间，邪正交争，引起的以寒战、壮热、头痛、汗出、休作有时为临床特征的一类疾病。

【病因病机】

1. 病因　本病的发生，主要是感受"疟邪"，但其发病与正虚抗邪能力下降有关，诱发因素则与外感风寒、暑湿，饮食劳倦有关，其中尤以暑湿诱发为最多。

2. 病机　疟疾的病位总属少阳，故历来有"疟不离少阳"之说。感邪之后，邪伏半表半里，出入营卫之间，邪正交争，则疟病发作；疟邪伏藏，则发作休止。本病总因感受疟邪所致，故病理性质以邪实为主。但疟邪久留，屡发不已，气血耗伤，不时寒热，可成为遇劳即发的劳疟。或久疟不愈，气血瘀滞，痰浊凝结，壅阻于左胁下而形成疟母。且常兼有气血亏虚之象，表现为邪实正虚。

【辨证论治】

1. 辨证要点　疟疾的辨证应根据病情的轻重、寒热的偏盛、正气的盛衰及病程的久暂，区分正疟、温疟、寒疟、瘴疟、劳疟的不同。

2. 治疗原则　疟疾的治疗以祛邪截疟为基本治则，区别寒与热的偏盛进行处理。如温疟兼清，寒疟兼温，瘴疟宜解毒除瘴，劳疟则以扶正为主，佐以截疟。如属疟母，又当祛瘀化痰软坚。

3. 证治分类

（1）正疟

治法：祛邪截疟，和解表里。

方药：柴胡截疟饮或截疟七宝饮加减。

（2）温疟

治法：清热解表，和解祛邪。

方药：白虎加桂枝汤或白虎加人参汤加减。

（3）寒疟

治法：和解表里，温阳达邪。

方药：柴胡桂枝干姜汤合截疟七宝饮加减。

（4）瘴疟

①热瘴

治法：解毒除瘴，清热保津。

方药：清瘴汤加减。

②冷瘴

治法：解毒除瘴，芳化湿浊。

方药：加味不换金正气散。

（5）劳疟

治法：益气养血，扶正祛邪。

方药：何人饮加减。

二、临床病案举隅

（一）正疟

陈某，女，34 岁。

主诉：恶寒发热，头痛，便溏 1 周。

病史：患者寒热 1 周，每日下午先寒战，后高热，至夜汗出热衰，胸闷，呕吐痰涎，头痛，口干而黏，喜热饮而饮不多，大便溏。口服西药无效，遂来院体检。

查体：舌苔黏腻，脉濡数。查血涂片，找到间日疟原虫。

中医诊断：疟疾（正疟）。

西医诊断：疟疾。

治法：和解截疟。

方药：小柴胡汤、截疟七宝饮加减。

柴胡 9g，炒常山 9g，槟榔 9g，青蒿 9g，法半夏 9g，知母 6g，黄芩 6g，草果 3g，青皮 4.5g，乌梅 4.5g，川桂枝 3g，生姜 1 片。7 剂，水煎服，日 1 剂。

1 日服 2 剂，翌日疟仍作，但自觉寒热减轻，继服即不再发，7 日后复查，疟原虫阴性。

【按】疟邪踞于少阳，痰湿内蕴，疟疾寒热往来，休作有时。方中柴胡、黄芩和解少阳；常山、草果、槟榔、半夏化痰截疟；生姜、红枣调和营卫，兼顾胃气。祛邪扶正兼顾，邪去诸症自消。（《中医内科学》）

（二）温疟

吴氏妇，28 岁，住屺亭桥。

主诉：恶寒发热伴神昏肢厥 1 周。

病史：该患近 1 周前，感觉头痛，先微寒，后大热，寒时则厥，神昏肢冰，半时许吐痰数口，则厥回而热，大渴大汗，气促便赤。

查体：脉右洪，苔白薄。

中医诊断：疟疾（温疟兼痰厥）。

西医诊断：疟疾。

治法：清热解表，和解祛邪。

方药：桂枝白虎汤加减。

川桂枝 2g，天花粉 9g，活水芦根 30g，生石膏 15g，生粉甘草 2g，鲜石菖蒲 3g，肥知母 9g，玉枢丹 2 锭。

1 剂知，2 剂已。唯痰未尽除，用外台竹沥饮加减（淡竹沥两瓢，生姜汁二三滴，梨汁两瓢，加水略滚，温服），调理以善后。服 3 剂，痰除胃动而愈。

【按】《金匮要略》论温疟与《内经》互异。然阴气伤为瘅疟，肺有热为温疟，乃是定论，不必拘于微寒与不寒也。此症先微寒，后大热，脉右洪，苔白薄者，温疟也。然来时则厥，吐痰则醒，明有宿痰内蕴，乘疟窃发，互相为患，故断为温疟兼痰厥，方选桂枝白虎汤加减。以石膏、知母、芦根清透伏热为君；天花粉、石菖蒲、玉枢丹豁痰开窍为臣；佐桂枝以辛散外寒；使甘草以调和诸药也。（《全国名医验案类编》）

（三）寒疟

路观澜君令媛，年 18 岁，住宜兴东庙巷。

主诉：恶寒发热伴神疲肢厥 4 日。

病史：该患者 4 日前，神疲，胸闷，先寒后热，寒时气从少腹上攻则厥，面青肢冰，目上挺约一时半，厥回而热，多吐稀涎，微汗乃退。

查体：脉细弦，不为指挠，苔白舌淡。

中医诊断：疟疾（寒疟）。

西医诊断：疟疾。

方药：自拟方。

代赭石 30g，熟附片 2g，干姜 2g，吴茱萸 2g，旋覆花 9g（包煎），川厚朴 4.5g，枳实 6g，肉桂 2g，制半夏 4.5g，当归 3g，炒白芍 4.5g，北细辛 2g，鲜生姜 3g，桂枝 3g，清炙甘草 2g，大红枣 4 枚。7 剂，水煎服，日 1 剂。

一剂病减，再剂厥止。继用当归四逆汤加减，疟除胃动而痊。

【按】干犯大寒，伏藏厥少之经。该患脉细弦，不为指挠，苔白舌淡，此系厥少二经伏寒窃发，病势方张，不可藐视。治当寒者热之，桂、附之属，逆者平之，赭、覆之品，以之为君；更佐姜、萸以祛陈寒，枳、朴以疏气机。（《全国名医验案类编》）

（四）瘴疟

1. 热瘴

徐某，男，44 岁。2013 年 8 月 24 日初诊。

主诉：疟疾多年反复发作，近 1 周加重伴神昏谵语。

病史：该患者疟疾多年反复发作，近 1 周感热甚寒微，头痛，肢体烦疼，面红目赤，胸闷呕吐，烦渴饮冷，大便秘结，小便热赤，严重时偶感神昏谵语。

查体：舌质红绛，苔黄腻，脉洪数。

中医诊断：疟疾（热瘴）。

西医诊断：疟疾。

治法：解毒除瘴，清热保津。

方药：清瘴汤加减。

黄芩 15g，黄连 12g，知母 16g，金银花 15g，柴胡 12g，常山 6g，青蒿 9g，半夏 9g，竹茹 12g，滑石 18g，甘草 6g，青黛 3g。7 剂，水煎服，日 1 剂。

【按】本证为瘴毒内盛，热邪内陷心包。方用清瘴汤加减，清热解毒，除瘴截疟，用于热瘴热甚寒微或壮热不寒者。方中黄芩、黄连、知母、金银花、柴胡清热解毒除瘴；常山、青蒿截疟祛邪；半夏、竹茹和胃化痰；碧玉散清利湿热。全方共奏解毒除瘴、清热保津之功。

2. 冷瘴

楚某，女，54 岁。2013 年 9 月 27 日初诊。

主诉：疟疾反复发作，3 日前加重伴神昏嗜睡。

病史：患者于 5 年前病疟疾至今未愈，3 日前饮食生冷，病情加重，身感寒甚热微，呕吐腹泻，嗜睡不语，神志昏蒙，服用西药效果不明显，遂来就诊。

查体：舌苔厚腻色白，脉弦。

诊断：疟疾（冷瘴）。

治法：解毒除瘴，芳化湿浊。

方药：加味不换金正气散。

厚朴 10g，陈皮 10g，苍术 10g，藿香 10g，半夏 10g，甘草 10g，佩兰 12g，荷叶 6g，槟榔 4g，草果 8g，石菖蒲 12g。10 剂，水煎服，日 1 剂。

【按】该患者瘴毒内盛，湿浊蒙蔽心窍。可见嗜睡不语，神志昏蒙，舌苔厚腻色白，脉弦。方用加味不换金正气散。本方燥湿化浊，除瘴截疟，用于冷瘴见有寒甚热微呕吐腹泻者。方中苍术、厚朴、陈皮、藿香、半夏、佩兰、荷叶燥湿化浊，健脾理气；槟榔、草果截疟除湿；石菖蒲豁痰宣窍。嗜睡昏蒙者，可加服苏合香丸芳香开窍；呕吐较著，可吞服玉枢丹以辟秽和中止呕。

（五）劳疟

赵某，男，24 岁。1963 年 8 月 27 日初诊。

主诉：隔日恶寒发热 1 周，伴乏力，眩晕，自汗，不思饮食。

病史：患者于 10 年前病疟疾至今未愈，每于夏秋即易复发。近来时值农忙，田间劳作甚感疲乏，1 周前旧疾又发，寒热隔日而作，倦怠乏力，头目眩晕，少气懒言，自汗，面色少华，口中腻，不思饮食，食后脘腹胀满。

查体：舌质淡，苔白腻，脉细弱。

中医诊断：疟疾（劳疟）。

西医诊断：疟疾。

治法：益气养血，健脾化湿，扶正祛邪。

方药：何人饮合四兽饮加减。

党参 12g，茯苓 12g，当归 9g，煨草果仁 5g，白术 2g，陈皮 6g，制首乌 12g，炙甘草 6g，黄芪 12g，常山 5g，法半夏 6g，砂仁 6g。7 剂，水煎服，日 1 剂，早晚分服。

【按】患者自述病疟疾 10 余年，反复发作未愈，且具有寒热休作有时的症状特点，符合中医疟疾的诊断。由于病久不愈，正气必虚，气血耗伤，营卫失和故遇劳即发，寒热时作。久病及脾，脾虚运化无力，气血生化减少，形体失养，气不足则倦怠乏力，气短懒言；血不足则头晕目眩，面色少华，脾虚失运，湿浊内生，故口中腻，不思食，食后胀满。气血亏虚，营卫失和，腠理不固则自汗。舌质淡、脉细弱为气血亏虚之候，苔白腻为湿浊内阻之征。综合上述脉症，针对久疟不愈、脾胃虚弱、气血亏虚之劳疟，采用何人饮合四兽饮加减，扶养正气，调和营卫，兼以运脾化湿，祛邪截疟，标本兼顾，即可获得良效。（《中医内科学教学病案精选》）

三、临证备要

（1）疟邪伏藏于半表半里，属少阳经脉部位，故历来有"疟不离少阳"之说。在治疗上，一般多使用柴胡之剂，但必须辨证，不能见到疟疾一概使用之，临床应掌握寒热往来的症状特点使用为宜。

（2）疟疾的治疗可在辨证的基础上选加截疟药物，常用的如常山、青蒿、槟榔、马鞭草、豨莶草、乌梅等。此外，服药时间一般以疟发前 2 小时为宜。若在疟发之际服药，容易发生呕吐不适，且难以控制发作。

（3）瘴疟来势凶猛，病情险恶，治疗应重视解毒除瘴。若出现神昏谵语、痉厥抽搐等严重症状时，宜早投清心开窍药物，必要时进行中西医结合治疗。

第五章　肾系病证

第一节　水　　肿

一、概述

水肿是由于多种原因导致体内水液潴留，泛滥肌肤，引起以眼睑、头面、四肢、腹背，甚至全身浮肿为主要临床特征的一类病证。

【病因病机】本病的病因有风邪、疮毒、水湿之邪外袭，饮食不节，禀赋不足，久病劳倦；发病机理为肺失调畅，脾失转输，肾失开阖，水液代谢障碍，潴留体内，泛滥肌肤。

1. **病因**　风邪袭表；疮毒内犯；外感水湿；饮食不节；禀赋不足，久病劳倦。

2. **病机**　水不自行，赖气以动，水肿一证，是全身气化功能障碍的一种表现。

【辨证论治】

1. **辨证要点**　水肿病证首先须辨阳水、阴水，区分其病理属性。

2. **治疗原则**　发汗、利尿、泻下逐水为治疗水肿的三条基本原则，具体应用视阴阳虚实不同而异。

3. **证治分类**

（1）阳水

①风水相搏证

治法：疏风清热，宣肺行水。

方药：越婢加术汤加减。

②湿毒浸淫证

治法：宣肺解毒，利湿消肿。

方药：麻黄连翘赤小豆汤合五味消毒饮加减。

③水湿浸渍证

治法：运脾化湿，通阳利水。

方药：五皮饮合胃苓汤加减。

④湿热壅盛证

治法：分利湿热。

方药：疏凿饮子加减。

（2）阴水

①脾阳虚衰证

治法：健脾温阳利水。

方药：实脾饮加减。

②肾阳衰微证

治法：温肾助阳，化气行水。

方药：济生肾气丸合真武汤加减。

③瘀水互结证

治法：活血祛瘀，化气行水。

方药：桃红四物汤合五苓散。

二、临床病案举隅

（一）阳水

1. 风水相搏证

病案一　杨某，女，6 岁。2012 年 4 月 23 日初诊。

主诉：恶寒发热引起眼睑及全身浮肿 8 日。

病史：13 日前，因外感而发热微恶寒。5 日后眼睑浮肿，头及全身相继水肿，小便短少。

查体：咽红，舌苔薄黄，脉浮数。

中医诊断：水肿（风水相搏证）。

西医诊断：急性肾小球肾炎。

治法：疏风清热，宣肺行水。

方药：越婢加术汤加减。

麻黄 3g，石膏 9g，白术 5g，泽泻 6g，茯苓 6g，浮萍 12g，前胡 3g，桔梗 6g，玄参 8g，白茅根 12g，甘草 3g，生姜 2 片。7 剂，水煎服，日 1 剂。

【按】春月君火当令，气候温热，风热袭肺，肺气上逆则咳嗽；风热损伤咽喉，故咽痛。舌苔薄黄，脉浮数，均为风热之表现。眼睑、头面先肿。按之没指，为阳水主候。发热，微恶寒，咽痛。治疗以宣肺、疏散风热邪气为重点，邪气外透，肺气宣肃复常，水道通利而水肿自消。

病案二　陆某，男，21 岁。2013 年 8 月 23 日初诊。

主诉：全身水肿，微恶风寒 1 周。

病史：患者半月前因贪凉露宿，次日觉周身不适，恶寒发热，头痛身重，骨节酸痛，1 周全身水肿，无汗，小便短少，胸闷纳差，大便溏而不爽。

查体：颜面及周身明显水肿，舌苔白腻，脉沉细。

中医诊断：水肿（风水相搏证）。

西医诊断：急性肾炎。

治法：除风祛湿，健脾利尿。

方药：自拟方。

荆芥 9g，防风 9g，紫苏叶 9g，蝉蜕 12g，薏苡仁 24g，白术 15g，杏仁 9g，白蔻仁 9g，陈皮 9g，半夏 15g，厚朴 9g，茯苓 24g，泽泻 12g，猪苓 12g，甘草 9g。7 剂，水煎服，日 1 剂。

【按】本方为三仁汤加减而成。其中荆芥、防风、紫苏叶、蝉蜕祛风解表，薏苡仁、白术健脾利湿；杏仁宣肺降气，白蔻仁健脾和胃，陈皮、半夏、厚朴除湿散满，茯苓、泽泻、猪苓利湿消肿，甘草和中。全方共奏发散风邪、退热解表、健脾除满、利尿消肿作用。（《名老中医临证验案医话》）

2. 湿毒浸淫证

王某，女，16 岁。2012 年 2 月 12 日初诊。

主诉：眼睑浮肿，延及全身，身发疮痍 2 周。

病史：2 周前出现面部水肿，身发疮痍，并伴随低热。

查体：舌红绛，苔薄黄，脉细。

中医诊断：水肿（湿毒浸淫证）。

西医诊断：急性肾炎。

治法：宣肺解毒，利湿消肿。

方药：麻黄连翘赤小豆汤合五味消毒饮加减。

麻黄 6g，连翘 12g，赤小豆 20g，杏仁 6g，桑白皮 5g，蒲公英 12g，云苓 20g，芦根 30g，青蒿 15g，生地黄 12g，甘草 6g。12 剂，水煎服，日 1 剂。

【按】疮毒内归脾肺，阻滞气机，使肺之通调失职，脾之转输失常，水湿泛滥而致水肿。脾运失职，则食欲不振；湿毒及血分，伤及阴液，舌红绛，脉细。小便黄赤，苔黄均为内热之象。患者面目浮肿，为阳水之候。病由身发疮痍而发，故属湿毒浸淫之证。治以解毒祛湿疗其本，湿去毒清，脾肺之气得复，水道通调，水肿可愈。

3. 水湿浸渍证

沈某，女，27 岁。2012 年 8 月 4 日初诊。

主诉：患者浮肿 5 日。

病史：发病 5 日，开始颜面先肿，后逐渐至胸部。下眼睑浮肿明显，面色不华，胸闷，食欲不振，口不渴，大便稀溏，小便不利。

查体：舌淡，苔白滑，脉濡缓。

中医诊断：水肿（水湿浸渍证）。

西医诊断：急性肾炎。

治法：运脾化湿，通阳利水。

方药：五皮饮合胃苓汤加减。

防风 15g，桑白皮 15g，陈皮 6g，大腹皮 9g，茯苓皮 15g，生姜 3g，冬瓜皮 15g，白术 6g。7 剂，水煎服，日 1 剂。

【按】舌苔白滑，脉濡缓，为水湿之征，脾喜燥而恶湿，水湿侵袭，困阻脾阳，津液不布而引起水肿。气机受阻，阳气不布，则胸闷，面色不华，精神不振，大便稀溏。水湿为阴邪，故无发热口渴之症。颜面先肿，渐及胸部，其肿势符合阳水特点。治疗以化湿通阳为关键，气化有权则肿势自退。

4. 湿热壅盛证

李某，女，24 岁。2012 年 10 月 23 日初诊。

主诉：患者遍体浮肿 2 周。

病史：患者由眼睑头面先肿，遍及全身，皮肤绷急光亮，胸脘痞闷，烦热而口渴，小便短赤。

查体：舌红，苔黄腻，脉沉数。

中医诊断：水肿（湿热壅盛证）。

西医诊断：急性肾小球肾炎。

治法：分利湿热。

方药：疏凿饮子加减。

羌活 10g，秦艽 15g，大腹皮 10g，猪苓 10g，茯苓皮 15g，生姜皮 10g，泽泻 10g，槟榔 10g，大黄 5g，甘草 10g。10 剂，水煎服，日 1 剂。

【按】湿热壅盛三焦，升降失常，故见胸脘痞闷，口渴。湿热郁火内停，故见烦热，小便短赤。患者颜面先肿，属水肿之阳水证。急则治其标，以清热燥湿、泻下通腑为主，待湿热除，腑气通，再随症施治。

（二）阴水

1. 脾阳虚衰证

任某，女，49 岁。2012 年 12 月 23 日初诊。

主诉：患者双下肢反复浮肿 35 年。

病史：双下肢多年浮肿，按之凹陷如泥，晨起肿消，活动后至下午加重，夏季加重，冬季缓解，小便量少。

查体：舌淡红，苔薄白，脉沉细。

中医诊断：水肿（脾阳虚衰证）。

西医诊断：慢性肾炎。

治法：健脾温阳利水。

方药：实脾饮加减。

党参 15g，黄芪 15g，柴胡 5g，升麻 5g，茯苓 50g，白术 20g，桂枝 15g，白芥子 3g，大腹皮 15g，泽泻 15g，白蔻皮 15g。4 剂，水煎服，日 1 剂。

【按】劳则气耗，活动后消耗脾气。方中茯苓、白术、大腹皮、白蔻皮重在利水渗湿，余药补气健脾温阳，故获痊愈。（《任继学医案》）

2. 肾阳衰微证

陈某，女，42 岁。2012 年 6 月 2 日初诊。

主诉：双踝浮肿 8 日，伴颜面浮肿 1 日。

病史：患者突然双足浮肿，午后明显，伴小腿肿胀，口干饮多。晨起颜面、眼睑浮肿。自觉胸闷，气短，尿少，大便稀。

查体：舌淡，苔薄白，脉细缓。

中医诊断：水肿（肾阳衰微证）。

西医诊断：慢性肾炎。

治法：温肾助阳，化气行水。

方药：济生肾气丸合真武汤加减。

干姜 10g，附子 10g，肉桂 10g，党参 15g，黄芪 15g，白术 12g，枳实 10g，茯苓 12g，厚朴 10g，淫羊藿 15g，薏苡仁 15g，桂枝 10g，川芎 12g，菊花 15g，炙甘草 10g。4 剂，水煎服，日 1 剂。

【按】"诸湿肿满，皆属于脾。"方用黄芪补益脾肺之气，通调水之上源；四君子汤健脾益气，利水渗湿，脾胃健，水湿得行；薏苡仁利水渗湿；枳实行气消痰，以通痞塞，厚朴行气燥湿，通利气机；干姜、附子、肉桂、淫羊藿补肾阳化气行水；川芎为血中之气药，与菊花均有通达血气作用；炙甘草调和诸药。（《卢化平医案》）

3. 瘀水互结证

黄某，男，46 岁。2012 年 6 月 21 日初诊。

主诉：下肢水肿，偶有刺痛 6 个月。

病史：患者半年前出现下肢水肿，肿势轻重不一，皮肤出现瘀斑。

查体：舌紫暗，苔白，脉沉细涩。

中医诊断：水肿（瘀水互结证）。

西医诊断：慢性肾炎。

治法：活血祛瘀，化气行水。

方药：桃红四物汤合五苓散。

当归 15g，赤芍 10g，丹参 20g，桃仁 20g，红花 20g，黄芪 15g，桂枝 5g，附子 3g，茯苓 20g，泽泻 15g，车前子 20g，甘草 10g。7 剂，水煎服，日 1 剂。

【按】患者出现双下肢水肿，肿势轻重不一，皮肤出现瘀斑，故诊断为瘀水互结证。方中用当归、赤芍、丹参养血活血，红花、桃仁活血通络，黄芪、附子、桂枝补气通阳化气，茯苓、泽泻、车前子利水消肿。全方共奏活血祛瘀、化气行水之功。

三、临证备要

（1）攻下逐水法的应用。攻下逐水法是治疗阳水的一种方法，即《内经》"去菀陈莝"之意，只宜用于病初体实肿甚，正气尚旺，用发汗、利水法无效，症见全身高度浮肿，气喘，心悸，腹水，小便不利，脉沉而有力者。使用该法，宜抓住时机，以逐水为急，使水邪从大小便而去，可用十枣汤治疗，但应中病即止，以免过用伤正。待水肿消退后，即行调补脾胃，以善其后。病至后期，脾肾两亏而水肿甚者，峻下逐水药应慎用。

（2）活血化瘀利水法的应用。水与血生理上皆属于阴，相互倚行，互宅互生。病理状态下，水病可致血瘀，瘀血可致水肿。水肿日久，水湿停积，一则久病入络，气机不利，血流不畅，成为瘀血；二则脏腑阳气受损，血失温运而滞留。对于此类水肿，单纯采用发汗、利水、行气、温阳之法，往往水肿难除，如化瘀得当，则水肿自消。因此对于瘀血之水肿，应用活血化瘀利水法往往是提高临床疗效的重要环节。临证选方，对湿热瘀积之水肿，可选用三妙丸合血府逐瘀汤，以清热利湿，祛瘀利水。对寒湿瘀结之水肿，可用麻黄附子细辛汤合桃红四物汤，以散寒除湿，逐瘀消肿。气虚阳微，瘀血交阻之水肿，用附桂八味丸合桃红四物汤加黄芪，以温阳益气，逐瘀利水。肝肾阴虚之水肿，方用六味地黄丸合桃红四物汤加鸡血藤、桑寄生，以滋阴养血，化瘀行水。

（3）水肿各种严重变证的治疗。水肿诸型，久治不愈，或误治失治，都可发展成脾肾衰败，或湿浊蕴结不泄，气机逆乱的各种严重变证，若不及时救治，均可危及生命。临证应不失时机，力挽危局。水肿的严重变证主要有：①水毒内阻，胃失和降：本证多由湿热壅塞及通降受阻发展而来。症见神昏嗜睡，泛恶呕吐，口有尿味，不思纳食，小便短少，甚或二便不通，舌苔浊腻，脉细数。治宜通腑泄浊，和胃降逆，方用黄连温胆汤加大黄、石菖蒲。②水凌心肺，阳气衰微：本证多由阳虚水泛发展而来。症见心悸胸闷，喘促难卧，咳吐清涎，手足肿甚，舌淡胖，脉沉细而数。治宜通阳泄浊，温振心阳，方用真武汤合黑锡丹。③虚风扰动，神明不守：本证由肾精内竭、肝风内动发展而来。症见头晕头痛，步履漂浮，肢体微颤，舌质红，少苔，脉细数。治宜息风潜阳，补元固本，方用大补元煎合羚角钩藤汤。④邪毒内闭，元神涣散：本证多由各型阴水迁延不愈发展而来。症见神昏肢冷，面色晦滞，泛恶口臭，二便不通，肌衄牙宣，舌红绛，苔焦黄，脉细数。治宜清热解毒，通窍泄浊，方用安宫牛黄丸或紫雪丹口服，大黄煎液保留灌肠。

第二节　淋　　证

一、概述

淋证是指以小便频数短涩，淋沥刺痛，小腹拘急引痛为主症的病证。

【病因病机】　淋证的病因可归结为外感湿热、饮食不节、情志失调、禀赋不足或劳伤久病四个方面。其主要病机为湿热蕴结下焦，肾与膀胱气化不利。

1. **病因**　外感湿热；饮食不节；情志失调；禀赋不足或劳伤久病。

2. **病机**　淋证的成因虽有内、外因之分，但其基本病理变化为湿热蕴结下焦，肾与膀胱气化不利。其病位在膀胱与肾。

【辨证论治】

1. **辨证要点**　淋证有六淋之分，证情有虚有实，且多虚实夹杂，各种淋证又常易转化。

2. **治疗原则**　实则清利，虚则补益，为淋证的基本治则。

3. **证治分类**

（1）热淋

治法：清热利湿通淋。

方药：八正散加减。

（2）石淋

治法：清热利湿，排石通淋。

方药：石韦散加减。

（3）血淋

治法：清热通淋，凉血止血。

方药：小蓟饮子加减。

（4）气淋

治法：理气疏导，通淋利尿。

方药：沉香散加减。

（5）膏淋

治法：清热利湿，分清泄浊。

方药：程氏萆薢分清饮加减。

（6）劳淋

治法：补脾益肾。

方药：无比山药丸加减。

二、临床病案举隅

（一）热淋

廖某，女，26 岁。2012 年 10 月 17 日初诊。

主诉：尿频、尿急 3 日。

病史：1 周前因服冷饮之后，自觉恶寒发热，排尿不适，尿频，尿急，继而发冷寒战，尿道灼热刺痛。

查体：舌质红，苔薄白，脉滑细且数。

中医诊断：淋证（热淋）。

西医诊断：泌尿系感染。

治法：清热利湿通淋。

方药：八正散加减。

荆芥 6g，防风 6g，前胡 6g，独活 6g，生地榆 10g，滑石 19g，萹蓄 15g，瞿麦 10g，炒山栀子 6g，炒槐花 10g，甘草 6g，焦三仙各 10g，茅根 20g，芦根 20g。5 剂，水煎服，日 1 剂。

【按】观其证候，为湿热内蕴，下注膀胱。值得注意的是，本例患者虽恶寒较重，甚至寒战，但并非冷淋，冷淋多为肾气不足或命门虚寒所致。本案之恶寒，乃寒湿外侵，阻滞气机，阳气不得外达所致。因此治疗以祛风化湿为主，兼以清热，风能胜湿，故重用风药，其效甚佳。另外，此类患者宜注意饮食调摄，禁食生冷辛辣油腻之品。（《谭新华医案》）

（二）石淋

病案一　蒋某，男，44 岁。2012 年 5 月 24 日初诊。

主诉：腰部阵发性绞痛伴尿血已 1 年，加重 15 日。

病史：腰痛 1 年，常有尿血，呈阵发性绞痛，时有尿血，腹痛，小便短赤，尿时轻微刺痛。

查体：舌质淡，苔薄白，脉细弦。

中医诊断：淋证（石淋）。

西医诊断：右输尿管结石。

治法：清热利湿，排石通淋。

方药：石韦散加减。

石韦 18g，生地黄 15g，萹蓄 9g，滑石 18g，桑寄生 15g，海金沙 12g，金钱草 30g，鸡内金 12g，血余炭 9g。7 剂，水煎服，日 1 剂。

【按】小便短赤，尿时轻微刺痛，低热为湿热下注之象。湿热煎熬尿液，结为砂石，阻滞气机，腰痛，腹痛；损伤血脉，尿中带血；由于反复出血，阴血不充，故舌淡，脉细。脉弦主痛，苔薄白为邪已不著。小便短赤，尿时刺痛，伴腰腹痛。治疗以清热利湿、化石排石为主，使湿热清，结石去，其疾自愈。

病案二　岳某，男，39 岁。2013 年 5 月 13 日初诊。

主诉：腰痛，尿急，尿频 3 年，加重 3 日。

病史：3 年前突然尿闭，少腹剧痛。行导尿无效，素体腰痛，尿黄赤涩痛，混浊夹粒。

查体：面色萎黄，舌质淡红，脉滑数。

中医诊断：淋证（石淋）。

西医诊断：泌尿系结石。

治法：清热利湿，通淋排石。

方药：石韦汤加减。

金钱草 30g，瞿麦 15g，萹蓄 15g，鸡内金 15g，泽泻 15g，茯苓 15g，猪苓 12g，石韦 15g，大黄 8g，甘草 12g，黄芪 30g，白茅根 30g。3 剂，水煎服，日 1 剂。

【按】石淋为病，多系湿热蕴郁于下焦，膀胱气化失司，清浊互结，尿液煎熬成石。故方用金钱草排石通淋，清热利尿；鸡内金消积化石；瞿麦、石韦清热利尿以助药力；大黄清热攻下，迫石下移；猪苓除湿；甘草清热。诸药共奏清热利湿、通淋排石之功。（《名老中医临证验案医话》）

（三）血淋

万某，女，24岁。2012年7月12日初诊。

主诉：尿频、尿急、尿痛伴随肉眼血尿1日。

病史：下午小便突然发现尿急、尿痛、尿中带血，少腹不适，天气炎热，饮水不多，自觉发热，口干口苦，大便干结。

查体：舌尖红，苔黄，脉滑数。

中医诊断：淋证（血淋）。

西医诊断：尿路感染。

治法：清热通淋，凉血止血。

方药：小蓟饮子加减。

猪苓15g，茯苓20g，泽泻15g，滑石20g，白茅根40g，黄芩15g，大黄6g，白芍20g，小蓟20g，甘草10g。7剂，水煎服，日1剂。

【按】本案例小便尿急，热涩刺痛，尿中带血，夏季多湿，小腹胀满疼痛。诊断为血淋，治疗以清热通淋，凉血止血。方中猪苓、茯苓、泽泻、滑石清热泻火通淋，白茅根、小蓟凉血止血，甘草调和诸药。

（四）气淋

徐某，男，36岁。2012年12月2日初诊。

主诉：小便频急日夜20余次4日。

病史：患者4日前忧愁思虑、情绪紧张之后，感觉脐下至阴囊胀痛麻木，剧烈疼痛，坐卧不安。同时，小便频急不爽。日夜20次左右，食欲不振，头晕不寐。

查体：舌淡，苔薄白，脉弦。

中医诊断：淋证（气淋）。

西医诊断：前列腺炎。

治法：理气疏导，通淋利尿。

方药：沉香散加减。

沉香10g，制香附12g，乌药9g，川楝子12g，青皮15g，吴茱萸3g，枳壳12g，小茴香15g，车前子12g，延胡索12g，生甘草6g。7剂，水煎服，日1剂。

【按】本例由忧愁思虑，肝气郁结，气机逆乱，引起小便频急、量少不爽；肝经循少腹绕阴器，故麻木，疼痛。气滞血瘀，阴脉不充，则阳痿不举。肝气犯胃，胃失和降，则食欲不振。厥阴经脉上达颠顶，则头晕；气扰心神，则不寐。脉弦为肝郁之象。治以开郁理气为主，气机调畅，膀胱气化功能恢复，则淋痛自止。

（五）膏淋

夏某，男，48 岁。2012 年 10 月 5 日初诊。

主诉：复发乳糜尿 1 周。

病史：患者既往有乳糜尿病史，多年未发，近因进食厚味，工作劳累复发，尿道隐痛，腰脊酸软，下肢乏力，大便不成形。

查体：舌红，舌胖，有齿痕，苔黄腻，脉细弦。

中医诊断：淋证（膏淋）。

西医诊断：尿蛋白。

治法：清热利湿，分清泄浊。

方药：程氏萆薢分清饮加减。

萆薢 30g，石韦 15g，黄柏 9g，车前子 15g（包煎），茯苓 30g，白术 15g，莲子心 3g，连翘心 3g，牡丹皮 12g，灯心草 3g。

【按】本病由于湿热下注，脂汁外溢。本方清热利湿，分清泄浊，用于湿热下注的膏淋。方中萆薢、石韦、黄柏、车前子清热利湿泄浊，茯苓、白术健脾渗湿，莲子心、连翘心、牡丹皮、灯心草清心泄热。

（六）劳淋

何某，男，27 岁。2012 年 4 月 14 日初诊。

主诉：尿频、尿急 1 年，加重 3 个月。

病史：患者尿频、尿急，夜甚，伴见腰痛剧烈，四肢乏力，精神欠佳，大便不成形，时混，时有白冻。

查体：舌淡红，苔薄白，脉沉。

中医诊断：淋证（劳淋）。

西医诊断：慢性前列腺炎。

治法：补脾益肾。

方药：无比山药丸加减。

黄芪 12g，菟丝子 15g，杜仲 10g，枸杞子 10g，桑寄生 10g，乌药 10g，茯苓 12g，白术 10g，巴戟天 12g，鱼腥草 15g，蜈蚣 10g，鹿角霜 15g，甘草 6g。7 剂，水煎服，日 1 剂。

【按】尿频、尿急，其病位在膀胱和肾，并与肺、脾、肾三脏密切相关，反复发作，病久伤及肾气，故常因劳累而发，全身伴有一派肾虚之征。方中黄芪、白术、茯苓益气健脾，兼以渗湿；菟丝子、杜仲、枸杞子、巴戟天、鹿角霜温煦肾阳略兼固涩；乌药顺气理脾；甘草调和诸药。（《谭新华医案》）

三、临证备要

（1）辨轻重缓急，重标本虚实。淋证有轻重不同，轻者尿急、尿频、尿痛，但无恶寒、发热、腰痛等，治疗上清热利湿通淋，用药1周即可，若见发热、恶寒者，当加以清热解毒之品，且需服药2周以上，以免湿热留连。体虚者感受湿热之邪，先去其邪，之后扶正。年老体虚甚者或淋证日久，须兼顾祛邪与扶正，不可一味苦寒清热，避免邪虽去而正亦伤，正伤而邪易侵，反复发作。老年人尤其注意补益脾胃，遵循肾虚而膀胱热的病机，攻补兼施，温清并用。

（2）淋证急发须通淋凉血，迁延日久重补肾化浊。淋证急性期多因湿热蕴结膀胱，治疗上以清热通淋为主，但热结血分，动血伤络，多见尿血，应加入凉血之品，凉血有助于泄热，生地榆、生槐角、大青叶为常用药物。其中地榆生用凉血清热力专，直入下焦凉血泄热而除疾，生槐角能入肝经血分，泄热为其特长，两药配伍治淋，有明显的解毒、抗菌、消炎作用，能迅速改善尿频、尿急、尿痛等尿路刺激症状。淋证迁延日久，可致肾气虚弱，腰酸，小便淋沥不已，时作时止，补虚时须配合泄浊化瘀，病久阴阳俱虚，可用淫羊藿、肉苁蓉、菟丝子、生地黄、山药、山茱萸益肾固本，加萆薢、生薏苡仁、茯苓、丹参、败酱草、赤芍等泄浊化瘀。

第三节 癃 闭

一、概述

癃闭是以小便量少，排尿困难，甚则小便闭塞不通为主症的一种病证。其中小便不畅，点滴而短少，病势较缓者称为癃；小便闭塞，点滴不通，病势较急者称为闭。

【病因病机】癃闭主要是由于感受湿热或温热毒邪、饮食不节、情志失调、尿路阻塞及体虚久病导致肾与膀胱气化功能失调。

1. **病因** 外感湿热；感受热毒之邪；饮食不节；情志失调；尿路阻塞；体虚久病；药毒所伤。

2. **病机** 癃闭虽病因多端，但基本病理变化为膀胱气化功能失调，其病位主要在膀胱与肾。

【辨证论治】

1. **辨证要点** 癃闭的辨证首先要判别病之虚实。

2. **治疗原则** 以"腑以通为用"为原则，但通利之法，又因证候虚实之不同而异。

3. 证治分类

（1）膀胱湿热证

治法：清利湿热，通利小便。

方药：八正散加减。

（2）肺热壅盛证

治法：清泄肺热，通利水道。

方药：清肺饮加减。

（3）肝郁气滞证

治法：疏利气机，通利小便。

方药：沉香散加减。

（4）浊瘀阻塞证

治法：行瘀散结，通利水道。

方药：代抵当丸加减。

（5）脾气不升证

治法：升清降浊，化气行水。

方药：补中益气汤合春泽汤加减。

（6）肾阳衰惫证

治法：温补肾阳，化气利水。

方药：济生肾气丸加减。

（7）肾阴亏耗证

治法：滋补肾阴，育阴利水。

方药：六味地黄丸合猪苓汤加减。

二、临床病案举隅

（一）膀胱湿热证

李某，男，70岁。2012年10月6日初诊。

主诉：小便不通已2周。

病史：患者小便不通2周，少腹胀闷，头晕，发热，心烦，面黄赤，口唇红干。

查体：舌质红，苔白厚中黄，脉沉数有力。

中医诊断：癃闭（膀胱湿热证）。

西医诊断：前列腺炎。

治法：清利湿热，通利小便。

代表方：八正散加减。

生地黄 12g，甘草梢 6g，竹叶 9g，萹蓄 12g，石韦 12g，大蓟 15g，小蓟 15g，海金沙 12g，白茅根 12g，蒲公英 18g，金银花 25g。10 剂，水煎服，日 1 剂。

【按】面赤，心烦，舌红，脉数，心火下移，客于膀胱，气化闭阻，引起小便不通，少腹胀满。膀胱之热蒸发于外，则发热；苔厚乃水浊郁滞之象。八正散祛膀胱湿热，膀胱气化复常，则小便通，胀满除。

（二）肺热壅盛证

王某，男，72 岁。2012 年 8 月 12 日初诊。

主诉：排尿困难尿少淋沥 1 年余，加重 3 日。

病史：患者 1 年前出现排尿不畅，尿流便细，尿少色黄，口干不欲饮，平素便偏干。3 日前因受寒而感冒，发热恶寒，鼻塞咳嗽，小便不畅较前严重。

查体：舌质红，苔黄，脉滑数。

中医诊断：癃闭（肺热壅盛证）。

西医诊断：前列腺增生。

治法：清泄肺热，通利水道。

方药：清肺饮加减。

桑白皮 15g，地骨皮 10g，黄芩 10g，鱼腥草 15g，芦根 30g，杏仁 10g，桔梗 6g，滑石 15g，猪苓 15g，枇杷叶 10g，瓜蒌 20g，白通草 6g。7 剂，水煎服，日 1 剂。

【按】方中清肺热为主。选用桑白皮、黄芩、鱼腥草、枇杷叶、地骨皮、芦根；配以杏仁、桔梗开宣肺气，宣上以通下，欲降先升，提壶揭盖之意；佐以滑石、猪苓、白通草淡渗利水，加瓜蒌润肠通便。在温热病中，热邪易灼伤肺金，金受火刑，化气维艰，以致小便不利，又当润肺化气利尿。

（三）肝郁气滞证

段某，女，53 岁。2012 年 4 月 8 日初诊。

主诉：小便短少，排出不畅而间断发作 1 年半。

病史：患者小便短少，间断 1 年半，1 周前因情绪波动症状加重。无排尿疼痛，夜尿较多，睡眠不佳，胸闷腹胀，食欲差，偶有恶心，大便干。

查体：舌质淡暗，苔白，脉弦细。

中医诊断：癃闭（肝郁气滞证）。

西医诊断：尿潴留。

治法：疏利气机，通利小便。

方药：逍遥散加减。

柴胡 12g，当归 10g，白芍 10g，薄荷 3g，茯苓 10g，白术 10g，桑椹 15g，首乌 6g，瓜蒌 15g，熟大黄 10g，沉香 3g。7 剂，水煎服，日 1 剂。

【按】方取逍遥散疏肝理脾，加何首乌、桑椹以滋肾；瓜蒌配熟大黄宽胸通便；沉香调畅气血而利水。本案虚实错杂，虽有气血阻滞，但正气已虚，故治疗上辛香行气不可过于耗散，祛除瘀血不可过于峻猛。

（四）浊瘀阻塞证

徐某，男，57 岁。2012 年 2 月 23 日初诊。

主诉：小便排出不畅 2 个月余，近期点滴而出 3 日。

病史：患者 2 个月前自觉小便排出不畅，小腹胀满疼痛，近期加重时有尿如细线，点滴而出，遂来就诊。常食欲不振，身体疲乏，困倦。

查体：舌紫暗，苔厚腻，脉涩。

中医诊断：癃闭（浊瘀阻塞证）。

西医诊断：尿潴留。

治法：行瘀散结，通利水道。

方药：代抵当丸加减。

党参 20g，黄芪 30g，茯苓 20g，泽泻 20g，白术 15g，陈皮 15g，半夏 15g，当归 20g，桃仁 15g，莪术 20g，大黄 5g，通草 20g，郁金 20g，肉桂 5g，牛膝 15g，甘草 10g。7 剂，水煎服，日 1 剂。

【按】患者素体虚弱，病程较长，出现小便排出不畅，小腹胀痛，甚至点滴而出，身体疲乏，舌质紫暗。诊断为癃闭浊瘀阻塞证。治疗以行瘀散结，通利水道。方中党参、黄芪、茯苓、白术补脾益气，陈皮、半夏加强祛痰；泽泻、通草使痰液有出路；当归、桃仁、莪术活血化瘀；大黄、郁金通瘀散结；肉桂温其阳，助膀胱气化水液。

（五）脾气不升证

李某，男，79 岁。2012 年 2 月 21 日初诊。

主诉：小腹胀痛，小便排出不畅 3 个月。

病史：患者素体虚弱，神疲乏力，食欲不振，气短声低。近期出现小腹坠胀，伴随小便排出不畅，尿量减少。

查体：舌质淡，苔薄，脉细弱。

中医诊断：癃闭（脾气不升证）。

西医诊断：尿潴留。

治法：升清降浊，化气行水。

方药：补中益气汤合春泽汤加减。

生晒参 20g，黄芪 20g，白术 20g，桂枝 15g，肉桂 15g，升麻 20g，柴胡 15g，茯苓 20g，猪苓 20g，泽泻 20g，车前子 15g，甘草 20g。7 剂，水煎服，日 1 剂。

【按】患者年岁已高，身体虚弱，神疲乏力，食欲不振，伴随小腹坠胀，小便不畅。诊断为癃闭脾气不升证。治疗以升清降浊，化气行水。方中生晒参、黄芪、白术益气健脾，桂枝、肉桂通阳以助膀胱气化，升麻、柴胡升提中气，茯苓、猪苓、泽泻、车前子利水渗湿。

（六）肾阳衰惫证

病案一　黄某，男，59 岁。2012 年 4 月 23 日初诊。

主诉：畏寒肢冷，小便排出无力，量少 2 周。

病史：患者长期神气怯弱，无精打采，常常怕冷，腰膝酸软无力，小便不通，点滴而出。

查体：舌淡胖，苔薄白，脉沉细弱。

中医诊断：癃闭（肾阳衰惫证）。

西医诊断：尿潴留。

治法：温补肾阳，化气行水。

方药：济生肾气丸加减。

附子 15g，肉桂 20g，桂枝 15g，生地黄 20g，山药 20g，山茱萸 15g，车前子 20g，茯苓 20g，泽泻 20g，甘草 10g。14 剂，水煎服，日 1 剂。

【按】患者常畏寒肢冷，酸软无力，小便不通，诊断为癃闭肾阳衰惫证。方中附子、肉桂、桂枝温肾通阳，生地黄、山药、山茱萸补肾滋阴，车前子、泽泻、茯苓利尿，助小便排出。

病案二　赵某，男，65 岁。2012 年 6 月 4 日初诊。

主诉：排尿不畅 7 年，加重 1 年。

病史：患者 7 年前排尿困难，1 年来逐渐加重，近 2 个月尤甚。小腹胀痛。

查体：表情痛苦，下腹膨隆，压痛，舌苔厚腻，前列腺大如枣样。

中医诊断：癃闭（肾阳虚衰证）。

西医诊断：前列腺肥大。

治疗：温肾开窍，分清去浊。

方药：自拟方。

萆薢 15g，益智仁 12g，乌药 9g，石菖蒲 9g。3 剂，水煎服，日 1 剂。

【按】癃者小便不利，闭者小便不通，合成癃闭。本案老年体弱，肾阳不足，气化无力，加之前列腺肥大，压迫膀胱窍口，故尿路不通，形成癃闭。临床体会，肾阳虚衰致膀胱气化失调，清浊不分者，用上方治疗效佳。（《名老中医临证验案医话》）

（七）肾阴亏耗证

李某，女，64 岁。2012 年 1 月 21 日初诊。

主诉：小便排出不畅 2 年。

病史：患者小便不爽，排尿后有排不尽感，时有小便不通，偶有尿痛。

查体：舌质淡，苔白，脉微弱。

中医诊断：癃闭（肾阴亏耗证）。

西医诊断：前列腺炎。

治法：滋补肾阴，育阴利水。

方药：六味地黄丸合猪苓汤加减。

黄芪 12g，太子参 30g，炒白术 10g，山药 10g，茯苓 10g，生地黄 20g，山茱萸 10g，麦冬 10g，牡丹皮 10g，泽泻 10g，菟丝子 12g，肉桂 3g，砂仁 6g，木香 6g，甘草 3g。10 剂，水煎服，日 1 剂。

【按】方中六味地黄丸诸药以补肾阴为主，加太子参、黄芪补气；加白术、砂仁、木香、麦冬增强健脾补肾、益气养阴之力；菟丝子、肉桂、泽泻、茯苓助膀胱气化以利水。全方合奏滋补肾阴、育阴利水之功。

三、临证备要

（1）急则治标，缓则治本。癃闭为临床最为危重的病证之一。水蓄膀胱，欲排不能，小腹胀痛难忍，甚是急迫；小便不通，水毒蓄于内，喘证、心悸、关格、神识昏厥等危重变证相继而生。因此，癃闭的治疗，必须急则治标，缓则治本。

对水蓄膀胱之证，内服药缓不济急，可急用导尿、针灸、少腹及会阴部热敷等法，急通小便。

①取嚏法：打喷嚏能开肺气，通下焦之气。其方法是用消毒棉签，向鼻中取嚏；也有用皂角末 0.3~0.6g，吹鼻取嚏。

②外敷法：独头蒜 1 头，栀子 3 枚，盐少许，捣烂，摊纸贴脐部；也可用食盐 250g，炒热，布包熨脐腹，冷后再炒热敷之。

③流水诱导法：使患者听到水声，即可有尿意，而随之排出小便。此法适用于情志失调引起的尿闭。

④针灸：实证泻秩边、阴陵泉、三阴交、中极、膀胱俞等穴；虚证补秩边、

关元、脾俞、三焦俞、肾俞等穴。

⑤导尿法：小腹胀满特甚者，当用导尿法，以缓其急。

对膀胱无尿之证，可用中药灌肠方［生大黄 30g（后下），生牡蛎 30g（先煎），六月雪 30g，丹参 30g，浓煎约 120mL］，高位保留灌肠，约 2 小时后，用 300~500mL 清水，清洁灌肠，每日 1 次，10 日为 1 个疗程。本法只能治其标证，病情缓解后，应立即针对不同病因，或排石，或祛瘀，或疏肝，或温补脾肾，缓图其本，防止其旧病复发。

（2）下病上治，欲降先升。中医认为小便的排泄，除与肾的气化有关外，尚与肺的通调、脾的转输有关。当急性尿潴留，小便涓滴不下时，常可在原方基础上稍加开宣肺气、升提中气之桔梗、杏仁、紫菀、升麻、柴胡等，此为下病上治、提壶揭盖、升清降浊之法。除了内服，应用取嚏法也是取其旨意。

第四节　关　　格

一、概述

关格是以脾肾虚衰，气化不利，浊邪壅塞三焦，导致小便不通与呕吐并见为主要临床特征的危重病证。

【病因病机】关格多是水肿、淋证、癃闭等病证在感受外邪、饮食不节、劳倦太过等因素作用下，或失治误治，使其反复发作，迁延不愈，导致脾肾衰惫，气化不利，湿浊毒邪弥散三焦而产生。

1. **病因**　久病伤肾；外邪侵袭；饮食所伤；劳欲过度。

2. **病机**　关格的基本病机为脾肾衰惫，气化不利，湿浊毒邪内蕴三焦。

【辨证论治】

1. **辨证要点**　分清本虚标实；辨明病位。

2. **治疗原则**　治主当缓，治客当急为原则。

3. **证治分类**

（1）脾肾阳虚，湿浊内蕴证

治法：温补脾肾，化湿降浊。

方药：温脾汤合吴茱萸汤加减。

（2）肝肾阴虚，肝风内动证

治法：滋补肝肾，平肝息风。

方药：杞菊地黄丸合羚角钩藤汤加减。

（3）肾气衰微，毒扰心神证

治法：温阳固脱，豁痰开窍。

方药：急用参附汤合苏合香丸，继用涤痰汤。

二、临床病案举隅

（一）脾肾阳虚，湿浊内蕴证

周某，男，64 岁。2012 年 4 月 3 日初诊。

主诉：尿少，色清月余。

病史：患者突发高热，面色晦暗，精神萎靡，呕恶厌食，后出现尿少，色清。

查体：舌质暗，苔黄厚而浊腻，脉细滑。

中医诊断：关格（脾肾阳虚，湿浊内蕴证）。

西医诊断：尿毒症。

治法：温补脾肾，化湿降浊。

方药：自拟方。

炒白术 9g，赤芍 9g，白芍 9g，土茯苓 15g，川连 3g，生甘草 3g，炒陈皮 6g，制半夏 6g，银柴胡 6g，连翘 9g，蚕沙 9g，黑大豆 30g，石韦 15g，大蓟根 30g，白花蛇舌草 30g。7 剂，水煎服，日 1 剂。

【按】"关应下而小便闭，格应上而生呕吐"，本患者少阴肾气本虚，湿热胶着。考虑脾主升清，胃主降浊，先祛除湿热，和其脾胃，则升降自调，三焦通利，肾气开阖复常。方中川连配制半夏、炒陈皮以除湿浊，白术配芍药、生甘草以和脾胃，连翘、银柴胡解热透邪，黑大豆补肾利水，蚕沙、土茯苓解毒除湿。后期应配合补脾肾之药，兼以达邪，获得良效。（《张镜人医案》）

（二）肝肾阴虚，肝风内动证

徐某，男，67 岁。2012 年 8 月 31 日初诊。

主诉：患者血糖高 28 年，近期出现小便短少。

病史：患者 28 年前血糖升高，诊断为糖尿病，4 年前因糖尿病肾病手术，现下肢浮肿，易感冒，疲乏无力，小便短少。

查体：舌红，苔少，脉弦细。

中医诊断：关格（肝肾阴虚，肝风内动证）。

西医诊断：肾移植手术后遗症。

治法：滋补肝肾，平肝息风。

方药：自拟补肾方加减。

生黄芪 30g，当归 10g，芡实 10g，泽兰 20g，泽泻 20g，枳实 10g，枳壳 10g，金樱子 10g，乌药 10g，香附 10g，川芎 15g，猪苓 30g，车前子 30g（包煎），太子参 30g。14 剂，水煎服，日 1 剂。

【按】 方中生黄芪、当归、太子参补益气血；芡实、金樱子补肾消除尿蛋白；泽泻、泽兰、车前子、猪苓活血利水；枳实、枳壳、乌药、香附、川芎行气活血。经治疗明显好转。(《吕仁和医案》)

（三）肾气衰微，毒扰心神证

彭某，男，30 岁。2012 年 10 月 3 日初诊。

主诉：全身浮肿，小便不畅 1 个月。

病史：患者感冒后，出现尿少，恶心，呕吐，颜面双下肢浮肿，消瘦，便溏。

查体：面色萎黄，精神不振，舌质淡胖，苔白腻，脉虚缓无力。

中医诊断：关格（肾气衰微，毒扰心神证）。

西医诊断：慢性肾衰竭。

治法：温阳固脱，豁痰开窍。

方药：自拟方。

红参 10g，黄芪 30g，茯苓 30g，白术 10g，熟附子 6g，白芍 10g，防己 40g。10 剂，水煎服，日 1 剂。

【按】 本案为关格肾气衰微，毒扰心神证。肾气损伤，温化无权，肺脾虚败，三脏受损，水液运化失司，长期滞留体内化为水毒。方中主旨在于温脾肾之阳，补气健脾，运化水湿，清除浊毒。茯苓利水；水肿日久，气血已衰，此时宜用黄芪调补肺脾气机，白术厚肠胃健脾除湿；防己通下利水，消除水毒。全方配伍得当，祛浊不伤正，厚肠胃而不留湿。(《王国三医案》)

三、临证备要

（1）合理运用中药保留灌肠法。中药保留灌肠是中医治疗关格的重要方法，临床常用的灌肠中药归纳起来有以下几类：①通腑泄浊类：大黄、芒硝。②重镇安神类：牡蛎、龙骨。③温阳类：肉桂、附子。④清热解毒、燥湿化浊类：蒲公英、山栀子、土茯苓、六月雪、槐米、白花蛇舌草、石韦等。⑤活血化瘀类：丹参、桃仁、红花、益母草、川芎、赤芍等。此外，还可配以益气药人参、黄芪，行气药莱菔子等。如临床常用的降浊灌肠法即用生大黄、生牡蛎、六月雪各 30g，浓煎 120mL，高位保留灌肠，2~3 小时后，用 300~500mL 清水清洁灌肠，每日 1次，连续 10 日为 1 个疗程。休息 5 日后，可继续下个疗程。

（2）大黄在关格治疗中的应用：早在唐代就有应用以大黄为主的方剂治疗关格的记载。中医认为大黄为苦寒泻下之品，其荡涤肠胃，峻下力猛，走而不守，有斩关夺门之力，号为"将军"。关格由于脾肾衰败，气化无权，两便失司，临床上不仅可见尿闭，亦可出现大便秘结，应用大黄通腑泄浊，使邪有出路，对于缓解病情十分必要。大黄为寒下之品，适宜于里热实证。但关格多系正虚邪实之证，因此常扶正与攻下并用。扶正的目的是顾护正气，如果一意攻下，往往正虚不支，正随邪脱。正虚有气虚、阳虚、阴虚之分，所以扶正攻下可以益气、养血、温阳、养阴诸法与攻下并用。凡阳虚便秘者，常配温阳益气之药，常用方有温脾汤、大黄附子汤等。凡阴血亏虚便秘者，宜采用增水行舟、滋阴养血攻下法，常用方为增液承气汤、四物汤、麦味地黄汤等。另外，在运用大黄导泻时，当中病即止，大便每日2～3次软便为佳，不可令腹泻无度，否则会更伤胃气，使病情恶化。大黄的用量因人而异，3～15g。大黄生用、后下、制大黄同煎，也有讲究。一般而言，老人、小儿、体质极弱者，应选制大黄同煎，作用缓和而持久；如大便燥结较甚，则应选生大黄后下方能起到通腑泄浊的作用。

第五节　阳　痿

一、概述

阳痿是指成年男子性交时，由于阴茎痿软不举，或举而不坚，或坚而不久，无法进行正常性生活的病证。

【病因病机】本病的主要病因有劳伤久病、饮食不节、七情所伤、外伤侵袭等。发病机理为肾、肝、心、脾受损，经脉空虚，或经络阻滞，导致宗筋失养而发为阳痿。

1. **病因**　禀赋不足，劳伤久病；七情失调；饮食不节；外邪侵袭。

2. **病机**　阳痿的原因虽然众多，其基本病机为肝、肾、心、脾受损，气血阴阳亏虚，阴络失荣；或肝郁湿阻，经络失畅导致宗筋不用而成。

【辨证论治】

1. **辨证要点**　辨虚实；辨脏腑。

2. **治疗原则**　实证者，肝郁宜疏通，湿热应清利；虚证者，命门火衰宜温补，结合养精，心脾血虚当调养气血，佐以温补开郁；虚实夹杂者需标本兼顾。

3. 证治分类

（1）命门火衰证

治法：温肾壮阳。

方药：赞育丸加减。

（2）心脾亏虚证

治法：补益心脾。

方药：归脾汤加减。

（3）肝郁气滞证

治法：疏肝解郁。

方药：柴胡疏肝散加减。

（4）惊恐伤肾证

治法：益肾宁神。

方药：启阳娱心丹加减。

（5）湿热下注证

治法：清利湿热。

方药：龙胆泻肝汤加减。

二、临床病案举隅

（一）命门火衰证

病案一　董某，男，43 岁。2012 年 3 月 21 日初诊。

主诉：阴茎不能勃起伴随梦遗 5 年。

病史：结婚 10 年，已有一小孩，婚后前 5 年性生活基本正常，由于房事过频，渐致阳事举而不坚，夜间常有梦遗。婚前有手淫史。现腰膝酸软，四肢凉，神情疲倦，周身乏力。

查体：舌淡，苔白，脉沉细。

中医诊断：阳痿（命门火衰证）。

西医诊断：性功能障碍。

治法：温肾壮阳。

方药：赞育丸加减。

熟地黄 20g，山药 15g，山茱萸 15g，菟丝子 20g，淫羊藿 20g，肉苁蓉 20g，金樱子 18g，女贞子 20g，酸枣仁 20g，远志 10g。15 剂，水煎服，日 1 剂。

【按】婚前手淫，阴精已损。婚后性生活较频繁，再度伤精，精不化气，命门火衰而致阳痿。精亏髓海不充，元神失养则头晕目眩，神情疲倦；肾虚则周身乏力，腰膝酸软。临床上治疗以阴阳并调，交通心肾为主，阴中求阳，精足气充，才能达到振阳起痿之目的。

病案二　赵某，男，32岁。1979年3月就诊。

主诉：阳痿5年，加重1年。

病史：患者阳痿5年余，曾服补阳壮肾之品无效，来院就诊。

检查：体弱肌削，颜面黧黑，头晕目昏，夜卧不宁，舌红苔白，脉弦细而数。

中医诊断：阳痿（命门火衰证）。

西医诊断：阳痿。

治法：补益肝肾，温肾壮阳。

方药：自拟方。

杭白芍25g，甘草6g，当归10g，鸡血藤25g，黄精15g，山茱萸13g，枸杞子15g，知母10g，黄柏12g，蜈蚣1条，地龙12g。7剂，水煎服，日1剂。

【按】患者多体虚过劳，精血亏甚。故杭白芍、甘草酸甘养阴缓急之法，调节经络；当归、鸡血藤、黄精、枸杞子、山茱萸等滋养肝肾，补血益精；蜈蚣、地龙疏通经络；知母、黄柏清肾中燥热。诸药合用为之，相得益彰。（《名老中医临证医案医话》）

（二）心脾亏虚证

刘某，男，36岁。2012年6月15日初诊。

主诉：劳累熬夜后出现阳痿2年。

病史：患者平素性功能正常，2年前因工作原因熬夜1周，1周后突然出现阳痿，没有医治，半月后恢复正常，此后每逢患者思虑劳作，过于疲乏，总会出现阳痿症状，患者常出现自觉体倦，失眠多梦，食欲欠佳，大便溏。

查体：舌淡，苔薄白，脉细无力。

中医诊断：阳痿（心脾亏虚证）。

西医诊断：性功能障碍。

治法：补益心脾。

方药：归脾汤加减。

党参20g，黄芪30g，白术15g，茯苓25g，当归15g，熟地黄25g，酸枣仁30g，远志15g，淫羊藿15g，补骨脂15g，木香10g，香附15g，夜交藤30g，合欢皮30g，柏子仁15g。15剂，水煎服，日1剂。

【按】方用归脾汤益气健脾，养心补血。党参、黄芪、白术、茯苓补气助运，当归、熟地黄、酸枣仁、远志养血安神，淫羊藿、补骨脂温补肾阳，木香、香附理气解郁，夜交藤、合欢皮、柏子仁养心安神。全方共奏补脾养心、补血益气之功效。

（三）肝郁气滞证

史某，男，29 岁。2012 年 2 月 2 日初诊。

主诉：患者遗精阳痿、耳鸣 3~4 年。

病史：3~4 年来遗精阳痿，有时梦遗，阴茎勃起而不坚，偶有腰酸腰痛，耳鸣时轻时重，口干舌淡，睡眠正常，二便正常。

查体：舌淡白，苔薄白，脉弦紧。

中医诊断：阳痿（肝郁不舒证）。

西医诊断：性功能障碍。

治法：疏肝解郁。

方药：柴胡桂枝龙骨牡蛎汤加减。

柴胡 10g，黄芩 10g，人参 10g，半夏 10g，生姜 3 片，甘草 6g，大枣 5 枚，桂枝 10g，龙骨 15g，牡蛎 15g，熟大黄 3g，茯苓 15g。10 剂，水煎服，日 1 剂。

【按】本病为遗精、阳痿、耳鸣俱见之证，见其脉象弦紧而不是沉弱；虽然阳痿日久但没叙述肾虚症状，本病应以肝郁气滞，上热下寒痰饮阻滞，升降失常，心肾失交为主。故以逍遥散解郁结，交心肾，疏三焦而治也。郁者反用滋腻，不明脏腑经络徒用药饵。（《朱进忠医案》）

（四）惊恐伤肾证

李某，男，45 岁。2012 年 2 月 3 日初诊。

主诉：惊吓后，临房不举 4 个月。

病史：患者 4 个月前晚归时受到惊吓，后出现心悸，胆怯多疑，伴随临房不举。

查体：舌质淡，苔白，脉弦细。

中医诊断：阳痿（惊恐伤肾证）。

西医诊断：性功能障碍。

治法：益肾宁神。

方药：启阳娱心丹加减。

生晒参 20g，菟丝子 20g，当归 20g，白芍 15g，远志 20g，茯神 20g，石菖蒲 20g，酸枣仁 20g，肉桂 15g，柴胡 20g，香附 20g，郁金 15g，磁石 20g，龙齿 20g，甘草 20g。10 剂，水煎服，日 1 剂。

【按】患者素体虚弱，由于受到惊吓出现心悸，心惊胆怯，多虑多疑，并导致阳痿。诊断为惊恐伤肾证。治疗以益肾宁神。方中生晒参、菟丝子、当归、白芍补益肝肾；远志、茯苓、石菖蒲、酸枣仁宁心安神，交通心肾；柴胡、郁金、香附理气疏郁；甘草调和诸药。

（五）湿热下注证

马某，男，33 岁。2012 年 10 月 2 日初诊。

主诉：阳痿不举，阴囊潮湿 2 年。

病史：患者 2 年前自觉阴囊潮湿，坠胀作痛，伴随阳痿。常蜷卧体困，尿黄，晨起口苦，大便不爽。

查体：舌质红，苔黄腻，脉滑数。

中医诊断：阳痿（湿热下注证）。

西医诊断：性功能障碍。

治法：清利湿热。

方药：龙胆泻肝汤加减。

龙胆草 20g，黄芩 10g，山栀子 10g，车前子 12g，泽泻 10g，土茯苓 10g，柴胡 15g，香附 10g，当归 15g，生地黄 15g，地肤子 10g，甘草 10g。10 剂，水煎服，日 1 剂。

【按】本例为湿热沿肝经下注而导致的阳痿，治法为清利湿热。方中龙胆草、黄芩、栀子清肝泻火，使湿热从小便而出，给邪气以出路；车前子、泽泻、土茯苓清利湿热；柴胡、香附疏肝理气；当归、生地黄活血凉血坚阴；地肤子燥湿止痒。

三、临证备要

（1）男子阳痿不是孤立的问题，非独肾虚或肝郁可以致痿，五脏皆可致痿，尤其情志因素是影响性功能的重要病因。性者，心生也（左"心"右"生"，即为"性"），故无"心"则无"性"。心藏神，为五脏六腑之大主。在心神统率之下，脏腑功能协调，气血畅顺，性功能才能正常发挥。不良情绪可以诱发和加重性功能障碍，性功能障碍亦可诱发和加重不良情绪。所以，治疗阳痿等性功能障碍应注重心神调理，根据不同情况采用养心安神、解郁安神或交通心肾、温通心阳等法治疗。

（2）男子之阳，以通为用。今时之人，往往以车代步，多坐少动，多食少劳，情怀自扰，多瘀多郁，或痰瘀交阻，气机不畅，邪实者十之八九。此类阳痿患者，临床所见甚多，乃宗筋气机不通而然。阳器阳气，通则为用，不通乃病。治疗男子阳痿，重在恢复宗筋正常气机，以使阳道通畅。通阳之法，又当谨守病机，随证而施，或疏肝，或宣肺，或散寒，或涤痰，或活血，或化湿，或清热，或娱心以通阳。确有脏腑亏损、气血虚弱者，补虚与通阳相结合。

第六节　遗　精

一、概述

遗精是指不因性生活而精液遗泄的病证。其中因梦而遗精的称"梦遗"；无梦而遗精，甚至清醒时精液流出的谓"滑精"。

【病因病机】本病的发生，多由劳心太过，欲念不遂，饮食不节，恣情纵欲诸多因素而致。其基本病机为肾失封藏，精关不固。

1. **病因**　劳心太过；欲念不遂；饮食不节；恣情纵欲。

2. **病机**　遗精的基本病理变化总属肾失封藏，精关不固。

【辨证论治】

1. **辨证要点**　辨明虚实；脏腑病位。

2. **治疗原则**　实证以清泄为主；虚证宜用补涩为要；久病入络夹瘀者，可佐以活血通络。

3. **证治分类**

（1）君相火旺证

治法：清心泄肝。

方药：黄连清心饮合三才封髓丹加减。

（2）湿热下注证

治法：清热利湿。

方药：程氏萆薢分清饮加减。

（3）劳伤心脾证

治法：调补心脾，益气摄精。

方药：妙香散加减。

（4）肾气不固证

治法：补肾固精。

方药：金锁固精丸加减。

二、临床病案举隅

（一）君相火旺证

冯某，男，19 岁。2012 年 8 月 13 日初诊。

主诉：遗精 2 年，加重 1 年。

病史：自 15 岁出现遗精，此后睡眠不佳，夜间梦多，后随梦而发生遗精。近 2 年频繁出现，每周 1~2 次，遗精后头晕目眩，身体乏力。

查体：舌尖红，苔薄黄，脉细数。

中医诊断：遗精（君相火旺证）。

西医诊断：遗精。

治法：清心泄肝。

方药：黄连清心饮合三才封髓丹加减。

黄连 8g，黄柏 12g，茯苓 15g，当归 12g，酸枣仁 18g，生地黄 20g，麦冬 18g，车前子 15g，通草 9g，五味子 12g。14 剂，水煎服，日 1 剂。

【按】患者情窦初开，欲念时起，心火旺盛，下引相火，火扰精室，精关失固而发生梦遗。遗精导致精亏，脑髓空虚，则头晕目眩；精不化气，元气不足则身体乏力；失眠，心烦，舌尖红均为心火亢盛之征。精泄之由，因于心火，故以清心降火为主，待火邪去再加填精固涩之品。

（二）湿热下注证

病案一　王某，男，31 岁。2012 年 10 月 7 日初诊。

主诉：患者梦遗半年余。

病史：半年前患者经常梦中与女子交合而精泄 1 次，晨起后肢体倦怠疲惫，小便黄，口渴。

查体：舌质红，苔黄腻，脉濡数。

中医诊断：遗精（湿热下注证）。

西医诊断：遗精。

治法：清热利湿。

方药：龙胆泻肝汤加减。

泽泻 10g，龙胆草 15g，柴胡 10g，车前子 10g，栀子 10g，甘草 8g，黄芩 10g，生地黄 10g，当归 10g。10 剂，水煎服，日 1 剂。

【按】方中龙胆草泻肝胆实火，又能利肝经湿热，泻火除湿；黄芩、栀子苦寒泻火，燥湿清热；泽泻、车前子渗湿泄热，导湿热从水道而去；肝乃藏血之脏，故用当归、生地黄养血滋阴，使邪去而阴血不伤。

病案二　姜某，男，32 岁，已婚。1975 年 7 月 23 日初诊。

主诉：遗精多年未愈，近 3 日加重。

病史：患者遗精年余而未愈，近日来连续 3 日遗精，非常恐惧，前来求医，有烟酒嗜好，喜食辛辣，头身重着。为求中西医结合系统治疗遂来就诊。

检查：神疲体倦，口苦，口干而黏，小便微黄，大便稀薄，舌质红赤，舌苔黄腻，脉滑数。

中医诊断：遗精（湿热下注证）。

西医诊断：前列腺炎。

治法：清利湿热，固精止遗。

方药：自拟方。

熟地黄 15g，枸杞子 10g，莲子 10g，滑石 16g，黄柏 12g，白术 12g，车前子 10g，泽泻 12g，煅龙骨 20g，煅牡蛎 20g，锁阳 12g，莲须 12g，甘草 3g。7 剂，水煎服，日 1 剂。

【按】该患者属湿热下注，故治宜清利下焦湿热，固精止遗。方中黄柏、泽泻、车前子、滑石清利下焦湿热，清利小便，使热自小便出；熟地黄、枸杞子、锁阳补阴助阳；煅龙骨、煅牡蛎、莲子、莲须不仅能固精止遗，还具有镇心安神之效；甘草调和诸药。（《名老中医临证医案医话》）

（三）劳伤心脾证

黄某，男，45 岁。2012 年 10 月 12 日初诊。

主诉：失眠健忘，劳累后遗精 2 个月。

病史：患者素体虚弱，劳累后出现失眠健忘，遗精，常心悸不宁，神疲乏力，纳差便溏。

查体：舌淡，苔薄，脉弱。

中医诊断：遗精（劳伤心脾证）。

西医诊断：遗精。

治法：调补心脾，益气摄精。

方药：自拟方。

生晒参 10g，黄芪 20g，山药 10g，茯神 15g，远志 20g，木香 15g，桔梗 10g，升麻 15g，当归 15g，甘草 10g。10 剂，水煎服，日 1 剂。

【按】本案患者由于素体虚弱，劳累后加重出现遗精，常有心悸不安，纳差便溏，失眠健忘。治疗以调补心脾，益气摄精。生晒参、黄芪、山药益气生精，茯神、远志清心调神，木香、升麻理气升清，当归补血；甘草调和诸药。

（四）肾气不固证

胡某，男，47 岁。2012 年 4 月 2 日初诊。

主诉：腰膝酸软，近 1 周遗精 3 次。

病史：患者醒后发现遗精，精液清稀质淡，常形寒肢冷，头昏目眩，腰膝酸软，夜尿频多而清长。

查体：舌淡胖，苔白滑，脉沉细。

中医诊断：遗精（肾气不固证）。

西医诊断：遗精。

治法：补肾固精。

方药：金锁固精丸加减。

沙苑子 20g，杜仲 20g，菟丝子 20g，山药 20g，龙骨 30g，牡蛎 30g，金樱子 20g，芡实 20g，莲子 15g，山茱萸 20g，肉桂 20g，锁阳 15g，熟地黄 20g，甘草 10g。10 剂，水煎服，日 1 剂。

【按】本例患者精神欠佳，形寒肢冷，头昏目眩，腰膝酸软，诊断为遗精肾气不固。肾阳不足，固涩无力。治疗以补肾固精。方中沙苑子、杜仲、菟丝子、山药补肾益精；龙骨、牡蛎涩精止遗；金樱子、芡实、莲子、山茱萸补肾涩精。

三、临证备要

（1）君相火动、心肾不交之遗精，临床较为多见，病由心而起，在治疗的同时应特别注意调摄心神，排除妄念。用药不宜过于苦泄，以免伤及阴液，可在清泄中酌加养阴之剂。

（2）湿热下注之遗精，不宜过早固涩，以免恋邪。若精滑致虚，需视虚实、先后酌情施治，不宜专事涩摄。其次，用药勿太寒凉和滋腻，以防苦寒败胃，不利脾胃亏弱之体，且火湿互因，早施滋腻，恐碍湿的泄化。

（3）久遗不愈者，常有痰瘀滞留精道，瘀阻精窍的病理改变，可酌情用化痰祛瘀通络之变法治疗，往往可收到奇效。对于这种患者，临证辨证时不一定囿于舌紫脉涩，应抓住有遗精史，手淫过频，少腹、会阴部及睾丸坠胀疼痛，射精不畅，射精痛，精液黏稠或有硬颗粒状物夹杂其中等特点综合分析。

第六章 气血津液病证

第一节 郁 证

一、概述

郁证是由于原本肝旺或体质素弱，复加情志所伤引起的气机郁滞，肝失疏泄，脾失健运，心失所养，脏腑阴阳气血失调而成。

【病因病机】

1. **病因** 情志所伤；体质因素。

2. **病机** 郁证的病机是情志所伤，肝气郁结，导致肝失疏泄、脾失健运，心失所养，脏腑阴阳气血失调。

【辨证论治】

1. **辨证要点** 辨六郁及主次；辨脏腑；辨虚实。

2. **治疗原则** 理气开郁、调畅气机、怡情易性是治疗郁证的基本原则。

3. **证治分类**

（1）肝气郁结证

治法：疏肝解郁，理气和中。

方药：柴胡疏肝散加减。

（2）气郁化火证

治法：疏肝解郁，清肝降火。

方药：丹栀逍遥散加减。

（3）痰气郁结证

治法：行气开郁，化痰散结。

方药：半夏厚朴汤加减。

（4）心神失养证

治法：甘润缓急，养心安神。

方药：甘麦大枣汤加减。

（5）心脾两虚证

治法：健脾养心，补益气血。

方药：归脾汤加减。

（6）心肾阴虚证

治法：滋养心肾。

方药：天王补心丹加减。

二、临床病案举隅

（一）肝气郁结证

何某，男，48岁。2012年10月23日初诊。

主诉：右胁胀闷不舒，活动后体倦气促1年。

病史：患者长期饮酒，近1年来出现右胁胀闷不适，时有口苦，口中黏腻，善太息，饮食减少。

查体：舌体胖，舌苔腻，脉弦。

中医诊断：郁证（肝气郁结证）。

西医诊断：脂肪肝。

治法：疏肝解郁，理气和中。

方药：柴胡疏肝散加减。

党参12g，郁金12g，柴胡12g，赤芍12g，白芍12g，丹参12g，泽泻12g，全瓜蒌12g，枳壳9g，香附9g，红花0.5g，决明子12g，鸡内金9g，生山楂9g。14剂，水煎服，日1剂。

【按】本例由于酗酒，平素情绪不舒引起的郁证。方中党参、鸡内金、瓜蒌健脾化痰；枳壳、香附理气，赤芍、丹参、红花、山楂化瘀活血，通脉络；泽泻、郁金、决明子、全瓜蒌利湿降浊，以运脾化痰，利湿去浊，活血祛瘀。（《金洪元医案》）

（二）气郁化火证

李某，女，38岁。2012年1月3日初诊。

主诉：胸闷、胁痛6个月，近2周加重。

病史：6个月前因情志不舒，自觉胸闷，胁胀，背酸痛。常喜太息，不愿进食，性情急躁，口干口苦，多梦。

查体：舌淡红，舌边尖红，脉弦数。

中医诊断：郁证（肝郁化火证）。

西医诊断：神经症。

治法：疏肝解郁，清肝降火。

方药：丹栀逍遥散加减。

牡丹皮 15g，栀子 15g，柴胡 15g，白芍 20g，当归 15g，茯苓 20g，龙胆草 15g，茵陈 15g，麦冬 15g，酸枣仁 15g，夜交藤 15g，甘草 15g。15 剂，水煎服，日 1 剂。

【按】素体情志过急，半年前自觉胸闷、胁胀痛。情志不畅，肝气不舒，故胸闷善太息，气有余便是火，肝郁化火。治疗以疏肝清热解郁。肝为藏血之脏，肝郁化火易伤阴血，故在疏肝理气时，要柔肝，防止香燥之品化火伤津，因此多配伍养肝阴之品。

（三）痰气郁结证

王某，女，34 岁。2012 年 12 月 23 日初诊。

主诉：咽中有异物感，吞不下，咯不出 2 个月。

病史：患者平素情志不舒，急躁易怒，胸部闷塞，经常抑郁，闷闷不乐。

查体：舌红，苔白腻，脉弦滑。

中医诊断：郁证（痰气郁结证）。

西医诊断：神经症。

治法：行气开郁，化痰散结。

方药：半夏厚朴汤加减。

柴胡 12g，黄芩 6g，半夏 12g，厚朴 10g，枳壳 15g，紫苏 15g，茯苓 20g，苍术 12g，生姜 12g，香附 15g，竹茹 12g，白芥子 6g，甘草 10g。7 剂，水煎服，日 1 剂。

【按】本患者素体精神抑郁，胸部闷塞，咽中如有物梗塞，诊断为郁证痰气郁结。方中厚朴、枳壳、白芥子、紫苏理气宽胸，开郁畅中；半夏、茯苓、生姜化痰散结和胃降逆；黄芩、竹茹清热化痰；香附、苍术理气化痰。全方共奏行气开郁、化痰散结之功。

（四）心神失养证

练某，女，47 岁。2012 年 12 月 3 日初诊。

主诉：精神恍惚，悲忧善哭 2 个月。

病史：患者情绪时而低落、时而烦躁，常悲伤哭泣，内疚自责，自卑心重，入睡困难，多梦，饮食无味，经期紊乱，量少色淡。

查体：舌质淡，苔薄，脉弦细。

中医诊断：郁证（心神失养证）。

西医诊断：神经症。

治法：甘润缓急，养心安神。

方药：甘麦大枣汤加减。

甘草 10g，小麦 30g，大枣 15g，龙齿 30g（先煎），牡蛎 30g（先煎），远志 9g，夜交藤 30g，合欢皮 15g，郁金 12g，竹茹 12g。10 剂，水煎服，日 1 剂。

【按】患者情绪失于调畅，肝气郁结，故情绪低落，悲伤哭泣，独处不语。肝郁乘脾，脾失健运，故纳差；气郁日久而化火，扰乱心神，故见烦躁易怒，火伤津液。方中甘草甘平柔润，小麦养心气；大枣以补虚润燥；更加龙齿、牡蛎、远志、夜交藤以安神定惊；合欢皮、郁金、竹茹以解郁除烦。

（五）心脾两虚证

马某，女，39 岁。2012 年 8 月 10 日初诊。

主诉：心悸、胸闷时作 20 余年，今日加重。

病史：心悸胸闷加重，咽痛，纳呆，睡眠不佳，多梦，大便不畅。

查体：舌质淡红，舌苔薄白，脉濡。

中医诊断：郁证（心脾两虚证）。

西医诊断：病毒性心肌炎。

治法：健脾养心，补益气血。

方药：自拟方。

生甘草 12g，炙甘草 12g，丹参 18g，生山楂 10g，苏梗 15g，茯苓 12g，茯神 12g，麦冬 15g，黄连 6g，黄芩 18g，珍珠母 30g，龙骨 20g，龙齿 20g，煅牡蛎 30g，厚朴 10g，红花 1g。14 剂，水煎服，日 1 剂。

【按】病毒性心肌炎中医辨证以脾虚气血生化乏源为主要病机，延及于心，致心气虚，正气不足，卫外力衰，邪气乘虚而入，遂致本病。迁延日久则又出现阴亏、血瘀变证。紧扣病机，以健脾养心、安神定悸为法。（《裴沛然医案》）

（六）心肾阴虚证

杨某，女，29 岁。2012 年 8 月 31 日初诊。

主诉：反复心悸 2 年，近 2 个月加重。

病史：2 年前无明显诱因出现心悸，每日发作 10 余次，伴手足心热，怕冷，易疲劳，多梦，易疲劳，大便干。

查体：舌红，少苔，脉细。

中医诊断：郁证（心肾阴虚证）。

西医诊断：心律失常。

治法：滋养心肾。

方药：自拟方。

玄参 20g，丹参 15g，苦参 12g，延胡索 12g，黄芩 12g，黄连 10g，北沙参 12g，党参 15g，麦冬 10g，北五味子 10g，淫羊藿 15g。15 剂，水煎服，日 1 剂。

【按】本案为频发室性早搏，属气阴不足、阴虚内热之郁证。方以天王补心丹合生脉散加减，益气养阴、清热安神、活血定悸，标本兼治。本例治疗突出了从虚论治的临床思想，即治疗心悸善从益气养阴、安神定悸之法入手，终获佳效。（《陈可冀医案》）

三、临证备要

（1）郁证以情志所伤、肝气郁结为基本病机，因此疏肝理气解郁既是郁证早期的常用治法，也是郁证总的治疗原则。理气药的选用，注意忌刚用柔，防香燥耗阴，尤其对久病阴血不足之体，更当谨慎。香橼、佛手、绿萼梅、玫瑰花等药性平和，理气而不伤阴，无论郁证新久，均可适当选用。应充分发挥中医药治疗本病证的优势，同时注重精神治疗的重要作用。

（2）郁证一般病程较长，用药不宜峻猛，宜轻灵，苦辛凉润宣通，勿投敛涩呆补，重浊滋腻。在实证的治疗中，应注意理气而不耗气，活血而不破血，清热而不败胃，祛痰而不伤正；在虚证的治疗中，应注意补益心脾而不过燥，滋养肝肾而不过腻。正如《临证指南医案·郁》华岫云按语所云，治疗郁证"不重在攻补，而在乎用苦泄热而不损胃，用辛理气而不破气，用滑润濡燥涩而不滋腻气机，用宣通而不揠苗助长"。

（3）心失所养，心神惑乱可出现多种多样的临床表现，与西医的癔症关系密切。在发作时，可根据具体病情选用适当的穴位进行针刺治疗，并结合语言暗示、诱导，对控制发作，解除症状，常能收到良好效果。一般病例可针刺内关、神门、后溪、三阴交等穴位。伴上肢抽动者，配曲池、合谷；伴下肢抽动者，配阳陵泉、昆仑；伴喘促气急者，配膻中。

第二节　血　　证

一、概述

凡血液不循常道，或上溢于口鼻诸窍，或下泄于前后二阴，或渗出于肌肤，所形成的一类出血性疾患，统称为血证。

【病因病机】

1. **病因**　感受外邪；情志过极；饮食不节；劳欲体虚；久病之后。

2. **病机**　各种原因导致脉络损伤或血液妄行，就会引起血液溢出脉外而形成血证。

【辨证论治】

1. **辨证要点**　辨病证的不同；辨脏腑病变之异；辨证候之虚实。

2. **治疗原则**　治疗血证，应针对各种血证的病因、病机及损伤脏腑的不同，结合证候虚实及病情轻重而辨证论治。

3. **证治分类**

（1）鼻衄

①热邪犯肺证

治法：清泄肺热，凉血止血。

方药：桑菊饮加减。

②胃热炽盛证

治法：清胃泻火，凉血止血。

方药：玉女煎加减。

③肝火上炎证

治法：清肝泻火，凉血止血。

方药：龙胆泻肝汤加减。

④气血亏虚证

治法：补气摄血。

方药：归脾汤加减。

（2）齿衄

①胃火炽盛证

治法：清胃泻火，凉血止血。

方药：加味清胃散合泻心汤加减。

②阴虚火旺证

治法：滋阴降火，凉血止血。

方药：六味地黄丸合茜根散加减。

（3）咳血

①燥热伤肺证

治法：清热润肺，宁络止血。

方药：桑杏汤加减。

②肝火犯肺证

治法：清肝泻火，凉血止血。

方药：泻白散合黛蛤散加减。

③阴虚肺热证

治法：滋阴润肺，宁络止血。

方药：百合固金汤加减。

（4）吐血

①胃热壅盛证

治法：清胃泻火，化瘀止血。

方药：泻心汤合十灰散加减。

②肝火犯胃证

治法：泻肝清胃，凉血止血。

方药：龙胆泻肝汤加减。

③气虚血溢证

治法：健脾益气摄血。

方药：归脾汤加减。

（5）便血

①肠道湿热证

治法：清化湿热，凉血止血。

方药：地榆散合槐角丸加减。

②气虚不摄证

治法：益气摄血。

方药：归脾汤加减。

③脾胃虚寒证

治法：健脾温中，养血止血。

方药：黄土汤加减。

（6）尿血

①下焦湿热证

治法：清热利湿，凉血止血。

方药：小蓟饮子加减。

②肾虚火旺证

治法：滋阴降火，凉血止血。

方药：知柏地黄丸加减。

③脾不统血证

治法：补中健脾，益气摄血。

方药：归脾汤加减。

④肾气不固证

治法：补益肾气，固摄止血。

方药：无比山药丸加减。

（7）紫斑

①血热妄行证

治法：清热解毒，凉血止血。

方药：十灰散加减。

②阴虚火旺证

治法：滋阴降火，宁络止血。

方药：茜根散加减。

③气不摄血证

治法：补气摄血。

方药：归脾汤加减。

二、临床病案举隅

（一）鼻衄

1. 热邪犯肺证

张某，男，42 岁。2012 年 12 月 9 日初诊。

主诉：鼻腔干燥出血 2 个月。

病史：患者自觉鼻腔干燥，晨起严重，时常出血，并伴随口干舌燥。

查体：舌质红，苔薄，脉数。

中医诊断：鼻衄（热邪犯肺证）。

西医诊断：血小板减少。

治法：清泄肺热，凉血止血。

方药：桑菊饮加减。

桑叶 15g，菊花 10g，薄荷 10g，连翘 10g，桔梗 15g，杏仁 10g，芦根 15g，牡丹皮 10g，侧柏叶 10g，甘草 6g。7 剂，水煎服，日 1 剂。

【按】本病原因在于热邪犯肺，肺热破经，血液行于脉外。故用桑叶、菊花、薄荷、连翘辛凉清透、宣散风热；桔梗、杏仁宣降肺气；芦根清热生津；牡丹皮、侧柏叶凉血止血。诸药合奏清泄肺热，凉血止血。

2. 胃热炽盛证

高某，男，30岁。2012年9月16日初诊。

主诉：经常出鼻血，血色鲜红而多3周。

病史：3周来，经常出鼻血，血色鲜红，同时伴有牙龈出血，鼻腔干燥，烦躁，便秘。

查体：舌红，苔黄，脉数。

中医诊断：鼻衄（胃热炽盛证）。

西医诊断：血小板减少。

治法：清胃泻火，凉血止血。

方药：玉女煎加减。

石膏15g，知母15g，天花粉15g，生地黄15g，麦冬20g，牛膝15g，白茅根10g，玉竹15g，甘草15g。14剂，水煎服，日1剂。

【按】患者鼻血色鲜红，伴有口渴，舌红苔黄，脉数。故诊断为胃热炽盛之鼻衄，胃中火热之毒伤其津液，出现口干，便秘；足阳明胃经上交鼻，故胃热上蒸，络伤血溢而成出血。治疗首选玉女煎。此方清泻胃火又能生津，偏降，适用于胃热所致出血，治疗时禁忌辛辣饮食和饮酒。

3. 肝火上炎证

陈某，男，47岁。2012年6月27日初诊。

主诉：左侧鼻腔出血半个月。

病史：半月前开始每日左侧鼻腔出血3～4次，色鲜红，伴随烦躁易怒，头胀痛，目赤，便干，口苦。

查体：舌质红，苔薄黄；脉弦数。

中医诊断：鼻衄（肝火上炎证）。

西医诊断：高血压病。

治法：清肝泻火，凉血止血。

方药：逍遥散合茜根散加减。

牡丹皮20g，焦山栀子10g，柴胡9g，炒白芍12g，生牡蛎30g（先煎），生地黄12g，夏枯草12g，茜草10g，仙鹤草12g，黄芩10g，白茅根12g，藕节10g。10剂，水煎服，日1剂。

【按】本例患者病程短，起病急，出血较多，且伴有口苦、便干、目赤、舌红、脉弦数，当属实证。气郁化火，火热迫血上溢清窍，故致鼻血。方用柴胡、白芍疏肝解郁，加牡丹皮清血中之火；栀子清肝热，生地黄滋阴养血，泻中有补，清中有养；仙鹤草、黄芩、白茅根、藕节凉血止血；牡蛎平肝潜阳，收敛止血。

4. 气血亏虚证

田某，男，28 岁。2012 年 8 月 5 日初诊。

主诉：乏力，出鼻血 2 周。

病史：半年来经常头晕乏力，刷牙时牙龈经常出血，近 2 周频繁出鼻血，偶有心慌，头晕，乏力。

查体：面色苍白，舌质淡，脉弱。

中医诊断：鼻衄（气血亏虚证）。

西医诊断：再生障碍性贫血。

治法：补气摄血。

方药：归脾汤加减。

黄芪 25g，仙鹤草 15g，党参 20g，白术 15g，山萸肉 15g，当归 20g，阿胶 15g（烊化），酸枣仁 15g，艾叶 15g，菟丝子 15g，甘草 5g，淫羊藿 15g。10 剂，水煎服，日 1 剂。

【按】本案为气血不足之证，病程长，考虑在归脾汤基础上加山萸肉、菟丝子、淫羊藿补肾助阳。另外由于属虚证，治以补益为主。此案在治疗时，患者应避免过劳，多食易消化、营养丰富的食物。

（二）齿衄

1. 胃火炽盛证

高某，男，27 岁。2012 年 7 月 18 日初诊。

主诉：牙龈出血 1 周。

病史：患者牙龈红肿疼痛，刷牙时出血，血色鲜红，偶有头痛，口臭。

查体：舌红，苔黄，脉洪数。

中医诊断：齿衄（胃火炽盛证）。

西医诊断：血小板减少。

治法：清胃泻火，凉血止血。

方药：加味清胃散合泻心汤加减。

生地黄 15g，牡丹皮 20g，黄连 10g，黄芩 10g，大黄 10g，连翘 10g，当归 15g，甘草 10g，白茅根 10g，大蓟 15g，小蓟 10g，藕节 10g。水煎服，日 1 剂。

【按】本案例牙龈红肿，牙龈为阳明胃经循行，胃经有热迫血妄行，并出现口臭、口干等症状。诊断为胃火炽盛之齿衄。生地黄、牡丹皮清热凉血；大黄、黄连、黄芩、连翘清热泻火；当归、甘草养血和中；白茅根、大蓟、小蓟凉血止血。

2. 阴虚火旺证

王某，男，27 岁。2012 年 3 月 12 日初诊。

主诉：患者晨起牙龈出血 3 个月。

病史：患者自 3 个月前发觉晨起牙龈出血，刷牙时严重，常因受热，烦劳而诱发，傍晚手脚易发热。

查体：舌红，苔少，脉细数。

中医诊断：齿衄（阴虚火旺证）。

西医诊断：血小板减少。

治法：滋阴降火，凉血止血。

方药：六味地黄丸合茜根散加减。

熟地黄 20g，生地黄 20g，山药 15g，山萸肉 15g，茯苓 20g，牡丹皮 15g，泽泻 20g，茜草根 20g，黄芩 15g，侧柏叶 15g，阿胶 15g，甘草 10g。7 剂，水煎服，日 1 剂。

【按】患者晨起牙龈出血，受热加重，手足傍晚发热，故诊断为齿衄阴虚火旺证。治疗多以滋阴降火，凉血止血为主。方中熟地黄、山药、山萸肉、生地黄养阴补肾，滋阴降火；泽泻、茯苓去脾肾之湿浊；茜草根、黄芩、侧柏叶凉血止血；阿胶养血止血。

（三）咳血

1. 燥热伤肺证

黄某，男，37 岁。2012 年 9 月 12 日初诊。

主诉：喉痒咳嗽，痰中带血 2 周。

病史：该患者由于感冒，发热后出现咳嗽喉痒，痰中带血，口干鼻燥，口渴。

查体：舌红，苔薄黄，脉数。

中医诊断：咳血（燥热伤肺证）。

西医诊断：支气管炎。

治法：清热润肺，宁络止血。

方药：桑杏汤加减。

桑叶 20g，栀子 10g，淡豆豉 10g，沙参 10g，贝母 15g，杏仁 12g，白茅根 15g，茜草 10g，藕节 10g，金银花 10g，连翘 10g，麦冬 10g，甘草 10g。10 剂，水煎服，日 1 剂。

【按】本例患者外感风燥之邪侵犯肺脏，导致燥热伤肺而出现的咳嗽、喉痒、痰中带血。治疗应以清热润肺为主，佐以止血之药治其标。方用连翘、桑叶、栀子、淡豆豉清宣肺热；沙参、麦冬养阴清热；贝母、杏仁肃肺止咳；金银花、连翘辛凉解表而清热；白茅根、茜草凉血止血；甘草调和诸药。

2. 肝火犯肺证

梁某，男，35 岁。2012 年 5 月 17 日初诊。

主诉：患者反复咳嗽，痰多，咳血 2 年。

病史：患者近半年来感冒后常骤然咳嗽、咳黄痰，痰中带血，色鲜红。

查体：舌红苔黄，脉细数。

中医诊断：咳血（肝火犯肺证）。

西医诊断：支气管扩张。

治法：清肝泻火，凉血止血。

方药：泻白散合黛蛤散加减。

大青叶 15g，仙鹤草 15g，炒栀子 12g，贝母 10g，桑白皮 15g，藕节 18g，枇杷叶 12g，瓜蒌皮 12g，白茅根 18g，大黄 15g（后下），田七粉 4.5g。10 剂，水煎服，日 1 剂。

【按】方用泻白散，佐以炒栀子清肝泻火，贝母化痰止咳，瓜蒌皮宽胸以清肺热，大黄苦下以清肝肺之火，桑白皮、枇杷叶清肺泄热。方中选用大量止血药，大青叶、藕节、白茅根凉血止血；仙鹤草收敛止血，以约血归脉；田七活血止血，使止血无瘀血之弊。

3. 阴虚肺热证

石某，女，43 岁。2012 年 12 月 14 日初诊。

主诉：咳嗽反复发作 3 个月，伴随咳血。

病史：患者 3 个月前无明显诱因出现咳嗽，咳痰中带血。咳痰量少，口干，口渴，咽干痛，纳可，二便通畅。

查体：舌质红，苔薄黄、少津，脉弦滑数。

中医诊断：咳血（阴虚肺热证）。

西医诊断：变异性哮喘。

治法：滋阴润肺，宁络止血。

方药：百合固金汤加减。

百合 12g，生地黄 15g，麦冬 15g，玄参 15g，麻黄 10g，杏仁 12g，生石膏 30g，射干 12g，白果 12g，丹参 15g，太子参 15g，五味子 12g，板蓝根 20g，瓜蒌 15g，夏枯草 20g。7 剂，水煎服，日 1 剂。

【按】方用百合、生地黄、麦冬、玄参益气养阴；麻黄、杏仁、生石膏、射干、白果、板蓝根、夏枯草清热化痰，宣肺止咳；生脉饮益气养阴。全方共奏益气养阴，清肺化痰，止咳平喘之功。前期热证显著，以清热法治其标，后期以养阴法治其本。（《许建中医案》）

（四）吐血

1. 胃热壅盛证

孙某，男，32 岁。2012 年 3 月 9 日初诊。

主诉：时常呃逆，吐血 1 个月。

病史：患者顽固呃逆，偶有吐血，口舌干燥，胃脘嘈杂不适。

查体：舌红，苔黄腻，脉滑数。

中医诊断：吐血（胃热壅盛证）。

西医诊断：消化道出血。

治法：清胃泻火，化瘀止血。

方药：自拟方。

生白芍 15g，黄连 1.5g，北沙参 15g，绿萼梅 6g，大黄 5g，麦冬 10g，佛手 6g，炙甘草 10g。10 剂，水煎服，日 1 剂。

【按】患者顽固性呃逆，吐血，舌红，口干舌燥，为胃热壅盛之象，热而伤阴。酸甘配伍，芍药配伍甘草，酸甘化阴；配伍黄连、大黄清胃火。（《王绵之医案》）

2. 肝火犯胃证

王某，男，68 岁。2012 年 12 月 29 日初诊。

主诉：饮酒后吐血 1 日。

病史：1 日前因饮白酒，继而呕血，伴烦躁不宁，自觉脘部灼热，疼痛不可按。

查体：神疲乏力，语声低微，面色红赤，口唇干燥；舌红，苔薄黄，脉弦有力。

中医诊断：吐血（肝火犯胃证）。

西医诊断：急性出血性糜烂性胃炎。

治法：泻肝清胃，凉血止血。

方药：龙胆泻肝汤加减。

龙胆草 10g，炒黄芩 12g，黑山栀子 12g，柴胡 10g，生地黄 15g，当归 12g，生侧柏 30g，生甘草 6g，生大黄 1.5g。7 剂，水煎服，日 1 剂。

【按】龙胆草泻火除湿；柴胡疏肝清热；黄芩、黑山栀子苦寒泻火，燥湿清热；生地黄、当归养血滋阴；侧柏叶凉血止血；大黄苦寒泻下，使上炎之火下泻，且不留瘀。

3. 气虚血溢证

王某，女，73 岁。2012 年 10 月 12 日初诊。

主诉：神疲乏力，伴吐血 1 周。

病史：患者近半年全身乏力，时而心悸、气短，近期偶有吐血，血色暗淡，饮食减少，少气懒言。

查体：舌淡白，苔薄白，脉细弱。

中医诊断：吐血（气虚血溢证）。

西医诊断：胃出血。

治法：健脾益气摄血。

方药：归脾汤加减。

党参 20g，茯苓 20g，白术 15g，当归 15g，黄芪 20g，木香 15g，阿胶 15g，仙鹤草 15g，炮姜炭 10g，炙甘草 10g。7 剂，水煎服，日 1 剂。

【按】本例患者素体虚弱，神疲乏力，少气懒言，活动量少，近期出现吐血，诊断为气虚血溢，气虚而固涩之力差，血不行于脉管。治疗以健脾益气摄血。方中党参、茯苓、白术、甘草补气健脾，当归、黄芪益气生血，木香理气醒脾，阿胶、仙鹤草养血止血，炮姜炭温经止血。诸药相和共奏益气摄血之功。

（五）便血

1. 肠道湿热证

姚某，男，36 岁。2012 年 12 月 16 日初诊。

主诉：腹痛伴黏液样稀便，便血 2 个月。

病史：患者腹痛，腹泻，便血，便中可见黏液，伴见胃脘胀痛，纳差，四肢不温，小便频而色黄。

查体：面色晦暗，形体消瘦，舌红，苔黄腻，脉弦。

中医诊断：便血（肠道湿热证）。

西医诊断：溃疡性直肠炎。

治法：清化湿热，凉血止血。

方药：自拟方。

威灵仙 20g，苦参 10g，槐花 20g，茯苓 20g，薏苡仁 15g，厚朴 15g，扁豆 15g，麦芽 15g，槟榔片 20g，秦皮 10g，黄连 10g，白头翁 20g，桑白皮 10g。10 剂，水煎服，日 1 剂。

【按】该病的病机本质为湿热内蕴，郁滞肠道而出血。方中苦参、黄连、槐花、白头翁、秦皮清热燥湿，凉血解毒，适用于气血与热毒相搏下迫大肠；厚朴、槟榔行气利水；威灵仙辛温，祛风湿，通经络，佐诸药之寒凉。（《李玉奇医案》）

2. 气虚不摄证

周某，男，35 岁。2012 年 4 月 12 日初诊。

主诉：胃脘痛，体倦乏力 1 年余，便血 1 周。

病史：该患者 1 年来反复发作便血，神疲乏力，食少，少气懒言，面色萎黄。

查体：舌质淡，苔薄白，脉沉细无力。

中医诊断：便血（气虚不摄证）。

西医诊断：消化道出血。

治法：益气摄血。

方药：归脾汤合失笑散加减。

人参 15g，黄芪 20g，白术 15g，当归 15g，阿胶 15g，白芍 15g，五灵脂 10g，蒲黄 10g，龙眼肉 15g，甘草 5g。7 剂，水煎服，日 1 剂。

【按】患者便血 1 周，色黑、乏力、消瘦，且有慢性病多年，为脾胃气虚所致。方中人参、黄芪、白术等健脾益气摄血治本；龙眼肉益心脾，补气血；当归、白芍养血，同时配伍止血药阿胶、蒲黄、五灵脂。本病治疗的同时应多食营养丰富的食物，禁食寒凉、过硬不易消化的食物。

3. 脾胃虚寒证

李某，男，58 岁。2012 年 7 月 9 日初诊。

主诉：大便色黑 1 周。

病史：该患者有溃疡病 10 余年，平时经常胃痛，喜温喜按，伴气短、乏力、懒言。

查体：面色萎黄，舌淡，苔薄白，脉细弱。

中医诊断：便血（脾胃虚寒证）。

西医诊断：上消化道出血。

治法：健脾温中，养血止血。

方药：归脾汤合失笑散加减。

黄芪 15g，党参 15g，白术 15g，当归 15g，龙眼肉 10g，五灵脂 15g，蒲黄 15g，赤芍 15g，阿胶 15g，三七 5g，甘草 15g。10 剂，水煎服，日 1 剂。

【按】患者便血色黑，周身无力，神疲乏力。故诊断为便血脾胃虚寒证。由于脾胃虚寒，生化不足，气血两虚，故出现少气懒言，神疲乏力，气短。脾胃气虚不能统血，血溢于胃内，胃内血从肠道排出而致便血。党参、白术、黄芪、龙眼肉补气健脾；当归、阿胶养血止血；五灵脂、蒲黄止痛；三七止血活血；赤芍清热凉血，散瘀止痛。故予以本方。

（六）尿血

1. 下焦湿热证

田某，女，47岁。2012年3月7日初诊。

主诉：患者尿频、尿急、尿血1周余。

病史：患者1周前出现尿急、尿频、尿血，口干舌燥，四肢麻木，头晕，五心烦热，大便可。

查体：舌质淡红，舌苔白中腻，脉象弦数寸浮。

中医诊断：尿血（下焦湿热证）。

西医诊断：泌尿系感染。

治法：清热利湿，凉血止血。

方药：自拟方。

金银花30g，连翘30g，竹叶6g，黄芩10g，白茅根15g，车前草15g，马齿苋30g，黄连6g，红藤30g，甘草6g，赤芍10g，川芎15g，小蓟10g，生地黄10g。14剂，水煎服，日1剂。

【按】本患者小便频痛，尿血，此为湿热下注膀胱所致，治宜清上达下，通利水道；又加小蓟、生地黄凉血止血。（《王自立医案》）

2. 肾虚火旺证

马某，男，46岁。2012年10月25日。

主诉：小便短赤带血2周。

病史：患者头晕耳鸣，颧红潮热，腰膝酸软，偶有盗汗。

查体：舌质红，苔黄，脉细数。

中医诊断：尿血（肾虚火旺证）。

西医诊断：泌尿系感染。

治法：滋阴降火，凉血止血。

方药：知柏地黄丸加减。

熟地黄15g，山药20g，茯苓20g，泽泻15g，牡丹皮15g，知母20g，黄柏15g，大蓟10g，小蓟10g，甘草10g。7剂，水煎服，日1剂。

【按】患者头晕耳鸣，傍晚颧红潮热，伴随长时间的神疲乏力，腰膝酸软，小便短赤而带血。诊断为尿血肾虚火旺证。治疗以滋阴降火，凉血止血。方中熟地黄、山药、茯苓、泽泻、牡丹皮滋补肾阴。"壮水之主，以制阳光"，知母、黄柏滋阴降火；大蓟、小蓟凉血止血。全方标本兼治，补虚的同时又凉血止血。

3. 脾不统血证

李某，男，57 岁。2012 年 12 月 23 日初诊。

主诉：患者时有尿血 1 年，近 1 周加重。

病史：患者素体虚弱，食欲不振，神疲乏力，少气懒言，睡眠不佳，时有尿血，常伴随牙龈出血。

查体：面色无华，舌淡白，苔白，脉细弱。

中医诊断：尿血（脾不统血证）。

西医诊断：血尿。

治法：补中健脾，益气摄血。

方药：归脾汤加减。

党参 20g，白术 15g，茯苓 20g，黄芪 30g，当归 20g，酸枣仁 20g，远志 20g，龙眼肉 20g，熟地黄 20g，仙鹤草 15g，槐花 20g，甘草 10g。7 剂，水煎服，日 1 剂。

【按】患者素体虚弱，长时间尿血，身体疲惫，食欲不振，并伴随牙龈出血，诊断为尿血脾不统血证。治疗以补中健脾，益气摄血。方中党参、白术、茯苓、甘草补气健脾；当归、黄芪益气生血；酸枣仁、远志、龙眼肉补心益脾，安神定志；配合熟地黄、仙鹤草、槐花养血止血。脾气健则收摄血液回归脉管，配伍养血止血药疗效更加显著。

4. 肾气不固证

王某，男，56 岁。2012 年 3 月 21 日初诊。

主诉：患者尿血 1 年，加重 1 个月。

病史：患者素体虚弱，精神困惫，常腰脊酸痛，尿血色鲜红。

查体：舌淡，苔薄，脉沉弱。

中医诊断：尿血（肾气不固证）。

西医诊断：血尿。

治法：补益肾气，固摄止血。

方药：无比山药丸加减。

熟地黄 20g，山药 20g，山萸肉 15g，怀牛膝 20g，肉苁蓉 15g，菟丝子 15g，杜仲 20g，巴戟天 20g，茯苓 20g，泽泻 15g，五味子 15g，仙鹤草 20g，槐花 20g，蒲黄 15g，甘草 10g。7 剂，水煎服，日 1 剂。

【按】患者病程日久，脾肾两虚。脾虚运化失司，水湿内停，收摄无力；肾虚固涩无力，而出现尿血。治疗以补益肾气、固摄止血为法。方中熟地黄、山药、山萸肉、怀牛膝补肾益精；肉苁蓉、菟丝子、杜仲、巴戟天温肾助阳；茯苓、泽泻健脾利水；五味子益气固涩；仙鹤草、蒲黄、槐花止血；甘草调和诸药。

（七）紫斑

1. 血热妄行证

林某，男，68岁。2012年12月29日初诊。

主诉：患者1年前皮肤出现紫红色瘀斑，加重1个月。

病史：患者1年前感冒后出现紫红色瘀斑，伴有发热、口渴、牙龈肿痛。

查体：舌质红，苔薄黄，脉弦数。

中医诊断：紫斑（血热妄行证）。

西医诊断：血小板减少性紫癜。

治法：清热解毒，凉血止血。

方药：自拟方。

生地黄15g，牡丹皮10g，赤芍15g，重楼15g，蒲公英25g，紫花地丁25g，小蓟30g，藕节20g，炒地榆15g，蒲黄15g，砂仁15g，白术15g，山药15g，茯苓15g，甘草15g。7剂，水煎服，日1剂。

【按】生地黄滋阴清热凉血；重楼、蒲公英、紫花地丁清热解毒；小蓟、藕节、地榆、蒲黄、牡丹皮凉血止血，化瘀消斑。加用砂仁、白术、山药、茯苓共同顾护脾胃，防止滋阴凉血药物伤及脾胃。

2. 阴虚火旺证

病案一 李某，女，22岁。2012年2月18日初诊。

主诉：皮肤出血点3周，加重1周。

病史：3周前发现周身皮肤有出血点，近1周逐渐增多来就诊。自觉手足心热，心烦失眠，咽干，易生气。

查体：舌红，少苔，脉细数。

中医诊断：紫斑（阴虚火旺证）。

西医诊断：血小板减少性紫癜。

治法：滋阴降火，宁络止血。

方药：一贯煎加减。

生地黄20g，沙参15g，枸杞子15g，藕节15g，紫草15g，赤芍15g，牡丹皮15g，香附10g，川楝子10g，当归15g，甘草5g，墨旱莲15g。10剂，水煎服，日1剂。

【按】患者皮肤紫斑逐渐增多，色暗红，伴随手足心热，舌红少苔。故诊断为紫斑阴虚火旺。由于肝肾阴虚，阴虚火旺，血液妄行，故皮肤出血。治疗以生地黄、沙参、枸杞子、墨旱莲滋阴降火；香附、川楝子、当归柔肝止血为主。在此基础上加入赤芍、牡丹皮、紫草等凉血止血药。

病案二　代某，男，2 岁。

代诉：皮肤紫癜，反复衄血半年余。

病史：患儿于半年前发现皮下不断出现紫癜，并反复发生衄血，治疗效果不佳。

查体：鼻孔可见血痂，面色晦黄，舌质红绛，脉细数。

中医诊断：紫癜（阴虚火旺证）。

西医诊断：原发性血小板减少症。

治法：滋阴清热。

方药：四物汤合大补阴丸加减。

当归 6g，生地黄 6g，知母 6g，黄柏 4g，炙龟甲 9g，玄参 6g，牡丹皮 4g，川黄连 4g，炒栀子 4g，麦冬 6g，三七 1g，泽泻 4g。7 剂，水煎服，日 1 剂。

【按】本例患儿紫癜衄血，舌质红绛，脉细数，面色晦黄，皆阴血不足，阴虚内热，迫血妄行之征。治以丹溪治火之法，用当归、生地黄、牡丹皮、知母、黄柏、龟甲、玄参、麦冬滋阴清热；三七化瘀止血；四物汤加减黄柏滋阴降火；大补阴丸补阴泻火；三黄清热解毒。但小儿为稚阳之体，寒药累积，恐有弊端。（《名老中医临证验案医话》）

3. 气不摄血证

黄某，男，58 岁。2012 年 12 月 23 日初诊。

主诉：反复发作性下肢瘀点瘀斑 1 年。

病史：患者素体虚弱，常神疲乏力，头晕目眩，时常发现下肢出现瘀点瘀斑。

查体：舌淡，苔白，脉细弱。

中医诊断：紫斑（气不摄血证）。

西医诊断：血小板减少性紫癜。

治法：补气摄血。

方药：归脾汤加减。

人参 20g，茯苓 20g，白术 20g，当归 15g，黄芪 20g，酸枣仁 15g，远志 20g，龙眼肉 20g，木香 15g，仙鹤草 20g，地榆 20g，蒲黄 20g，茜草根 20g，紫草 20g，甘草 10g。7 剂，水煎服，日 1 剂。

【按】患者素体虚弱，反复发作下肢瘀点，瘀斑，神疲乏力，诊断为紫斑气不摄血证。治法以补气摄血。人参、茯苓、白术补气健脾；当归、黄芪益气生血；酸枣仁、远志、龙眼肉补心益脾，安神定志；木香理气醒脾；仙鹤草、地榆、蒲黄、茜草根、紫草止血消斑。

三、临证备要

血证是涉及多个脏腑组织，而临床又极为常见的一类病证。它既可以单独出现，又常见于其他病证的过程中。中医对血证有系统而有特色的理论认识，积累了丰富的临床经验，具有重要的临床指导意义。

（1）"治吐血三要法"与"治血四法"。明代缪希雍《先醒斋医学广笔记·吐血》强调了行血、补肝、降气在治疗吐血中的重要作用，提出了"宜行血不宜止血""宜补肝不宜伐肝""宜降气不宜降火"的治吐血三要法。从历史的角度看，这是对吐血治法的新发展，并带有补偏救弊的性质。应根据病情辩证地对待行血-止血、补肝-伐肝、降气-降火这三对治法。清代唐容川在《血证论》中提出止血、消瘀、宁血、补虚的治血四法，认为治疗血证时"惟以止血为第一要法。血止之后，其离经而未吐出者，是为瘀血，既与好血不相合，反与好血不相能……必亟为消除，以免后来诸患，故以消瘀为第二治法。止血消瘀之后，又恐血再潮动，则须用药安之，故以宁血为第三法。邪之所凑，其正必虚，去血既多，阴无有不虚者矣，阴者阳之守，阴虚则阳无所附，久且阳随而亡，故又以补虚为收功之法。四者乃通治血证之大纲"。止、消、宁、补治血四法，确实是通治血证之大纲，值得临床借鉴参考。

（2）注意辨证与辨病的互参。中医内科的血证至少包括鼻衄、齿衄、咳血、吐血、便血、尿血、紫斑七个病证，西医中也涉及多种疾病，尤其是一些危重疾病，诊治过程中，在辨证论治的同时，应与辨病相结合，以提高疗效。

（3）鼻衄、尿血的用药特点。据临床观察，火热与瘀血是鼻出血的主要原因，祛瘀凉血是常用的治法。而在辨证的基础上加川牛膝、白茅根、仙鹤草等，可以起到引血归经、活血止血的作用。

近年来对尿血的病因病机看法较为一致，认为主要有热、湿、瘀、虚，尤以前三者多见。清热利湿、凉血止血，滋阴降火、养血止血，补脾固肾、益气摄血三法为治疗尿血的重要治法。临床常用白茅根、小蓟、石韦、琥珀等药，既有止血作用，又能利小便，可酌情选用。

（4）大黄在急性上消化道出血中的应用。急性上消化道出血（可表现为吐血及便血）的现代治疗中，大黄、白及、云南白药、三七、地榆等药常被选用。尤其是大黄，其疗效确切，安全无毒。现代药理研究证实，大黄具有多方面的止血作用，因此，治疗急性上消化道出血，大黄常作为首选药物。可用粉剂，每次3~5g，每日4次，温水调服；或将大黄粉调成糊剂，冷藏，用量及次数同上。

（5）临床表现为大便潜血试验阳性者可归入便血治疗，而尿液显微镜下见红细胞或隐血者可归入尿血论治。

第三节　痰　　饮

一、概述

痰饮是指体内水液输布、运化失常，停积于某些部位的一类病证。

【病因病机】

1. **病因**　外感寒湿；饮食不当；劳欲体虚。

2. **病机**　三焦气化失职，肺、脾、肾功能失调是形成痰饮病的主要病机。

【辨证论治】

1. **辨证要点**　辨标本的主次；辨病邪的兼夹。

2. **治疗原则**　痰饮的治疗以温化为原则。

3. **证治分类**

（1）痰饮

①脾阳虚弱证

治法：温脾化饮。

方药：苓桂术甘汤合小半夏加茯苓汤加减。

②饮留胃肠证

治法：攻下逐饮。

方药：甘遂半夏汤或己椒苈黄丸加减。

（2）悬饮

①邪犯胸肺证

治法：和解宣利。

方药：柴枳半夏汤加减。

②饮停胸胁证

治法：泻肺祛饮。

方药：椒目瓜蒌汤合十枣汤或控涎丹加减。

③络气不和证

治法：理气和络。

方药：香附旋覆花汤加减。

④阴虚内热证

治法：滋阴清热。

方药：沙参麦冬汤合泻白散加减。

（3）溢饮

表寒里饮证

治法：发表化饮。

方药：小青龙汤加减。

（4）支饮

①寒饮伏肺证

治法：宣肺化饮。

方药：小青龙汤加减。

②脾肾阳虚证

治法：温脾补肾，以化水饮。

方药：金匮肾气丸合苓桂术甘汤加减。

二、临床病案举隅

（一）痰饮

1. 脾阳虚弱证

何某，男，54岁。2012年2月12日初诊。

主诉：胃脘部怕凉，胃中有水声半年。

病史：患者被诊断胃下垂数年，胃脘部怕冷，少气懒言，食欲不振，食量减少，喜欢吃干燥炒香食物，喝多汤水反觉难受。

查体：舌淡红，苔白滑，脉沉细缓而无力。

中医诊断：痰饮（脾阳虚弱证）。

西医诊断：胃下垂。

治法：温脾化饮。

方药：苓桂术甘汤加减。

茯苓30g，肉桂9g，焦白术12g，炙甘草9g，炙黄芪24g，升麻9g。10剂，水煎服，日1剂。

【按】方中肉桂、白术温中健脾；黄芪、升麻升提中气；茯苓、白术健脾利水；甘草和中，兼调和诸药。药味虽然不多，但体现了健脾、温阳、利水、升提诸原则，组方严谨，故能取效。

2. 饮留胃肠证

胡某，男，47岁。2012年12月2日初诊。

主诉：心下闷、腹痛2个月，近1周加重。

病史：患者自觉心下满闷，脘腹痛，肠间有水声，大便后有所缓解。

查体：口舌干燥，舌淡红，苔厚腻，脉沉弦。

中医诊断：痰饮（饮留胃肠证）。

西医诊断：肠炎。

治法：攻下逐饮。

方药：半夏厚朴汤合葛根芩连汤加减。

半夏 10g，厚朴 10g，陈皮 15g，木香 10g，茯苓 20g，白术 15g，黄芪 20g，干姜 10g，葛根 15g，黄连 10g，炙甘草 10g。10 剂，水煎服，日 1 剂。

【按】本案例为痰饮，饮留胃肠，故见肠间水声，心下满闷。用陈皮、半夏、厚朴、木香行气散饮；茯苓、白术健脾利水；黄芪补中益气；干姜助火补土；葛根升阳；黄连清热燥湿；炙甘草一能调和诸药，二则固护中焦脾胃。

（二）悬饮

1. 邪犯胸肺证

田某，男，37 岁。2012 年 8 月 4 日初诊。

主诉：自觉往来寒热，咳嗽痰少 1 个月。

病史：患者因感冒后，出现怕冷，发热，经治疗后出现往来寒热，出汗但仍觉身体发热，早起干呕，口苦，咽干。

查体：舌淡红，苔薄黄，脉弦数。

中医诊断：悬饮（邪犯胸肺证）。

西医诊断：感冒。

治法：和解宣利。

方药：柴枳半夏汤加减。

瓜蒌 10g，半夏 10g，陈皮 15g，生姜 10g，柴胡 15g，黄芩 10g，枳壳 10g，贝母 15g，白芥子 10g，桑白皮 10g，桔梗 15g，杏仁 10g。炙甘草 6g。10 剂，水煎服，日 1 剂。

【按】本例为外感后邪气犯肺，邪气停留于肺，而出现往来寒热，热伤肺络出现咳嗽痰少。治以和解宣利。方中用黄芩、柴胡清解少阳；白芥子、半夏、陈皮、枳壳、瓜蒌宽胸化痰开结；桔梗、杏仁宣肺止咳；贝母清热润燥；桑白皮泻肺平喘；甘草调和诸药。

2. 饮停胸胁证

金某，女，75 岁。2012 年 4 月 25 日初诊。

主诉：恶性胸腹水化疗后出现胸闷、气短近半年。

病史：化疗后出现胸闷、气短、腹胀，倦怠乏力，食欲不振，头晕眼花。

查体：舌质淡，舌苔白，舌下络脉淡紫，脉细弦。

中医诊断：悬饮（饮停胸胁证）。

西医诊断：恶性胸水。

治法：泻肺祛饮。

方药：自拟方。

黄芪 30g，女贞子 15g，西洋参 15g，白术 15g，茯苓 15g，鸡血藤 30g，当归 10g，白花蛇舌草 20g，丹参 15g，半枝莲 30g。14 剂，水煎服，日 1 剂。

嘱：注意营养休息，情志舒畅。

【按】本案为悬饮饮停胸胁，治疗以扶正祛邪。西洋参、白术、黄芪益气健脾，当归、鸡血藤、女贞子滋阴养血，白术、茯苓健脾除湿，白花蛇舌草、半枝莲、丹参化瘀解毒。（《李寿山医案》）

3. 络气不和证

吴某，女，46 岁。2012 年 4 月 21 日初诊。

主诉：患者胸胁疼痛，胸闷不舒 1 个月。

病史：患者长期胸胁疼痛，胸闷不舒，呼吸时有不畅，迁延不愈，遇阴雨天更甚。

查体：舌质暗，苔薄，脉弦。

中医诊断：悬饮（络气不和证）。

西医诊断：心脏病。

治法：理气和络。

方药：香附旋覆花汤加减。

旋覆花 20g，苏子 20g，柴胡 20g，香附 15g，枳壳 15g，郁金 15g，当归 20g，赤芍 20g，川芎 15g，延胡索 20g，甘草 10g。10 剂，水煎服，日 1 剂。

【按】患者素体本虚，长期出现胸胁疼痛，胸闷不舒，呼吸不畅，诊断为悬饮络气不和证。治以理气和络。方中旋覆花、苏子降气化痰，柴胡、香附、枳壳疏肝理气解郁，郁金、当归、赤芍、川芎活血行血，延胡索活血止痛。

4. 阴虚内热证

史某，男，38 岁。2012 年 10 月 21 日初诊。

主诉：咳嗽、咳黏痰 3 年，近 1 周加重。

病史：患者幼时得过肺炎，3 年前无明显诱因出现咳嗽，咳痰。口干舌燥，午后发热，手足心热，时有盗汗，纳差，精神不振。

查体：舌红，苔黄而少津，脉弦细。

中医诊断：悬饮（阴虚内热证）。

西医诊断：支气管感染。

治法：滋阴清热。

方药：沙参麦冬汤合泻白散加减。

黄芩 15g，桑白皮 15g，地骨皮 12g，沙参 15g，麦冬 15g，冬瓜仁 30g，薏苡仁 30g，玄参 12g，浙贝母 12g，桔梗 12g，瓜蒌 20g，桃仁 20g，玉竹 20g，生甘草 12g。10 剂，水煎服，日 1 剂。

【按】本例为悬饮阴虚内热型，患者出现肺阴亏虚症状，并见热象。方用浙贝母、沙参、麦冬、玉竹滋补肺阴，桑白皮、地骨皮清泄肺热。标本兼治，取得良效。（《许建中医案》）

（三）溢饮

表寒里饮证

孙某，男，34 岁。2012 年 11 月 21 日初诊。

主诉：感冒后身体沉重疼痛，周身浮肿 1 周。

病史：患者因外出着凉后出现恶寒，身体沉重，疼痛，无汗，咳嗽咳白痰，时有胸闷，并出现周身浮肿。

查体：舌质淡，苔白，脉弦紧。

中医诊断：溢饮（表寒里饮证）。

西医诊断：特发性水肿。

治法：发表化饮。

方药：小青龙汤加减。

麻黄 10g，桂枝 10g，半夏 20g，干姜 20g，细辛 10g，五味子 15g，白芍 15g，炙甘草 10g。7 剂，水煎服，日 1 剂。

【按】患者由于外感风寒后出现身体沉重，恶寒无汗，咳嗽。诊断为溢饮表寒里饮证。方中麻黄、桂枝解表散寒；半夏、干姜、细辛温化寒饮；五味子温敛肺气；白芍、炙甘草甘缓和中，缓和麻黄、桂枝辛散之太过。

（四）支饮

1. 寒饮伏肺证

张某，女，42 岁。2012 年 10 月 8 日初诊。

主诉：喘憋反复发作 10 年，每因天气变化而发。

病史：患者 10 年前无明显诱因出现喘憋，近 1 个月来出现憋闷，张口抬肩，动则尤甚，咳痰稀白，不能平卧。

查体：舌淡红，苔薄白，脉滑。

中医诊断：支饮（寒饮伏肺证）。

西医诊断：慢性喘息性支气管炎。

治法：宣肺化饮。

方药：小青龙汤加减。

炙麻黄 10g，桂枝 10g，茯苓 20g，半夏 12g，五味子 10g，干姜 10g，陈皮 12g，黄芩 15g，黄连 10g，紫菀 15g，款冬花 15g，前胡 12g，浙贝母 10g，穿山甲 30g，地龙 20g，苏子 15g，炙甘草 10g。14 剂，水煎服，日 1 剂。

【按】患者素有停饮，复感风寒而诱发。外寒内饮，当解表散寒、温肺化饮兼清泄肺热，化痰平喘。以小青龙汤温肺化饮平喘，加紫菀、款冬花、前胡、浙贝母化痰止咳；穿山甲、地龙止痉平喘，少佐黄芩、黄连清热解毒。全方共奏温肺化痰平喘之效。(《许建中医案》)

2. 脾肾阳虚证

病案一　马某，男，61 岁。2012 年 11 月 2 日初诊。

主诉：咳嗽，气喘 20 年，加剧 1 周。

病史：患者于 20 年前就有咳喘、痰多，少气乏力。近期外出感冒后加剧，甚则夜间不能平卧，食少，痰多，腰酸痛，呼多吸少，动则加剧。

查体：舌淡，苔薄白，脉细滑。

中医诊断：支饮（脾肾阳虚证）。

西医诊断：慢性支气管炎。

治法：温脾补肾，以化水饮。

方药：无比山药丸加减。

菟丝子 12g，巴戟天 12g，五味子 9g，补骨脂 10g，山药 12g，莲子 10g，乌贼骨 20g，苦参 9g，麻黄根 6g，甘草 6g，鹿角霜 3g，肉桂 1.5g，木香 6g。5 剂，水煎服，日 1 剂。

【按】本例气喘患者由久病肺虚及脾肾阳虚，肾主封藏，统摄下焦气化，失于摄纳故见呼多吸少，动则尤甚。治以温肾健脾之剂。(《名老中医临证验案医话》)

病案二　张某，女，59 岁。2013 年 4 月 3 日初诊。

主诉：腹满，自闻水声辘辘 1 个月。

病史：患者自觉腹满，腹部如裹水。

查体：面黄消瘦，气短乏力，下肢水肿，食欲不佳，小便黄少。舌苔白腻，脉沉迟无力。

中医诊断：痰饮（脾阳虚弱证）。

西医诊断：慢性胃炎。

治法：健脾化湿，升阳益气。

方药：苓桂术甘汤合补中益气汤。

黄芪 15g，白术 15g，陈皮 10g，升麻 10g，柴胡 10g，党参 12g，炙甘草 6g，当归 10g，茯苓 60g，猪苓 6g，桂枝 12g，白茅根 250g。2 剂，水煎服。日 1 剂。

【按】病痰饮者，当以温药和之，故取苓桂术甘汤温阳，健脾利水；补中益气汤温中健脾，升举阳气；五苓散利气化水，温通膀胱；大剂量鲜白茅根利尿作用甚佳。配伍严谨，疗效满意。（《名老中医临证验案医话》）

三、临证备要

（1）扶正与祛邪相宜。痰饮为病，阴盛阳虚者，健脾温肾为正治之法，发汗、利水、攻逐，乃属治标权宜，待水饮渐去，仍当温补脾肾，扶正固本。若痰饮壅盛，其证属实，可相机采用攻下逐饮、理气分消等法，以祛其邪。因攻下伤正，因此在攻下之后又当扶脾益气以固其本。

（2）注意病证转化。痰饮的转归，主要表现为脾病及肺、脾病及肾、肺病及肾。若肾虚开阖不利，痰饮也可凌心、射肺、犯脾。另外，痰饮多为慢性病，病程日久，常有寒热虚实之间的相互转化，而且饮积可以生痰，痰瘀互结，证情更加缠绵，故应注意对本病的早期治疗。

（3）关于痰的形质。根据痰的形质不同，可分为有形之痰和无形之痰。本节痰饮属有形之痰的范围。无形之痰，亦由体内水液不归正化所致，并以无形的形式反映疾病过程中多种复杂症状、体征的内在本质。如痰滞在经所导致的或痒或麻或痛痹，痰浊上犯清窍所致头昏、眩晕、耳鸣、口眼歪斜，痰闭胸阳所致胸痹、胸痛等，均属无形之痰，古人所谓百病多有兼痰者、怪病多从痰治等，多指无形之痰。

第四节　消　　渴

一、概述

消渴是以多饮、多食、多尿、乏力、消瘦，或尿有甜味为主要临床表现的一种疾病。

【病因病机】

1. **病因**　禀赋不足；饮食失节；情志失调；劳欲过度。

2. **病机**　消渴的病机主要在于阴津亏损，燥热偏胜，而以阴虚为本，燥热为标。

【辨证论治】

1. 辨证要点 辨病位：消渴病的"三多"症状，往往同时存在，但根据其程度的轻重不同，而有上、中、下三消之分，及肺燥、胃热、肾虚之别。辨标本：辨本病与并发症。

2. 治疗原则 本病的基本病机是阴虚为本，燥热为标，故清热润燥、养阴生津为本病的治疗大法。

3. 证治分类

（1）上消

肺热津伤证

治法：清热润肺，生津止渴。

方药：消渴方加减。

（2）中消

①胃热炽盛证

治法：清胃泻火，养阴增液。

方药：玉女煎加减。

②气阴亏虚证

治法：益气健脾，生津止渴。

方药：七味白术散加减。

（3）下消

①肾阴亏虚证

治法：滋阴固肾。

方药：六味地黄丸加减。

②阴阳两虚证

治法：滋阴温阳，补肾固涩。

方药：金匮肾气丸加减。

二、临床病案举隅

（一）上消

肺热津伤证

黄某，男，32岁。2012年3月22日。

主诉：患者口渴多饮口舌干燥1个月。

病史：患者口渴多饮，口舌干燥，尿频量多，常烦热多汗。

查体：舌边红，苔薄黄，脉洪数。

中医诊断：消渴（肺热津伤证）。

西医诊断：糖尿病。

治法：清热润肺，生津止渴。

方药：消渴方加减。

天花粉 20g，葛根 10g，麦冬 20g，生地黄 20g，黄连 15g，黄芩 10g，知母 15g，人参 20g，黄芪 20g，茯苓 20g，甘草 10g。14 剂，水煎服，日 1 剂。

【按】患者出现口渴多饮，口舌干燥，尿频而多汗。诊断为消渴肺热津伤证。治疗以清热润肺，生津止渴。方中天花粉、葛根、麦冬、生地黄生津清热；黄连、黄芩、知母清热降火；人参、黄芪、茯苓补脾益气；甘草补中而调和诸药。方中加入补脾之药，意在培土生金。

（二）中消

1. 胃热炽盛证

张某，男，47 岁。2012 年 9 月 10 日初诊。

主诉：糖尿病 1 年，症状加重 2 个月。

病史：烦渴多饮，易饥多尿，身体消瘦，周身乏力，大便干燥。

查体：面色无华，形体较瘦，舌红绛，苔少而黄，脉数有力。

中医诊断：消渴（胃热炽盛证）。

西医诊断：糖尿病。

治法：清胃泻火，养阴增液。

方药：自拟方。

槐花 40g，黄连 10g，天花粉 20g，葛根 15g，胡黄连 20g，苦参 20g，黄柏 15g，知母 25g，白术 25g，山药 20g，甘草 15g。6 剂，水煎服，日 1 剂。

【按】本患者呈现一派肺胃热盛之征象。方中首选味苦性寒清热凉血的槐花，意在出奇制胜，辅以胡黄连、苦参以助清热之力；清肺胃积热，生津润燥的天花粉与止烦渴、散肺胃郁火的葛根同用，兼顾清热及养阴之功效；知母辛苦寒凉，下润肾燥而滋阴，上清肺金而泻火；黄柏苦寒，既可除肠胃中结热，又可泻肾燥而滋阴；甘草为使，调和诸药。（《李玉奇医案》）

2. 气阴亏虚证

张某，男，55 岁。2012 年 7 月 29 日初诊。

主诉：血糖升高 14 年，饮食减少，精神不振。

病史：患者近年来腰膝酸软，疲乏无力，小便不畅，腹胀，大便干。

查体：舌淡红，苔白而干，脉弱。

中医诊断：消渴（气阴亏虚证）。

西医诊断：糖尿病。

治法：益气补肾，化瘀排浊。

方药：自拟方。

生黄芪 30g，升麻 10g，葛根 10g，柴胡 10g，枳壳 10g，枳实 10g，赤芍 30g，白芍 30g，川牛膝 30g，瓜蒌皮 15g，玄明粉 10g，厚朴 10g，酒大黄 10g（后下），枸杞子 15g，玄参 10g，牛蒡子 15g。14 剂，水煎服，日 1 剂。

【按】本例患者消渴气阴亏虚。治以益气补肾，化瘀排浊。方中生黄芪、升麻、葛根益气生津，柴胡、赤芍、白芍、枳壳、枳实行气活血，川牛膝、枸杞子调补肝肾，瓜蒌皮、玄明粉、玄参、厚朴、酒大黄导滞通便。（《吕仁和医案》）

（三）下消

1. 肾阴亏虚证

孙某，男，62 岁。2012 年 8 月 22 日初诊。

主诉：多饮、多尿 12 年，乏力腰酸，浮肿反复发作 3 年。

病史：12 年前诊为 2 型糖尿病。3 年前无明显诱因出现乏力、腰酸、浮肿。

查体：舌质淡红，苔白，脉沉细。

中医诊断：消渴（肾阴亏虚证）。

西医诊断：糖尿病肾病。

治法：滋阴固肾。

方药：六味地黄丸加减。

熟地黄 25g，山萸肉 20g，山药 25g，茯苓 20g，牡丹皮 15g，泽泻 20g，黄芪 50g，太子参 30g，车前子 30g，牛膝 20g，坤草 30g，丹参 20g，水蛭 10g，茅根 30g，桃仁 15g，赤芍 15g，川芎 20g。10 剂，水煎服，日 1 剂。

【按】糖尿病肾病以脾肾两虚多见，肾衰虚衰多见，常兼夹湿浊。本病例糖尿病肾病见大量蛋白尿，肾功能下降，属于糖尿病肾病期，以乏力、腰酸为主，兼见水湿、血瘀。治以六味地黄丸补肾滋阴。（《张琪医案》）

2. 阴阳两虚证

病案一　徐某，男，42 岁。2012 年 11 月 2 日初诊。

主诉：多饮、多尿、乏力 3 年。

病史：口渴喜热饮，小便清长，腰酸乏力，四肢欠温。

查体：舌淡，苔白而干，脉沉细无力。

中医诊断：消渴（阴阳两虚证）。

西医诊断：糖尿病。

治法：滋阴温阳，补肾固涩。

方药：金匮肾气丸加减。

生黄芪 20g，炮附子 5g，肉桂 10g，炒熟地黄 20g，山萸肉 20g，茯苓 15g，牡丹皮 15g，知母 15g，山药 15g，五味子 10g，枸杞子 30g。14 剂，水煎服，日 1 剂。

【按】肾阴阳亏虚不能蒸精化液致消渴。方中炮附子、肉桂、山萸肉、山药等温补肾阳化气生津，方证对应，故获显效。(《任继学医案》)

病案二　王某，男，40 岁。2013 年 4 月 3 日初诊。

主诉：口干，口渴，喜饮，尿频 7 个月。

病史：患者 7 个月来出现口干，口渴，喜饮，尿频，日数十次。

查体：目赤，心烦，手足心发热，舌苔薄白而干，脉沉细而弱。

中医诊断：消渴（阴阳两虚）。

西医诊断：糖尿病。

治法：滋肾壮阳，阴阳并补。

方药：金匮肾气丸加减。

熟地黄 24g，山药 12g，山萸肉 12g，茯苓 9g，泽泻 9g，牡丹皮 9g，肉桂 9g，附子 12g，党参 15g，陈皮 9g，栀子 9g，甘草 6g。7 剂，水煎服，日 1 剂。

【按】此消渴，病程久，肾阴亏虚日久，阴损及阳，阴阳俱虚，影响三焦气化，膀胱失守。故本案选肉桂、附子温肾中之阳，党参、甘草补脾肺之气，陈皮理气和中，栀子苦寒清三焦之邪火。以杜耗阴之患。阴阳并补，脾肾之气恢复，气化得行，阴津得以运布，则膀胱失守矣。(《名老中医临证验案医话》)

三、临证备要

（1）"三多"和消瘦的程度，是判断消渴病情轻重的重要标志。并发症是影响病情、损伤患者劳动力和危及患者生命的重要因素，故应十分注意及早防治各种并发症。

（2）不同患者"三多"症状的显著程度有较大的个体差别，临证当注意细心分析辨别。

（3）控制饮食，对于本病的治疗有极为重要的意义。少数患者经过严格而合理的饮食控制，即能收到良好的效果。中医药在改善症状、防止并发症等方面均有较好的疗效。

（4）现代研究认为瘀血是贯穿糖尿病发病始终的重要病机，因此，可以在原有消渴病机"阴虚为本，燥热为标"的基础上，补充"瘀血为患"。血管损害是糖尿病多种并发症的病理基础，如糖尿病眼底病变、糖尿病脑血管病变、糖尿病心血管病变、糖尿病肾病等，其中医病机以血脉涩滞、瘀血痹阻为核心，活血化瘀是防治糖尿病并发症的关键。对于消渴病的多种并发症，可以辨证施治为主，适当配伍活血化瘀药物或方剂，以期提高疗效。

第五节　内伤发热

一、概述

内伤发热是指以内伤为病因，脏腑功能失调，气、血、阴、阳失衡为基本病机，以发热为主要临床表现的病证。

【病因病机】

1. **病因**　久病体虚；饮食劳倦；情志失调；外伤出血。

2. **病机**　大体可归纳为虚、实两类。

【辨证论治】

1. **辨证要点**　辨证候虚实；辨病情轻重。

2. **治疗原则**　属实者，治宜解郁、活血、除湿为主，适当配伍清热。属虚者，则应益气、养血、滋阴、温阳，除阴虚发热可适当配伍清退虚热的药物外，其余均应以补为主。

3. **证治分类**

（1）阴虚发热证

治法：滋阴清热。

方药：清骨散加减。

（2）血虚发热证

治法：益气养血。

方药：归脾汤加减。

（3）气虚发热证

治法：益气健脾，甘温除热。

方药：补中益气汤加减。

（4）阳虚发热证

治法：温补阳气，引火归原。

方药：金匮肾气丸加减。

（5）气郁发热证

治法：疏肝理气，解郁泄热。

方药：丹栀逍遥散加减。

（6）痰湿郁热证

治法：燥湿化痰，清热和中。

方药：黄连温胆汤合中和汤加减。

（7）血瘀发热证

治法：活血化瘀。

方药：血府逐瘀汤加减。

二、临床病案举隅

（一）阴虚发热证

王某，女，23岁。2012年9月16日初诊。

主诉：经常性出现低热，乏力2年。

病史：自述2年前经常出现低热，乏力，自服消炎药症状无明显好转。面部潮红，午后明显，伴乏力，大便秘。

查体：形体偏瘦，面色少华，舌淡绛，苔白，脉沉弦。

中医诊断：内伤发热（阴虚发热证）。

西医诊断：脾大。

治法：滋阴清热。

方药：清骨散加减。

当归20g，鳖甲20g，桃仁15g，胡黄连10g，青蒿20g，槐花10g，知母20g，地骨皮15g，茯苓20g，沉香10g，甘草15g，银柴胡25g，乌梅5g。6剂，水煎服，日1剂。

【按】患者反复低热已2年余，每入夜时分热势明显，伴乏力。本例患者为热入血室，邪伏阴分而不出，每至阴阳交替之时邪正相争出现发热症状。此证以自觉发热为主，且热势不高。方中鳖甲、青蒿一出一入，清热透络，独具引邪外出之功；银柴胡、胡黄连、地骨皮养阴清热，善治骨蒸；槐花、知母清热凉血，配以乌梅酸甘敛阴；茯苓、甘草健脾益气；桃仁、当归活血和血，化瘀散结。全方以清热凉血为法，意在养阴透热。（《李玉奇医案》）

（二）血虚发热证

病案一　王某，女，65岁。2012年8月12日初诊。

主诉：发热40日。

病史：患者素体虚弱，因发热40日就诊，体温不降，时而微恶寒，头眩心悸，四肢无力，口干不欲饮。

查体：面色无华；舌淡白，脉沉细无力。

中医诊断：内伤发热（血虚发热证）。

西医诊断：发热。

治法：益气养血。

方药：自拟方。

当归 15g，黄芪 50g，柴胡 15g，白薇 15g，炙甘草 15g。3 剂，水煎服，日 1 剂。

复诊：服药后，症状好转，原方加黄芩 15g，人参 10g。4 剂，水煎服，日 1 剂。

【按】此案为血虚发热，时而恶风寒，有血虚外感之后，余邪未尽，邪伏少阳之象，故方中以当归养血；重用黄芪为君以补气生血。邪伏少阳，故加入柴胡透表而泄热；白薇清实热，虚热。血实则身凉，血虚则发热。（《段富津医案》）

病案二　徐某，女，38 岁。2013 年 9 月 23 日初诊。

主诉：持续发热 8 年余。

病史：患者 8 年前无明显诱因出现自觉潮热烦闷，怀孕后症状加重，严重时心中懊恼，坐立不安，甚至彻夜难眠，每晚必须饮大量凉开水，并常以湿毛巾放置心窝处，现仍五心烦热，夜晚尤甚，急躁易怒，善太息，失眠多梦，头晕心慌。

查体：身倦乏力，精神萎靡不振，面色不华，二便正常，体温不高，舌质红，苔薄黄，脉沉细涩。

中医诊断：内伤发热（瘀血发热证）。

西医诊断：自主神经功能紊乱。

治法：活血化瘀。

方药：血府逐瘀汤。

当归 15g，赤芍 10g，川芎 15g，生地黄 30g，红花 15g，桔梗 15g，柴胡 10g，枳实 15g，川牛膝 20g，牡丹皮 25g，丹参 30g，土鳖虫 10g，大黄 6g，黄连 10g，黄芪 30g，甘草 3g。7 剂，水煎服，日 1 剂。

【按】五心烦热，夜间尤甚，类似阴虚征象，前医以滋阴清热、疏肝解郁、镇静安神等法，均未见效，见患者面颊部隐有点状色素斑，下眼睑颜色微暗，此病经久不愈，应为瘀血内着，血行不畅。故用活血化瘀之法，疗效显著。（《名老中医临证验案医话》）

（三）气虚发热证

马某，女，28 岁。2012 年 8 月 1 日初诊。

主诉：患者周身疲倦乏力，并伴随低热半年。

病史：患者学习艰苦，半年自觉周身疲倦乏力，精神不支，活动后加重，并出现低热。食少纳呆，气短乏力，面色无华。

查体：舌淡白，苔薄白，脉细弱。

中医诊断：内伤发热（气虚发热证）。

西医诊断：发热。

治法：益气健脾，甘温除热。

方药：补中益气汤加减。

黄芪 30g，人参 10g，白术 10g，当归 10g，陈皮 10g，升麻 15g，柴胡 15g，银柴胡 15g，仙鹤草 15g，甘草 10g。10 剂，水煎服，日 1 剂。

【按】方中重用黄芪，味甘、微温，入脾、肺经，补中益气，升阳固表，配伍人参、炙甘草、白术补气健脾；血为气之母，气虚日久，营血亏虚，故用当归养血和营；陈皮理气和胃，使诸药补而不滞；并用少量升麻、柴胡升阳举陷；银柴胡清虚热；仙鹤草补虚；炙甘草调和诸药。

（四）阳虚发热证

杨某，男，17 岁。2012 年 8 月 1 日初诊。

主诉：反复发热 9 个月，身体羸弱，不能起床。

病史：入院后诊为急性血吸虫病，患者极度贫血，面色苍白，少气懒言，不思饮食，大便溏泄，尿频而短，午后潮热，盗汗。

查体：舌淡白，脉浮弦而数。

中医诊断：内伤发热（阳虚发热证）。

西医诊断：急性吸血虫病。

治法：温补阳气，引火归原。

方药：金匮肾气丸合附子理中丸加减。

附子 15g，肉桂 3g，党参 15g，干姜 10g，炒白术 10g，炙甘草 8g，淫羊藿 10g，巴戟天 10g。20 剂，水煎服，日 1 剂。

【按】患者阳虚而热，大便溏泄，腹满时痛，为脾肾阳虚，火不生土之候，非温补脾肾不能奏效。故用金匮肾气丸合附子理中汤加减取得很好的效果。（《杨志一医案集》）

（五）气郁发热证

主某，女，40 岁。2012 年 4 月 12 日初诊。

主诉：感冒 1 个月余，低热不退。

病史：感冒后 1 个月余，低热不退，头胀，肩酸痛，胸廓痞闷，口淡乏味，纳呆，体质素弱，情志不畅，大便不实。

查体：舌淡，苔薄白，脉弦细。

中医诊断：内伤发热（气郁发热证）。

西医诊断：感冒。

治法：疏肝理气，解郁泄热。

方药：自拟方。

柴胡 9g，党参 9g，龙眼肉 9g，白芷 1g，白蒺藜 4.5g，半夏 4.5g，茯苓 9g，合欢皮 18g，川贝母 9g，磁石 18g（先煎），芡实 9g，莲子肉 9g，炒青蒿 12g，荷叶 9g。7 剂，水煎服，日 1 剂。

【按】患者曾服西药无明显好转，中医辨证为气血两虚之体，阳虚更甚，木郁不达，故有上述之候。（《邹云翔医案》）

（六）痰湿郁热证

陈某，男，36 岁。2012 年 7 月 25 日初诊。

主诉：发热 2 个月。

病史：2 个月前外出遇雨，遍体淋湿，回家后恶寒头痛。2 日后，发热，周身沉重，头晕，食欲不思，便溏溲赤。

查体：舌胖质淡，苔厚腻，脉濡滑。

中医诊断：内伤发热（痰湿郁热证）。

西医诊断：感冒。

治法：燥湿化痰，清热和中。

方药：三仁汤加减。

杏仁 6g，白蔻仁 3g，薏苡仁 9g，滑石 9g，通草 6g，竹叶 6g，连翘 9g，桔梗 5g，厚朴 3g，甘草 3g。15 剂，水煎服，日 1 剂。

【按】本案属湿热内蕴，湿热之邪，侵入人体，因脾生湿化热，滞而难除，久而低热不止，遍身沉重酸困，湿邪中阻，影响脾胃运化功能，则见食欲不振，恶心，小便短赤。治疗使湿热分离，然后分而治之，通阳利小便，使湿从下夺，湿去而热孤，微汗以散之，低热自除。初以"三仁汤"治之。经治疗诸症尽除。（《王国三医案》）

（七）血瘀发热证

徐某，女，76 岁。2012 年 12 月 10 日初诊。

主诉：后背热 1 年余。

病史：后背热，午后尤甚。

查体：舌略暗，中心少苔，脉弦。

中医诊断：内伤发热（血瘀发热证）。

西医诊断：发热。

治法：活血化瘀。

方药：血府逐瘀汤加减。

生地黄 25g，桃仁 15g，红花 15g，赤芍 15g，丹参 25g，桔梗 15g，牡丹皮 20g，川芎 15g，枳壳 15g，川牛膝 15g，当归 15g，甘草 15g，郁金 15g。4 剂，水煎服，日 1 剂。

二诊：服药后，症状减轻，时而心悸，四肢乏力。上方加沙参 20g，地骨皮 15g，去川芎。3 剂，水煎服，日 1 剂。

【按】瘀血发热之证，临床上以老年人多见，究其原因，年老体弱，血液流行不畅，瘀血而致发热。见于后背，处方以血府逐瘀汤为主以行气活血化瘀，柴胡入肝胆经，此病在背，故不用；加丹参、郁金凉血活血，并能养血清心；加牡丹皮清热凉血，活血散瘀，此药既能清虚热，又可清实热。后期应增益气血收功。（《段富津医案》）

三、临证备要

（1）中医对内伤发热有一套颇具特色的理论认识及治疗方法，且对多数患者具有较好的疗效。因内伤发热主要由于气、血、痰湿的郁滞壅遏，或气、血、阴、阳的亏损失调所导致，故在发热的同时，分别伴有气滞、血瘀、湿郁或气虚、血虚、阴虚、阳虚的症状，这是掌握内伤发热辨证及治疗的关键。

（2）《医学心悟·火字解》将外邪引起的发热称为"贼火"，由久病伤正、情志不舒、饮食失调、劳倦过度等引起的内伤发热称为"子火"。这对于掌握外感发热与内伤发热在性质及治法上的根本区别甚有裨益。内伤发热以属虚者为多，除气郁化火及痰湿蕴热者可配合清热除湿外，一般均应针对病情补益气血阴阳，以促进脏腑功能及阴阳平衡的恢复，切不可一见发热，便用发散解表及苦寒泻火之剂，以致耗气伤阴或伤败脾胃。

（3）甘温除热法源于《内经》，创于东垣，为中医治疗气虚发热的有效方法。西医所称的功能性发热多见于女性，体质偏弱，常兼有多汗、怕冷、心悸、失眠等气血不足的症状。中医理论认为气血相关，阴阳互根，血虚者多兼气虚，阳虚为气虚之极，阳虚者必见气虚。故对于相当部分的功能性发热在甘温除热法的基础上，针对病情加减化裁，常能收到较好的效果。

第六节　汗　证

一、概述

自汗、盗汗是指由于阴阳失调，腠理不固，而致汗液外泄失常的病证。其中，不因外界环境因素的影响，白昼时时汗出，动辄益甚者，称为自汗；寐中汗出，醒来自止者，称为盗汗，亦称为寝汗。

【病因病机】

1. **病因**　病后体虚；情志不调；嗜食辛辣。

2. **病机**　肺气不足或营卫不和；阴虚火旺或邪热郁蒸。

【辨证论治】

1. **辨证要点**　应着重辨明阴阳虚实。

2. **治疗原则**　虚证当根据证候的不同而治以益气、养阴、补血、调和营卫；实证当清肝泄热，化湿和营；虚实夹杂者，则根据虚实的主次而适当兼顾。

3. **证治分类**

（1）肺卫不固证

治法：益气固表。

方药：桂枝加黄芪汤或玉屏风散加减。

（2）心血不足证

治法：养血补心。

方药：归脾汤加减。

（3）阴虚火旺证

治法：滋阴降火。

方药：当归六黄汤加减。

（4）邪热郁蒸证

治法：清肝泄热，化湿和营。

方药：龙胆泻肝汤加减。

二、临床病案举隅

（一）肺卫不固证

病案一　胡某，男，37岁。2012年3月7日初诊。

主诉：自汗出 1 个月余。

病史：患者身体较虚弱，易感冒。近期出汗严重，自觉乏力疲惫，活动后加重。

查体：体型瘦弱；舌淡白，苔薄白，脉弱。

中医诊断：自汗（肺卫不固证）。

西医诊断：自主神经功能紊乱。

治法：益气固表。

方药：桂枝加黄芪汤或玉屏风散加减。

黄芪 30g，白术 15g，党参 15g，防风 10g，麻黄根 15g，大枣 5 枚，桂枝 10g，白芍 15g，炙甘草 6g。10 剂，水煎服，日 1 剂。

【按】患者素体虚弱，频频出汗，动则尤甚，伴乏力、气短诊为自汗。治疗应以补肺固表为主，首选玉屏风散。补肺固卫首选黄芪，加麻黄根标本同治。汗止后还应以补脾肺为主，加强自身免疫力，还应适量锻炼。

病案二　李某，女，60 岁。

主诉：汗出 7 年，近日加重。

病史：患者汗出 7 年，渐重，漏汗，动即发，乏力，易感冒。

查体：舌绛苔白，脉细数。

中医诊断：自汗（肺卫不固证）。

西医诊断：自主神经功能紊乱。

治法：补气调营卫，收敛固涩。

方药：牡蛎合桂枝汤。

浮小麦 100g，生牡蛎 100g，黄芪 100g，桂枝 5g，生白芍 10g，知母 20g，竹叶 10g，甘草 10g，稻根 30g。7 剂，水煎服，日 1 剂。

【按】本证是表虚不固，然久汗必使津气更伤，风邪亦使寒加重，方以牡蛎合桂枝汤。（《带教医案实录》）

（二）心血不足证

李某，男，23 岁。2012 年 3 月 6 日初诊。

主诉：自汗 1 年余，近 1 周加重。

病史：患者自汗，尤其在精神紧张的时候汗出不止，伴有头眩心悸，夜寐不安，食少纳呆。

查体：面色无华，皮肤潮湿，舌质淡，脉细弱。

中医诊断：自汗（心血不足证）。

西医诊断：自主神经功能紊乱。

治法：养血补心。

方药：归脾汤加减。

黄芪 30g，党参 15g，白术 20g，当归 20g，川芎 10g，酸枣仁 20g，五味子 15g，浮小麦 15g，陈皮 15g。10 剂，水煎服，日 1 剂。

【按】方中黄芪甘温益气、补脾升阳，党参甘平补中益气，陈皮理气健脾，白术健脾燥湿，实腠理，与参、芪共用大补脾胃之气，振奋生化之源；当归、川芎补血养心行滞，与君药同用双补气血，气旺血生，心脾两健；酸枣仁甘酸，既能养肝血、益心阴、宁心神，又可收敛止汗，五味子酸温，与芪、术同用益气固表止汗，浮小麦益气止汗。

（三）阴虚火旺证

屠某，女，48 岁。2012 年 11 月 28 日初诊。

主诉：多汗 1 年，易感冒。

病史：白天、夜里均出汗，表现为烘然汗出，活动后出汗甚多，易感冒，入睡困难，胃脘不适，恶心，后背疼痛。

查体：舌淡红，苔微黄，脉细。

中医诊断：自汗（阴虚火旺证）。

西医诊断：更年期综合征。

治法：滋阴降火。

方药：当归六黄汤加减。

生地黄 15g，百合 15g，麦冬 12g，天冬 12g，知母 12g，黄柏 10g，生黄芪 15g，白术 12g，当归 12g，白芍 12g，炒酸枣仁 30g，仙鹤草 30g，桑叶 12g，生龙骨 30g，生牡蛎 30g，炙甘草 10g。10 剂，水煎服，日 1 剂。

【按】患者阴精亏损，阴血不足，虚热内生，虚热蒸腾，迫使津液外泄，而烘然汗出，汗出又耗气伤阴，汗出过多，阳气亦随之外泄；阳气不足，卫表不固，容易感冒，动甚加剧出汗。方中生地黄、百合、天冬、麦冬、白芍滋养五脏之阴以清虚热；黄芪、白术益气健脾，固表止汗；当归补血养血；黄柏、知母坚肾阴，清虚热；炒酸枣仁养心血，安心神；生龙骨、牡蛎潜阳镇静，收敛止汗；仙鹤草补虚敛汗；桑叶清虚热止汗，炙甘草调和诸药。（《卢化平医案》）

（四）邪热郁蒸证

高某，男，37 岁。2012 年 1 月 2 日初诊。

主诉：盗汗反复发作 1 年余，近 2 日复发。

病史：盗汗，近 2 日出汗后冷，疲乏，口干口黏不苦，纳可，牙龈痛，胸闷，身酸重，阴囊潮湿，二便平。

查体：舌体淡，舌苔白略厚，脉细缓。

中医诊断：盗汗（邪热郁蒸证）。

西医诊断：自主神经功能紊乱。

治法：清肝泄热，化湿和营。

方药：自拟方。

黄芩 10g，薄荷 6g，连翘 10g，射干 6g，藿香 10g，滑石 15g（包煎），茵陈 10g，防风 10g，黄芪 10g，贝母 10g，石菖蒲 6g，刺蒺藜 10g，白蔻仁 6g。7 剂，水煎服，日 1 剂。

【按】本案患者湿热内蕴，熏蒸于外而致盗汗。汗出过多为营卫不和；其次，湿热熏蒸亦可致盗汗，临床上屡见不鲜。用芳香化浊、宣畅三焦之义，不敛汗而汗出自止。（《陈瑞春医案》）

三、临证备要

（1）明辨伴随症状，整体调治。汗证多与心悸、失眠、眩晕、耳鸣等病证同时并见，也是虚劳、痨瘵、失血、妇人产后血虚等病证中的一个常见症状。中医对其有比较系统、完整的认识，若辨证用药恰当，一般均有良好的疗效。

（2）辨别气虚、阴虚、血瘀，重视活血化瘀。一般情况下，自汗多属气虚，盗汗多属阴虚，但也有阳虚盗汗，阴虚自汗，因而必须四诊合参，才能辨证准确。临证还可见瘀血引起自汗、盗汗者，如《医林改错·血府逐瘀汤所治之症目》说："竟有用补气、固表、滋阴、降火，服之不效，而反加重者，不知血瘀亦令人自汗、盗汗，用血府逐瘀汤。"故活血化瘀法在汗证的治疗中渐受重视。

第七节　肥　　胖

一、概述

肥胖是由于多种原因导致体内膏脂堆积过多，体重异常增加，并伴有头晕乏力、神疲懒言、少动气短等症状的一类病证。

【病因病机】

1. **病因**　年老体弱；饮食不节；缺乏运动；先天禀赋。

2. **病机**　病机总属阳气虚衰、痰湿偏盛。脾气虚弱则运化转输无力，水谷精微失于输布，化为膏脂和水湿，留滞体内而致肥胖；肾阳虚衰，则血液鼓动无力，水液失于蒸腾气化，致血行迟缓，水湿内停，而成肥胖。

【辨证论治】

1. 辨证要点 辨标本虚实；辨明脏腑病位。

2. 治疗原则 针对肥胖本虚标实的特点，治疗当以补虚泻实为原则。补虚常用健脾益气；脾病及肾，应结合益气补肾。

3. 证治分类

（1）胃热火郁证

治法：清胃泻火，佐以消导。

方药：白虎汤合小承气汤加减。

（2）痰湿内盛证

治法：燥湿化痰，理气消痞。

方药：导痰汤合四苓散加减。

（3）气郁血瘀证

治法：理气解郁，活血化瘀。

方药：血府逐瘀汤加减。

（4）脾虚不运证

治法：健脾益气，渗利水湿。

方药：参苓白术散合防己黄芪汤加减。

（5）脾肾阳虚证

治法：温补脾肾，利水化饮。

方药：真武汤合苓桂术甘汤加减。

二、临床病案举隅

（一）胃热火郁证

王某，男，45 岁。2012 年 8 月 26 日初诊。

主诉：肥胖多食，容易饥饿，大便干结 1 个月。

病史：身体肥胖，大便干结，口渴欲饮，小便色黄。

查体：舌质红，舌苔黄腻，脉弦滑。

中医诊断：肥胖（胃热火郁证）。

西医诊断：肥胖。

治法：清胃泻火，佐以消导。

方药：自拟方。

大黄 10g，法半夏 10g，黄连 6g，瓜蒌仁 12g，枳实 8g，丹参 15g，赤芍 15g，

茯苓 10g，厚朴 8g，杏仁 10g，陈皮 8g。10 剂，水煎服，日 1 剂。

【按】腑气不通，胃热火郁，浊气不运，气机阻滞，故引起肥胖，素体阳盛，或过食肥甘厚味，饮酒过多，导致湿热蕴结，肠道不通，大便难排。方中用大黄排出热毒，半夏燥湿化痰，黄连苦寒清热，加用枳实、厚朴行气。丹参、赤芍活血；痞满燥实者，合承气汤。(《李培生医案》)

(二) 痰湿内盛证

王某，男，47 岁。2012 年 2 月 7 日初诊。

主诉：自觉肢体困倦，身体沉重，不愿活动 2 年。

病史：患者肥胖多年，近期自觉身体困倦，身体沉重，神疲乏力，大便不畅。

查体：舌淡白胖，苔白厚，脉滑。

中医诊断：肥胖 (痰湿内盛证)。

西医诊断：肥胖。

治法：燥湿化痰，理气消痞。

方药：自拟方。

苍术 10g，白术 10g，厚朴 9g，藿香 10g，佩兰 10g，木香 6g，砂仁 6g，姜半夏 10g，瓜蒌仁 3g，白茯苓 15g。14 剂，水煎服，日 2 剂。

【按】本案肥胖痰湿内盛，湿性黏腻，往往胶着难解，凝聚于体内。方用苍术、厚朴、藿香、佩兰、半夏以化湿；木香、砂仁、茯苓以健脾，且又具化湿之功；另用瓜蒌仁、玄参润肠通便。(《蒋文照医案》)

(三) 气郁血瘀证

黄某，男，47 岁。2012 年 12 月 28 日初诊。

主诉：胸闷胁满，肥胖懒动 5 年，加重 2 个月。

病史：5 年前出现肥胖，胁痛，生气时加重，腹胀，纳少。

查体：舌暗红，苔薄白，脉弦细。

中医诊断：肥胖 (气郁血瘀证)。

西医诊断：肥胖。

治法：理气解郁，活血化瘀。

方药：自拟方。

黄芪 30g，丹参 40g，砂仁 10g，茵陈 15g，苦参 10g，当归 10g，三棱 10g，郁金 10g，白芍 30g，石斛 15g，牡丹皮 12g，延胡索 15g，乌药 6g，木香 6g，佛手 12g，沙参 15g。7 剂，水煎服，日 1 剂。

【按】本案治疗重用丹参、黄芪，活血益气化瘀为主；木香、佛手理气；乌药暖肾理气；当归、白芍养血柔肝；延胡索、郁金行气活血；石斛、沙参益气养阴；砂仁芳香化湿健脾。全方共奏疏肝理气、活血化瘀之效。（《姚希贤医案》）

（四）脾虚不运证

马某，男，28 岁。2012 年 2 月 17 日初诊。

主诉：患者先天肥胖，伴下肢浮肿，全身皮肤黧黑 3 年。

病史：自 3 岁开始肥胖，成年后依然肥胖。平素不喜欢运动，双下肢皮肤逐渐变黑粗糙，逐渐加重。

查体：口唇色暗黑，舌体胖微，舌质有紫气，舌下络脉紫粗长，舌苔白腻滑，脉象濡细。

中医诊断：肥胖（脾虚不运证）。

西医诊断：内分泌紊乱。

治法：健脾益气，渗利水湿。

方药：参苓白术散加减。

党参 15g，生白术 30g，茯苓 20g，黄芪 30g，丹参 20g，冬葵子 15g，浙贝母 20g，生山楂 15g，荷叶 15g，海藻 15g，莪术 15g，泽泻 15g。30 剂，水煎服，代茶饮。

【按】本案例先天禀赋不足，年幼体胖，根为阳气虚弱，脏腑功能失调，致运化疏泄乏力，气机郁滞，升降失司，血行不畅日久形成肥胖。方以党参、生白术、茯苓、黄芪健脾益气为要，配伍生山楂、莪术、泽泻、丹参、冬葵子、浙贝母，以利湿、化痰、祛瘀，标本兼治，渐取良效。（《李寿山医案》）

（五）脾肾阳虚证

张某，男，29 岁。2012 年 7 月 25 日初诊。

主诉：自觉怕冷，乏力，大便稀 2 年，加重 1 个月。

病史：患者肥胖多年，进食则腹痛，四肢不温，容易疲乏，大便不成形多年。

查体：舌体淡白，苔白，脉沉细。

中医诊断：肥胖（脾肾阳虚证）。

西医诊断：肥胖。

治法：温补脾肾，利水化饮。

方药：参苓白术散加减。

党参 30g，白术 15g，茯苓 20g，炙甘草 6g，山药 30g，白扁豆 20g，砂仁 6g，

五味子 10g，补骨脂 15g，淫羊藿 20g，大枣 20g，芡实 25g。20 剂，水煎服，日 1 剂。

【按】本例肥胖，泄泻日久，脾肾阳虚，脉沉缓弱，尺部尤弱，与症相符。方中用白术、茯苓健脾除湿；山药、补骨脂补肾助阳。全方注重脾胃的调理，共奏温补脾肾、健脾化湿之功。(《李培生医案》)

三、临证备要

（1）病至后期可见阴虚阳亢。肥胖属于痰湿、气郁、血瘀者，常可化热，进而伤阴。胃腑郁热证也常伤阴。因此，病至后期可出现阴虚阳亢证，表现为体胖，情绪急躁，心烦易怒，食欲旺盛，头晕胸闷，大便干结，舌质红，苔少，脉弦细，可用平肝潜阳之法，治以镇肝息风汤。

（2）病症结合有助于提高疗效。研究表明，具有减肥作用的中药有何首乌、荷叶、茶叶、菟丝子、枸杞子、玉竹、地黄、山楂、莱菔子、栀子、防己、泽泻、赤小豆、薏苡仁、猪苓、茯苓、柴胡、菊花、茵陈、大黄、芦荟、女贞子、旱莲草、苍术、夏枯草、三棱、丹参、魔芋、决明子、番泻叶、冬瓜皮、车前子、芒硝、麻仁、昆布、海藻等，临证时在辨证论治的基础上，可酌情选用。

（3）终身坚持非药物治疗。科学的生活方式是治疗肥胖的根本，必须持之以恒，严格控制饮食，坚持天天运动。运动只有在配合饮食控制的条件下才能取得良好效果，必须同步进行。

第八节　虚　　劳

一、概述

虚劳又称虚损，是以脏腑亏损，气血阴阳虚衰，久虚不复成劳为主要病机，以五脏虚证为主要临床表现的多种慢性虚弱证候的总称。

【病因病机】

1. 病因　禀赋薄弱，素质不强；烦劳过度，损伤五脏；饮食不节，损伤脾胃；大病久病，失于调理；误治失治，损耗精气。

2. 病机　虚劳虽有因虚致病，因病成劳，或因病致虚，久虚不复成劳的不同，而其病理性质主要为气、血、阴、阳的亏虚，病损主要在五脏。

【辨证论治】

1. 辨证要点 辨别五脏气血阴阳亏虚；辨有无兼夹病证。

2. 治疗原则 对于虚劳的治疗，根据"虚则补之""损者益之"的理论，当以补益为基本原则。在进行补益的时候，一是必须根据病理属性的不同，分别采取益气、养血、滋阴、温阳的治疗方药；二是要密切结合五脏病位的不同而选方用药，以加强治疗的针对性。

3. 证治分类

（1）气虚

①肺气虚证

治法：补益肺气。

方药：补肺汤加减。

②心气虚证

治法：益气养心。

方药：七福饮加减。

③脾气虚证

治法：健脾益气。

方药：加味四君子汤加减。

④肾气虚证

治法：益气补肾。

方药：大补元煎加减。

（2）血虚

①心血虚证

治法：养血宁心。

方药：养心汤加减。

②肝血虚证

治法：补血养肝。

方药：四物汤加减。

（3）阴虚

①肺阴虚证

治法：养阴润肺。

方药：沙参麦冬汤加减。

②心阴虚证

治法：滋阴养心。

方药：天王补心丹加减。

③脾胃阴虚证

治法：养阴和胃。

方药：益胃汤加减。

④肝阴虚证

治法：滋养肝阴。

方药：补肝汤加减。

⑤肾阴虚证

治法：滋补肾阴。

方药：左归丸加减。

（4）阳虚

①心阳虚证

治法：益气温阳。

方药：保元汤加减。

②脾阳虚证

治法：温中健脾。

方药：附子理中汤加减。

③肾阳虚证

治法：温补肾阳。

方药：右归丸加减。

二、临床病案举隅

（一）气虚

1. 肺气虚证

汪某，男，70 岁。2013 年 2 月 24 日初诊。

主诉：形体消瘦，精神不振 10 余年。

病史：20 年前因肺结核先后行左上肺切除术和左下肺切除术。10 年前又患脓胸。

查体：食欲不佳，精神不振，痰多，痰黏，面色无华，舌淡，苔白厚腻，脉细弦。

中医诊断：虚劳（肺气虚证）。

西医诊断：肺结核术后。

治法：补益肺气。

方药：芪芍六君子汤加减。

生黄芪 10g，白芍 6g，陈皮 6g，法半夏 6g，茯苓 10g，炙甘草 5g，党参 10g，白术 6g，炒鸡内金 15g，炒麦芽 10g。7 剂，水煎服，日 1 剂。

【按】本案患者年老体弱，疾病缠身，治疗过程多以芪芍六君为法，是补而不腻、补而不偏之策。若过温补或滋补，则反而"虚不受补"，徒伤脾胃。方中茯苓、白术、党参、陈皮、半夏、鸡内金行气健脾除湿；黄芪补虚益气。全方不失调和益气、护表固卫之法。

2. 心气虚证

刘某，男，89 岁。2012 年 7 月 3 日初诊。

主诉：乏力倦怠 1 个月，近 1 周加重。

病史：该患者于 1 个月前因"慢性心功能不全急性加重，右下肺炎"入院治疗。自觉乏力倦怠，汗出气短，痰多黄黏，食少纳呆，双下肢轻度水肿，大便干结。

查体：该患者体型肥胖，面目虚浮，语声低微，下肢水肿，舌红，苔剥光，脉沉无力。

中医诊断：虚劳（心气虚证）。

西医诊断：心衰兼肺部感染。

治法：益气养心。

方药：自拟方。

黄芪 30g，人参 10g，麦冬 15g，猪苓 20g，冬葵子 15g，泽泻 15g，瓜蒌 30g，生地黄 15g，熟地黄 15g，大黄炭 10g，沙参 15g，石韦 30g，茯苓 30g，山萸肉 10g，炒薏苡仁 15g，枸杞子 10g。7 剂，水煎服，日 1 剂。

【按】患者年近九旬，大病之后，正气虚极，元气大伤。以独参汤、增液汤、当归补血汤、地黄汤、五苓散作为基础方灵活加减，施以大补元气、养阴生津之法。终使患者元气复得、阴液得生。说明对于病后康复的治疗，中医中药有优势。扶助正气，祛除余邪；提高机体免疫力，改善脏腑功能，从而使机体尽快摆脱疾病影响，恢复正常状态，是中医独到之处。（《李寿山医案》）

3. 脾气虚证

王某，女，61 岁。2012 年 1 月 10 日初诊。

主诉：全身乏力，纳呆，困倦 1 个月。

病史：头晕乏力，步态不稳，易摔倒，小便昼少夜频，排便不爽。

查体：舌淡红，苔薄白，脉沉细。

中医诊断：虚劳（脾气虚证）。

西医诊断：脑供血不足。

　　　　　肾功能不全。

治法：健脾益气。

方药：自拟方。

黄芪 20g，当归 10g，丹参 20g，炒远志 10g。桑寄生 20g，山萸肉 10g，益智仁 15g，山药 10g，菟丝子 15g，党参 20g，白术 15g，枸杞子 10g。7 剂，水煎服，日 1 剂。

【按】此患者年老体弱，长期慢性疾病，脾肾之气皆不足，水不归正，可有口舌干燥；肾司二便，见大小便异常；舌淡，脉沉细皆虚弱之象。故以补气、益肾、填精之法治疗。全方共成益气固气。气血虚甚者，加黄芪、白术、当归；气滞血瘀者，加郁金、川芎、赤芍、枳壳；肾虚尿频者，加益智仁、菟丝子、山药；失眠者，加夜交藤、酸枣仁、茯神；水肿者，加茯苓皮、猪苓、冬瓜子。（《李辅仁医案》）

4. 肾气虚证

徐某，男，45 岁。2012 年 12 月 10 日初诊。

主诉：消瘦，乏力，便稀半年，加重 2 周。

病史：该患者 1 年前饮食不当腹泻。近半年出现消瘦、乏力，近 2 周明显加重。食欲明显下降，经常便稀，恶食油腻，畏寒腹冷，腰酸，下肢浮肿，时有腹痛。

查体：面色白而虚浮，形体消瘦，舌淡胖有齿痕，脉细无力。

中医诊断：虚劳（肾气虚证）。

西医诊断：营养不良（低蛋白浮肿）兼肠炎。

治法：益气补肾。

方药：四逆汤合吴茱萸汤加减。

附子 10g，干姜 15g，人参 15g，吴茱萸 5g，肉桂 10g，菟丝子 15g，巴戟天 15g，淫羊藿 15g，甘草 10g。14 剂，水煎服，日 1 剂。

【按】患者饮食所伤，脾虚日久累及肾。脾阳不足则食少，便稀，时有腹痛。肾阳不足则腰酸，胃寒，面色苍白而浮肿，下肢浮肿，舌淡胖有齿痕，脉细无力。方中附子、干姜、肉桂、菟丝子、巴戟天、淫羊藿共奏补肾之力。加人参大补元气。

（二）血虚

1. 心血虚证

吴某，女，50 岁。2012 年 9 月 5 日初诊。

主诉：心悸乏力 1 年，近 1 个月加重。

病史：1 年前因阵发性意识障碍体检为腔隙性脑梗死。经治疗后缓解，伴随疲倦乏力，上楼或活动后加重，睡眠差。

查体：精神不振，面色萎黄无华，眼睑口唇色淡，四肢皮肤等无紫癜，舌淡红，苔薄白，脉细弱。

中医诊断：虚劳（心血虚证）。

西医诊断：原发性血小板减少症。

治法：养血宁心。

方药：养心汤加减。

北黄芪40g，炒白术15g，党参30g，炙远志6g，木香10g，炙甘草5g，酸枣仁25g，当归15g，龙眼肉15g，丹参30g，茯苓20g，合欢皮30g，川芎15g，夜交藤50g。6剂，水煎服，日1剂。

嘱注意休息，饮食调养，勿食鱼虾。

【按】本案患者血小板减少症治疗效果十分显著。患者初诊心累心悸，疲倦乏力，活动后更甚，睡眠差均为心血亏虚，故用养心汤养血益气，补益心脾。因患者睡眠较差，故加入合欢皮、夜交藤以促酸枣仁养心益血安神之功，加丹参化瘀以促进气血流通。由于患者没有紫癜，故没有加入活血止血药。当然，为了使疗效稳定，需告诫休息，防止疲劳和禁食鱼腥厚味之品。（《郭子光医案》）

2. 肝血虚证

吴某，男，42岁。2012年5月16日初诊。

主诉：乏力，消瘦，纳差1年余。近1个月加重。

病史：既往身体健康，近1年来因工作繁忙，自觉乏力，消瘦，食欲不振，体检发现脾大，淋巴瘤。

查体：舌质淡，苔薄白，舌下络脉紫细，脉沉细。

中医诊断：虚劳（肝血虚证）。

西医诊断：淋巴瘤。

治法：补血养肝。

方药：自拟方。

黄芪50g，当归10g，炮穿山甲7.5g，鸡血藤30g，女贞子15g，白术15g，半枝莲30g，天冬15g，白花蛇舌草20g。14剂，水煎服，日1剂。

【按】本案为肝血亏虚，毒邪内侵，久致伤气耗阴，脏腑失养。经放化疗后，气血更加耗伤，当以益气养血、化瘀解毒为治法。其方组成有四物汤、黄芪汤、四君子汤，佐以半枝莲、白花蛇舌草等解毒之品，使正气渐复，扶正祛邪，邪去正安，正复则邪除。（《李寿山医案》）

（三）阴虚

1. 肺阴虚证

司某，女，30 岁。2012 年 3 月 10 日初诊。

主诉：患慢性咳嗽近 2 年，每因气候变化，操劳过度而发病，近 1 周加重。

病史：近年来常有咳嗽，咳痰费力，口干欲饮，纳差，大便不成形。

查体：舌红质暗，苔薄黄腻，脉小滑。

中医诊断：虚劳（肺阴虚证）。

西医诊断：肺部感染。

治法：养阴润肺。

方药：沙参麦冬汤合清金化痰汤加减。

南沙参 12g，北沙参 12g，大麦冬 10g，太子参 10g，川百合 15g，羊乳 15g，知母 10g，炒黄芩 10g，鱼腥草 20g，荞麦根 25g，法半夏 10g，炙桑白皮 12g，桔梗 5g，射干 10g，海蛤粉 10g（包），陈皮 6g。14 剂，水煎服，日 1 剂。

【按】感冒后咳嗽反复发作，久咳肺虚，气阴耗伤，肺失宣降，故咳嗽反复难愈。方用沙参麦冬汤加太子参、百合滋养肺之阴；清金化痰汤化痰；加荞麦根、海蛤粉、鱼腥草、半夏助清热化痰之力。服药 14 剂后症状明显缓解。治疗过程标本兼治。(《周仲瑛医案》)

2. 心阴虚证

杨某，女，72 岁。2012 年 8 月 31 日初诊。

主诉：反复心悸两年，近 2 个月加重。

病史：2 年前无明显诱因出现心悸，每日发作 10 余次，伴手足心热，怕冷，易疲劳。多梦，大便干。

查体：口唇暗，舌红，苔黄腻，脉细。

中医诊断：虚劳（心阴虚证）。

西医诊断：心律失常。

治法：滋阴养心。

方药：自拟方。

玄参 20g，丹参 15g，苦参 12g，延胡索 12g，黄芩 12g，黄连 10g，北沙参 12g，党参 15g，麦冬 10g，五味子 10g，淫羊藿 15g。6 剂，水煎服，日 2 次。

嘱：调畅情志，休息规律。

【按】本案为频发室性早搏，属气阴不足、阴虚内热之虚劳。方以天王补心丹合生脉散加减，益气养阴、清热安神标本兼治。本例治疗突出了从虚劳论治的临证思想，即治疗虚劳之心阴亏虚以益气养阴之法入手，终获佳效。(《陈可翼

医案》）

3. 脾胃阴虚证

王某，男，46 岁。2012 年 12 月 10 日初诊。

主诉：饮食减少，口干唇燥半年，加重 2 周。

病史：患者有 2 年胃病史，平素不思饮食，口干不欲饮，似饥不欲食，胃中灼热不舒，胃中灼痛，常见于空腹时，大便干结。

查体：舌质红暗，无苔津少，脉沉细小数。

中医诊断：虚劳（脾胃虚证）。

西医诊断：萎缩性胃炎。

治法：养阴和胃。

方药：益胃汤加减。

沙参 30g，麦冬 15g，石斛 20g，乌梅 7.5g，白芍 15g，生麦芽 30g，山药 20g，甘草 6g，丁香 2g。20 剂，水煎服，日 1 剂。

复诊：药后灼痛已去，灼热嘈杂大见好转，有食欲，口干可以少饮，有时胃部隐痛，但仍觉消化不良，舌质红润，舌下络脉浅淡而红，舌苔略有白薄，脉弦滑。此乃由于养阴过多，影响消化。

太子参 15g，玉竹 15g，沙参 15g，麦冬 10g，山药 15g，佛手 10g，鸡内金 15g，炒白芍 10g，甘草 6g，黄连 3g。20 剂，水煎服，日 1 剂。

【按】胃中灼痛，舌红似绛，少津无苔，空腹明显，脉沉细无力，显示系胃阴亏虚之证，治以养阴益胃之品减量，增加益气消导之品。为减轻滋阴腻中，方中配以丁香，醒脾开胃；小量黄连，佛手以开脾除胀。二诊由于养阴益胃已取效，显得中气不足，故配以太子参、玉竹以气阴双补。（《李寿山医案》）

4. 肝阴虚证

陈某，女，51 岁。2012 年 4 月 1 日初诊。

主诉：头痛眩晕，耳鸣，易疲倦近 3 年，加重 1 个月。

病史：患者患乙型肝炎 16 年，近 3 年来疲倦，纳少，睡眠欠安，偶有耳鸣，视物不清，急躁易怒。

查体：大便偏干，舌红，苔白腻，脉弦细。

中医诊断：虚劳（肝阴虚证）。

西医诊断：慢性病毒性乙型肝炎。

治法：滋养肝阴。

方药：补肝汤加减。

鳖甲 10g，青皮 6g，丹参 10g，生地黄 10g，当归 10g，郁金 10g，白芍 15g，枳壳 5g，茯苓 10g，沙参 15g，甘草 2g。10 剂，水煎服，日 2 剂。

西洋参粉 1g，三七粉 2g，冲服。

【按】患者发病多年，久病多瘀。防止肝炎后期肝纤维化、肝硬化发展，一方面用补肝汤滋养肝阴，一方面使用青皮、鳖甲助行气散结，结合西洋参、三七、赤芍、丹参活血补气，对气虚痰凝血瘀起到补气活血之功，此乃"寓防于治"。(《康良石医案》)

5. 肾阴虚证

范某，男，57 岁。2012 年 9 月 8 日初诊。

主诉：指间关节疼痛、腰酸 2 年，近 1 个月加重，伴有低热 3 个月。

病史：该患者两年前无明显诱因出现指间关节疼痛，活动无明显障碍，时有耳鸣，口干。

查体：面色淡白，口唇、眼睑苍白，舌淡红，苔白，脉濡软。

中医诊断：虚劳（肾阴虚证）。

西医诊断：急性髓细胞白血病。

治法：滋补肾阴。

方药：左归丸加减。

熟地黄 15g，菟丝子 10g，山药 10g，枸杞子 12g，牛膝 10g，生地黄 25g，玄参 30g，麦冬 10g，地骨皮 15g，青蒿 15g，银柴胡 12g。14 剂，水煎服，日 1 剂。

【按】本案属肾阴虚，有内热之虚劳。患者素体阴虚，加之低热 3 个月，阴液已伤，肝肾阴虚，水不制火。虚热内扰，故治以清解透热之地骨皮、银柴胡、青蒿；滋阴清热之生地黄、玄参、麦冬等。又久病入血，故合赤芍血分之药。全方配伍，重在清虚热益阴而除骨蒸，配滋阴是为清源而设，以使源流两清，标本兼治。(《焦树德医案》)

(四) 阳虚

1. 心阳虚证

鲁某，女，52 岁。2012 年 11 月 13 日初诊。

主诉：全血下降 20 余年，心悸，自汗，乏力近 1 周加重。

病史：全血下降 20 余年，每因疲乏明显时，指标下降。近 1 周自觉乏力，心悸，牙龈出血，咽部不适。

查体：舌质淡，边有齿痕，苔薄白，脉沉弱。

中医诊断：虚劳（心阳虚证）。

西医诊断：再生障碍性贫血。

治法：益气温阳。

方药：归脾汤加减。

黄芪 40g，党参 30g，白术 20g，茯苓 30g，木香 10g，炙甘草 10g，肉桂 10g，当归 15g，远志 15g，酸枣仁 20g，龙眼肉 15g，生地黄 18g，车前子 10g，怀牛膝 15g。10 剂，水煎服，日 1 剂。

【按】贫血为临床妇女常见的疾病，该患者伴随心阳虚。西医体检全血指标皆低，往往为精血亏虚证，通常是血虚的深层发展。本案病程长久，故治疗以益气温阳、补益心脾为主，使气血速生。（《郭子光医案》）

2. 脾阳虚证

王某，女，61 岁。2012 年 1 月 10 日初诊。

主诉：全身乏力，纳呆，嗜睡 1 个月。

病史：1 个月前无明显诱因自觉全身困倦乏力，不思饮食，口淡无味，大便干结，小便少，嗜睡。

查体：舌淡，苔白，脉沉弱。

中医诊断：虚劳（脾阳虚证）。

西医诊断：消化功能低下。

治法：温中健脾。

方药：附子理中丸合补中益气汤加减。

黄芪 30g，陈皮 10g，升麻 6g，甘草 6g，当归 10g，柴胡 6g，鸡血藤 30g，白术 12g，山药 10g，焦三仙各 15g，白芍 12g，五味子 10g，灵芝 12g，制首乌 15g，丹参 15g。7 剂，水煎服，日 1 剂。

复诊：服药后，食欲稍增，纳食有味，全身乏力缓解。睡觉差，大、小便正常。上方加党参 10g，桑寄生 15g。10 剂，水煎服，日 1 剂。

【按】患者年过六旬，饮食劳倦，损伤脾胃，脾胃为营卫气血生化之源，脾胃气虚，受纳与运化不及，故纳呆，不思饮食，口淡；脾胃虚弱，筋脉失养，而见全身乏困无力，嗜睡。舌淡，脉沉弱均为气血不足之象。故本案病位在脾胃，病性属虚寒。运用附子理中丸合补中益气汤加减，达到健脾和胃，补益气血之效。（《张学文医案》）

3. 肾阳虚证

病案一　徐某，女，25 岁。2012 年 2 月 15 日初诊。

主诉：畏寒，气短乏力，浮肿 2 年，加重半个月。

病史：畏寒，乏力，浮肿时轻时重已 2 年，近期面部及双下肢浮肿，四肢不温，怕冷，脱发严重，腰背酸痛，纳差，消瘦，月经延后，色淡红，量少。

查体：舌质淡白，苔淡白，舌下络脉色紫暗，脉沉细。

中医诊断：虚劳（肾阳虚证）。

西医诊断：原发性甲状腺功能减退。

治法：温补肾阳。

方药：右归丸加减。

巴戟天 25g，肉桂 10g，当归 15g，白术 15g，茯苓 25g，冬葵子 30g，莪术 15g，党参 15g，淫羊藿 15g，黄芪 30g，坤草 20g，三棱 10g。14 剂，水煎服，日 1 剂。

复诊：浮肿消退，四肢转温，怕冷减轻，体力增强。元气亏虚之象仍在。

人参 15g，党参 15g，太子参 15g，柴胡 10g，升麻 15g，桂枝 10g，麦冬 15g，五味子 6g，玉竹 20g，黄芪 30g，甘草 6g。20 剂，水煎服，日 1 剂。

【按】本案属"虚劳"证，究其病理变化可分为两阶段：第一阶段以脾肾阳虚，痰湿内阻为主；第二阶段以元气亏虚为突出表现。由此可见，同一疾病的不同阶段，应采用不同治法，才取得显效。(《李寿山医案》)

病案二　赵某，女，37 岁。1968 年 3 月 29 日初诊。

主诉：头晕乏力，全身水肿数年。

病史：患者于 1968 年 3 月 29 日产第四胎时，因大出血而致昏厥。当时不省人事，即送医院，经输血抢救，神志转清，自觉头晕头痛，伴见寒战不能食，无乳汁，住院月余出院，后逐渐发现毛发脱落，食减，呕吐，全身水肿。

查体：舌质淡胖，苔薄白，脉沉细无力，血压 70/40mmHg。

中医诊断：虚劳（肾阳虚证）。

西医诊断：席汉综合征。

治法：温补肾阳。

方药：右归丸加减。

熟地黄 15g，桑寄生 30g，覆盆子 13g，菟丝子 30g，企边桂 3g，枸杞子 15g，鹿角胶 13g，山药 15g，巴戟天 13g，陈皮 9g，甘草 10g。7 剂，水煎服，日 1 剂。

【按】此病临床较为少见，多为产时大出血，阴血骤伤气随液脱，而致气血双亏，迁延日久，而见阴阳俱虚，且以阳虚为主。故治以温肾助阳，填补精血，方以右归丸加减。其中熟地黄、枸杞子、桑寄生、覆盆子、鹿角胶补益精血；巴戟天、企边桂、菟丝子温补肾阳，而不用大辛大热附子，以免辛燥再耗精血；山药、陈皮、甘草助脾运，且制补药之腻弊。诸药合用既补先天，又助后天，故获良效。(《名老中医临证验案医话》)

三、临证备要

（1）注意结合相关检查。虚劳是气血津液病证甚至是整个中医内科病证中涉及脏腑及表现证候最多的一种病证，也涉及西医的多种疾病。由于病种的不同，其病情演变、治疗效果、发展预后等有较大的区别，有必要结合临床实际情况，进行相关的检查，以便全面地掌握病情，加强治疗的针对性，提高疗效。

（2）对虚劳的辨证，应以气血阴阳为纲，五脏虚候为目，提纲挈领，但由于气血同源，阴阳互根，五脏相关，在病理情况下，往往互相影响，由一脏而累及他脏，如气阴耗伤，肺肾气虚，心脾两虚，肝肾阴虚，脾肾阳虚，心肾阳虚，阴阳两虚等，使证候趋于复杂，临证必须有机联系，方能灵活应用。

（3）补血需兼补气。补血养血是治疗血虚的法则，但由于血为气之母，故血虚均会伴有不同程度的气虚症状，所以血虚不宜单用补血药，应适当配伍补气药，以达到益气生血的目的，当归补血汤即是益气生血的应用范例。正如李东垣说：“血不自生，须得生阳气之药，血自旺矣。”黄芪、人参、党参、白术等药为常选用的益气（进而生血）之药。

（4）在补阴补阳时注意阴阳互根。阴虚应补阴，阳虚应补阳，此为治疗常法，但需注意“阴阳互根”的问题。正如《景岳全书·新方八略》说：“善补阳者，必于阴中求阳，则阳得阴助而生化无穷；善补阴者，必于阳中求阴，则阴得阳升而泉源不竭。”张景岳所制滋肾阴的左归丸及温肾阳的右归丸正体现了这一治疗原则。两方的大部分组成药物相同，均有补阳的菟丝子和鹿角胶，即是取其“阴中求阳”和“阳中求阴”之意。当然，左归丸中更有龟甲胶滋阴，而右归丸中则有桂、附温阳。

（5）充分重视食补。虚劳的病程一般较长，日常调理对促进虚劳的好转乃至痊愈具有十分重要的意义。其中，应高度重视发挥饮食的补益作用，进食富有营养而易于消化的食物，以保证气血的化生。阳虚患者忌食寒凉，宜温补类食物；阴虚患者忌食燥热，宜清淡滋润类食物。

第九节　癌　病

一、概述

癌病是多种恶性肿瘤的总称，以脏腑组织发生异常增生为其基本特征。临床以肿块逐渐增大、表面高低不平、质地坚硬，时有疼痛、发热、常伴乏力、纳差、消瘦并进行性加重为主要症状。

【病因病机】癌病是发生于五脏六腑、四肢百骸的一类恶性疾病。多由于正气内虚，感受邪毒，情志抑郁，饮食损伤，宿有旧疾等因素，使脏腑功能失调，气血津液运行失常，产生气滞、血瘀、痰凝、湿浊、热毒等病理变化，蕴结于脏腑组织，相互搏结，日久渐积而成。

1. **病因** 体质内虚；六淫邪毒；情志内伤；饮食失调；宿有旧疾。

2. **病机** 在正虚的基础上，气郁、血瘀、痰结、湿聚、热毒等多种病理产物相互纠结，导致机体阴阳失调，脏腑、经络、气血功能障碍，日久引起病理产物聚结而发生质变，形成有形之肿块。

【辨证论治】

1. **辨证要点** 辨脏腑病位；辨病邪的性质；辨标本虚实；辨病程的阶段。

2. **治疗原则** 本病的基本治疗原则是扶正祛邪，攻补兼施。

3. **证治分类**

（1）气郁痰瘀证

治法：行气解郁，化瘀祛痰。

方药：越鞠丸合化积丸加减。

（2）毒热壅盛证

治法：清热解毒，抗癌散结。

方药：犀角地黄汤合犀黄丸加减。

（3）湿热郁毒证

治法：清热利湿，泻火解毒。

方药：龙胆泻肝汤合五味消毒饮加减。

（4）瘀毒内阻证

治法：活血化瘀，理气散结。

方药：血府逐瘀汤或膈下逐瘀汤加减。

（5）阴伤气耗证

治法：益气养阴，扶正抗癌。

方药：生脉地黄汤。

（6）气血双亏证

治法：益气养血，扶正抗癌。

方药：十全大补汤加减。

二、临床病案举隅

（一）气郁痰瘀证

左某，女，81岁。2014年4月12日初诊。

主诉：咳嗽间作30年，近期吞咽困难3个月。

病史：慢性支气管炎30年，常咳嗽，咳痰，1个月前复发，3个月前出现脘痞不适，吞咽困难，仅能进半流饮食。

查体：胃镜检查食管下段贲门腺癌，无脘痛，口干欲饮水，大便日行 1~2 次，舌红，苔薄黄而燥，脉细弦。

中医诊断：噎膈（气郁痰阻证）。

西医诊断：食管下端贲门癌。

治法：肃肺化痰，行瘀和胃。

方药：沙参麦冬汤。

沙参 10g，麦冬 15g，黄芩 6g，杏仁 10g，木蝴蝶 5g，绿萼梅 10g，鸡内金 10g，薏苡仁 30g，莪术 10g，川贝母 3g，麦芽 30g，仙鹤草 15g。7 剂，水煎服，日 1 剂。

【按】本案为食管癌，中医诊断为噎膈。方用黄芩、贝母、薏苡仁清肺化痰，杏仁宣肺止咳，沙参、麦冬养阴生津，木蝴蝶理气和胃，莪术活血化瘀。药证相合，胃胀、吞咽不畅明显减轻，患者年岁已高，需要注意养阴生津。（《徐景藩医案》）

（二）毒热壅盛证

马某，男，46 岁。2013 年 4 月 23 日初诊。

主诉：肝癌术后肝区疼痛半年。

病史：患者肝癌术后，介入治疗，目前肝区疼痛，腰酸痛，食纳、二便可。

查体：舌质暗红偏紫，苔薄黄腻，脉细滑。

中医诊断：胁痛（毒热壅盛证）。

西医诊断：肝癌术后。

治法：清化湿热，益气养阴。

方药：自拟方。

炙鳖甲 12g（先煎），党参 10g，太子参 12g，生黄芪 15g，天冬 10g，仙鹤草 15g，枸杞子 10g，灵芝 5g，焦白术 10g，炙女贞子 10g，墨旱莲 10g，川续断 15g，土鳖虫 5g，失笑散 10g，莪术 10g，八月札 12g，山慈菇 15g，制南星 10g，茵陈 15g，鸡骨草 20g，田基黄 15g，夏枯草 10g，白花蛇舌草 20g，半枝莲 20g，炙鸡内金 10g，生薏苡仁 20g。7 剂，水煎服，日 1 剂。

【按】本案辨证属于肝脾两伤，气阴交亏，湿热瘀毒互结。治宜健脾养肝，清化湿热瘀毒。因邪实正虚，邪毒盘踞，正气受损，故用复法大方，既清化湿热瘀毒，以攻伐邪气；又扶正补虚，以匡扶正气。此案采用复法大方多环节增效，故使病情得到稳定控制。（《周仲瑛医案》）

（三）湿热郁毒证

吕某，女，63 岁。2013 年 7 月 23 日初诊。

主诉：黄疸 3 个月，伴发热 1 个月，加重 2 日来就诊。

病史：患者因小便色黄、皮肤黄染前来就诊，被诊断为肝内囊管癌，曾行 3 次经皮经肝胆管引流术，术后黄疸减轻，不久后又腹胀、黄疸、发热加重。

查体：形体消瘦，巩膜黄染，腹胀，食欲差，肋痛明显，小便黄，舌红苔黄，脉弦细。

中医诊断：黄疸（湿热瘀毒证）。

西医诊断：胆管癌。

治法：清热利湿退黄。

方药：茵陈蒿汤加减。

茵陈 30g，大黄 3g，栀子 10g，白术 10g，茯苓 10g，车前子 15g，柴胡 10g，郁金 15g，土茯苓 15g，鸡内金 20g，炒麦芽 20g，乌梅 3g。7 剂，水煎服，日 1 剂。

【按】茵陈蒿汤具有清热利湿退黄作用。方中茵陈、栀子、大黄清热退黄，白术、鸡内金、炒麦芽健脾和胃，柴胡疏肝健脾，郁金解郁清心、利胆除烦，土茯苓可以抗肿瘤，乌梅酸涩止痛，茯苓、车前子淡渗利湿。诸药配伍，共奏清热利湿、止痛之功。（《张代钊医案》）

（四）瘀毒内阻证

熊某，男，68 岁。2013 年 5 月 7 日初诊。

主诉：胸痛 1 个月。

病史：患者半年前诊断为结肠癌，术后化疗后无不适，1 个月前突然出现胸痛，胸痛牵引背部，有气促压迫感，胃脘不适，纳差，口稍苦。

查体：胸 CT 检查发现右肺有肿块，舌暗红，苔白厚腻，脉细滑。

中医诊断：胸痛（瘀毒内阻证）。

西医诊断：直肠癌术后胸转移。

治法：化痰活血，解毒散结。

方药：自拟方。

贝母 10g，薏苡仁 15g，法半夏 10g，瓜蒌 10g，山楂 10g，山慈菇 10g，蚤休 15g，猫爪草 30g，生牡蛎 30g，丹参 15g，郁金 10g，太子参 30g。7 剂，水煎服，日 1 剂。

【按】本案为结肠癌术后转移，邪实正不虚者仍可直接攻邪，本例用化痰活血，解毒散结为主。癌毒邪气虽以痰、瘀、毒等结聚为病，临床辨证仍当根据症状、体征辨其虚实多少。无论虚实均可酌情使用"调理脏气""和胃消食"之法。（《刘祖贻医案精华》）

（五）阴伤气耗证

黄某，女，74 岁。2013 年 5 月 23 日初诊。

主诉：饮食吞咽不利 2 年，进行性加重。

病史：2 年前无明显诱因出现吞咽梗阻，进食固体食物明显，胸膈痞闷，恶心，欲呕，呕吐痰涎，口干。

查体：CT 示食管中部占位性病变。胃镜示食管癌。病理检查示中分化腺状细胞癌。舌暗红，苔薄黄，脉细滑。

中医诊断：噎膈（阴伤气耗证）。

西医诊断：食管癌。

治法：和胃降气，化痰祛瘀。

方药：旋覆代赭汤合左金丸加减。

旋覆花 5g，代赭石 25g，法半夏 10g，黄连 3g，吴茱萸 3g，肿节风 20g，桃仁 10g，失笑散 10g，沙参 20g，麦冬 10g，太子参 10g，丹参 15g，丁香 5g，刺猬皮 15g，瓦楞子 20g，蜈蚣 3 条，威灵仙 15g，白花蛇舌草 20g，石见穿 20g，红豆杉 15g。14 剂，水煎服，日 1 剂。

【按】噎膈一证，为胃与食管的病变，属于本虚标实之证。病标有气郁、痰阻、血瘀等方面，三者每多兼杂互见，有时难以截然分开。病本有津亏、血耗、阴损及阳等阶段。治疗以开郁理气、化痰祛瘀、滋阴润燥为基本原则。（《周仲瑛医案》）

（六）气血双亏证

张某，男，40 岁。2013 年 3 月 10 日初诊。

主诉：直肠癌术后 1 个月。

病史：患者 1 个月前行直肠癌手术，化疗后出现腹泻，遂来中医就诊。

查体：短气懒言，恶心纳差，大便次数多，舌红苔薄白，脉细缓。

中医诊断：泄泻（气血两虚证）。

西医诊断：直肠癌术后。

治法：益气养血，健脾和胃。

方药：四君子汤合四物汤加减。

党参 9g，茯苓 9g，白术 9g，炙甘草 6g，当归 9g，熟地黄 9g，白芍 9g，肉桂 3g，陈皮 9g，木香 3g，大枣 4 个，黄芪 15g，枸杞子 10g，麦冬 10g，焦神曲 6g。14 剂，水煎服，日 1 剂。

【按】患者直肠癌术后，气血亏虚，方用滋补汤治之，气血双补，脾胃同治。方中四君子汤合生黄芪健脾益气；四物汤合枸杞子、大枣补血，以陈皮、木香、焦曲行气消食和胃，因此可见患者服药后泄止。(《王国三医案》)

三、临证备要

（1）癌病治疗中的攻补关系。本病患者就诊时多属中晚期，本虚标实突出，患者局部有有形之包块，治疗时多用活血化瘀、化痰散结、理气行气之法；另外，多有脏腑阴阳气血之不足，故补益气血阴阳，扶正以祛邪，也实属必要。临证可根据病情采用先攻后补，或先补后攻，或攻补兼施等方法。同时，应把顾护胃气的指导思想贯穿于治疗的始终，以期调理脾胃，滋养气血生化之源，扶助正气。

（2）配合西医治疗。癌病患者早中期手术切除、放射治疗、化学药物治疗对消除癌肿病灶具有积极意义，中医药配合手术、化疗、放疗治疗癌病，有提高疗效或减毒增效的作用。癌病患者手术后，常出现一些全身症状，如发热、盗汗或自汗、纳差、神疲乏力等，中药可补气生血，使免疫功能尽快恢复，同时又有直接的抗癌作用，因此，加用中药可使机体较快恢复，预防和控制由于手术所致的癌细胞增殖。常以健脾益气、滋阴养血为治法，代表方如参苓白术散、八珍汤、十全大补汤、六味地黄丸等。癌病放、化疗的患者，常出现消化障碍、骨髓抑制、机体衰弱及炎症反应等毒副反应，中医辨证分型以阴虚毒热、气血损伤、脾胃虚弱、肝肾亏虚等为常见，常用治法为清热解毒、生津润燥、补益气血、健脾和胃、滋补肝肾，代表方如黄连解毒汤、沙参麦冬汤、圣愈汤、香砂六君子汤、左归丸、右归丸等。

（3）抗癌中药的应用。经过现代药理及临床研究筛选出的一些具有抗肿瘤作用的中药，可以在辨证论治的基础上配伍使用，以期提高疗效。如一些中晚期癌病患者，常伴有局部肿块灼热疼痛、发热或五心烦热、口渴尿赤、便秘或便溏泄泻、舌苔黄腻等热性证候，可选用清热解毒药物，如白花蛇舌草、半边莲、半枝莲、藤梨根、龙葵、蚤休、蒲公英、野菊花、苦参、青黛等。临床观察表明，癌病患者普遍存在瘀血见证，如肿块经久不消，局部疼痛，痛有定数，日轻夜重，唇舌青紫，肌肤甲错，脉细涩等，可选用活血化瘀药物，如莪术、三棱、丹参、桃仁、鬼箭羽、大黄、紫草、延胡索、郁金等。有痰湿凝聚征象者，可选用化痰散结类的瓜蒌、贝母、胆南星、半夏、杏仁、百部、马兜铃、海蛤壳、牡蛎、海藻等，以及利水渗湿类的猪苓、泽泻、防己、土茯苓、瞿麦、芫荽、萆薢等。由于癌病形成缓慢，毒邪深居，非攻不可，临床常用性峻力猛的有毒之品，尤其是虫类攻毒药，如蟾衣、蜈蚣、蜂房、全蝎、土鳖虫、蛴螬、守宫、斑蝥、水蛭等，可依据中医理论，结合患者病情、体质因素、掌握好攻毒的剂量和使用时间，辨证选用，合理配伍与炮制，以更好地发挥抗癌作用。

（4）癌病与中医相关病证的联系。癌病与西医恶性肿瘤类似，如食管癌或贲门癌以吞咽食物哽噎不顺，饮食难下，或纳而复出为主要表现者，可参照噎膈辨证治疗；肝癌、胃癌、胰腺癌以腹内结块日趋肿大，固定不移，或痛或胀为主症者，可参考积聚辨证治疗。

第七章　肢体经络病证

第一节　痹　　证

一、概述

痹证是因感受风寒湿热之邪，闭阻经络，气血运行不畅，引起以肢体关节疼痛、肿胀、酸楚、麻木、重着以及活动不利为主要症状的病证。

【病因病机】痹证的发生，与体质因素、气候条件、生活环境等均有密切关系。正虚卫外不固是痹证发生的内在基础，感受外邪是痹证发生的外在条件。风寒湿热之邪，乘虚袭入人体，引起气血运行不畅，经络阻滞，或痰浊血瘀，阻于经络，深入关节筋骨，甚则影响脏腑。

1. **病因**　外因：风寒湿邪；风湿热邪。内因：劳逸不当；体质亏虚。

2. **病机**　风、寒、湿、热、痰、瘀等邪气滞留肢体筋脉、关节、肌肉，经络闭阻，不通则痛，是痹证的基本病机。

【辨证论治】

1. **辨证要点**　辨邪气的偏盛；辨别疾病虚实。

2. **治疗原则**　痹证以风、寒、湿、热、痰、瘀痹阻经络气血为基本病机，其治疗应以祛邪通络为基本原则，根据邪气的偏盛，分别予以祛风、散寒、除湿、清热、化痰、行瘀，兼顾"宣痹通络"。

3. **证治分类**

（1）风寒湿痹证

治法：祛风散寒，除湿通络。

代表方：薏苡仁汤。

（2）风湿热痹证

治法：清热通络，祛风除湿。

代表方：白虎加桂枝汤合宣痹汤加减。

（3）寒热错杂证

治法：温经散寒，清热除湿。

代表方：桂枝芍药知母汤加减。

（4）痰瘀痹阻证

治法：化痰行瘀，蠲痹通络。

代表方：双合汤加减。

（5）气血虚痹证

治法：益气养血，和营通络。

代表方：黄芪桂枝五物汤。

（6）肝肾亏虚证

治法：培补肝肾，舒筋止痛。

代表方：独活寄生汤加减。

二、临床病案举隅

（一）风寒湿痹证

许某，女，36 岁。2012 年 12 月 17 日初诊。

主诉：四肢关节疼痛，屈伸不利 1 个月，2 日前加重。

病史：该患者因着凉后关节疼痛时轻时重，一遇天阴下雨或刮风则关节疼痛加重，有时游走不定，痛无定处，并伴有肢体浮肿。疲乏无力，胃纳不佳。

查体：舌苔黄腻，脉弦滑。

中医诊断：痹证（风寒湿痹证）。

西医诊断：类风湿关节炎。

治法：祛风温阳散寒，除湿通络。

方药：薏苡仁汤。

薏苡仁 18g，当归 15g，赤芍 15g，炙甘草 12g，半夏 9g，黄芩 9g，海桐皮 9g，防风 12g，秦艽 12g，防己 12g，忍冬藤 15，苍术 10g，麻黄 15g。20 剂，水煎服，日 1 剂。

【按】风寒湿合而为痹，闭阻经络，气血流通不畅，寒湿停聚于关节，肢体关节疼痛。故用麻黄发散在表之寒邪，忍冬藤、海桐皮、防风、秦艽、防己祛风散寒，生薏苡仁、苍术除湿消肿，当归、赤芍活血，炙甘草调和诸药。合而用之，则寒湿得除，气血通畅，"通则不痛"。（《医话医论荟要》）

（二）风湿热痹证

病案一　张某，男，31 岁。2012 年 12 月 11 日初诊。

主诉：发热，关节红肿灼热而疼痛 1 个月，近 1 周加重。

病史：该患者发热，高热不解，四肢关节酸楚，两膝关节灼热红肿，疼痛而强硬，屈伸不利，甚则不能下床活动，汗出，口渴，纳呆。

查体：苔黄燥，脉滑数。血沉 78mm／h，抗链球菌溶血素"O"833 单位，血白细胞 15.0×10^{12}／L。

中医诊断：痹证（风湿热痹证）。

西医诊断：风湿性关节炎。

治法：清热通络，祛风除湿。

方药：白虎加桂枝汤合宣痹汤加减。

知母 30g，炙甘草 15g，石膏 30g，粳米 10g，黄柏 15g，桂枝（去皮）20g，防己 15g，杏仁 15g，滑石 15g，连翘 9g，栀子 9g，薏苡仁 15g，半夏（醋炒）9g，蚕沙 9g，赤小豆 9g。10 剂，水煎服，日 1 剂。

【按】热痹致痛的特点是患者的关节或肢体某处红肿疼痛，焮红灼热，手不可近，局部或全身发热。此乃风湿与热相搏，流注关节，阻于经络，气血运行不畅所致。方中生石膏、知母、栀子、黄柏、连翘清热解毒，善治温燥湿；桂枝疏风解肌通络；防己、杏仁、薏苡仁、半夏、滑石、赤小豆、蚕沙清利湿热，通络宣痹；炙甘草调和诸药。诸药合用，药证合拍使湿去热清，病证自除。（《中医历代医案精选》）

病案二　王某，男，24 岁。1972 年 4 月 20 日初诊。

主诉：右侧膝、踝关节疼痛，时轻时重 1 年余，加重 5 个月。

病史：1969 年 5 月因外出露宿湿地引起右膝关节疼痛，时痛时止，遇冷则甚，日渐加重，逐渐波及踝关节。至 1970 年底，关节开始肿大，并伴有灼热感，屈伸受限，步履困难，心烦不欲饮食，大便溏，小便黄。

查体：面色萎黄，舌质红，苔薄黄腻，脉数。

中医诊断：痹证（风湿热痹）。

西医诊断：风湿性关节炎。

治法：清热利湿，祛风活血通络。

方药：自拟方。

苍术 7g，黄柏 15g，防己 20g，木瓜 20g，薏苡仁 30g，萆薢 15g，泽泻 13g，牛膝 15g，红花 8g，土鳖虫 10g，地龙 15g，秦艽 13g。10 剂，水煎服，日 1 剂。

【按】此病为热痹，系由湿热引起。湿热流注关节，气血瘀滞，则关节热灼痛；心烦为热盛之象，大便溏，小便黄，舌苔腻，脉数，乃湿热相兼之征。方中黄柏、萆薢、泽泻、苍术清热除湿；防己、薏苡仁利水渗湿；牛膝、木瓜活血舒筋而利关节；秦艽祛风湿；土鳖虫、地龙、红花活血化瘀以通络。诸药合用，湿热清，血脉通，肿痛消；筋脉舒，关节利，则活动自如。（《名老中医临证验案医话》）

（三）寒热错杂证

毛某，女，25 岁。2012 年 12 月 12 日初诊。

主诉：反复发作全身关节肿 6 个月，痛近 1 个月。

病史：患者数月前全身诸关节肿痛，反复发作，全身多关节红肿热痛，遇寒加重，肢体僵硬，关节冷痛喜温，手心灼热，口苦口干。

查体：关节肿痛，尿黄，舌红苔白，脉弦或紧或数。

中医诊断：痹病（寒热错杂证）。

西医诊断：类风湿关节炎。

治法：温经散寒，清热除湿。

方药：桂枝芍药知母汤加减。

桂枝 12g，赤芍 9g，甘草 6g，麻黄 12g，生姜 15g，白术 15g，知母 12g，防风 12g，炮附子 10g。7 剂，水煎服，日 1 剂。

服用 7 剂，其痛大减，汗多，按原方去麻黄、知母，加熟地黄 10g，生姜、陈皮各 6g，续服 13 剂，疼痛消失，行走、屈伸自如，随访 1 年未复发。

【按】桂枝芍药知母汤，方用附子、白术温阳散寒除湿为主；以桂枝、麻黄、防风、生姜通阳化气，助其温散之力；赤芍配甘草缓急止痛，柔筋养阴，使温阳不损阴；知母清热消炎，兼制他药之燥。全方通行十二经气，走而不守，温阳除湿而不辛燥，故可用于寒痹、热痹及其他多种病证。（《中医内科学教学病案精选》）

（四）痰瘀痹阻证

胡某，女，43 岁。2012 年 11 月 13 日初诊。

主诉：关节肿痛近 1 年，疼痛加重 1 个月。

病史：该患者关节疼痛日久，肌肉疼，固定不移，关节肌肤肿胀，肢体重着，屈伸不利。

查体：关节肌肤按之较硬，有硬结、瘀斑。舌苔白腻，脉弦涩。

中医诊断：痹证（痰瘀痹阻证）。

西医诊断：类风湿关节炎。

治法：化痰行瘀，蠲痹通络。

方药：双合汤加减。

当归 10g，川芎 10g，白芍 10g，生地黄 10g，陈皮 10g，半夏（姜汁炒）10g，茯苓（去皮）10g，桃仁（去皮）8g，红花 5g，白芥子 10g，甘草 5g。6 剂，水煎服，日 1 剂。

【按】素体虚弱，风寒湿乘虚而入，阻滞经络，湿性重浊黏滞，停于关节，与瘀血互结，故痛而固定不移。方中桃仁、红花、当归、川芎、白芍、生地黄养血活血，通络止痛；茯苓、半夏、陈皮、白芥子健脾化痰；甘草调和诸药。

（五）气血虚痹证

王某，女，45 岁。2012 年 11 月 19 日初诊。

主诉：四肢关节疼痛 1 年余，加重 3 个月。

病史：患者冬天着凉，四肢关节冷痛，遇冷加重。近期加重，遂来就诊。

查体：四肢关节疼痛，关节活动尚可，舌暗淡，苔少，脉缓稍滑。

中医诊断：痹证（气血虚痹证）。

西医诊断：风湿性关节炎。

治法：益气养血，和营通络。

方药：黄芪桂枝五物汤。

黄芪 20g，桂枝 12g，党参 20g，白芍 12g，当归 15g，生姜 25g，大枣 4 枚。水煎服，10 剂，日 1 剂。嘱：避风寒，注意休息。

复诊：服用前方后，关节疼痛症状减轻，略有畏寒。寒凝阻络，损伤阳气，故加肉桂 6g，淫羊藿 20g，以温肾壮阳。继服 10 剂。

【按】本病属气血虚寒凝之痹证。寒邪内侵，气血留滞关节，阻闭不通，则见关节疼痛，遇寒加重，宜疏散风寒，益气和血，温经通络。故方中黄芪、党参益气；桂枝、当归、白芍养血活血，和营通络；生姜、大枣调和脾胃，以资化源。（《周信有医案》）

（六）肝肾亏虚证

陈某，男，36 岁。2012 年 12 月 20 日初诊。

主诉：关节疼痛 2 年，加重 1 周。

病史：因经常冒雨浸水作业，年前出现双肘、膝关节疼痛。近周来，复感寒邪，关节疼痛加剧，活动不利，尤以两膝关节为重。

查体：患处皮肤青紫，舌质淡苔薄白，脉弦紧。

中医诊断：痹证（肝肾虚痹证）。

西医诊断：风湿性关节炎。

治法：培补肝肾，舒筋止痛。

方药：独活寄生汤加减。

独活 10g，防风 10g，秦艽 10g，制川乌 10g，当归 10g，桂枝 10g，牛膝 10g，川芎 10g，细辛 3g，白芍 10g，杜仲 15g，鸡血藤 10g，桑寄生 15g，甘草 5g。7剂，水煎服，日 1 剂。

【按】痹病的发生，一则由于外邪侵袭，一则由于正气虚弱，以致风寒湿邪，乘虚而入，留于肌肉、经络、关节，使气血不得宣通而成，正如《济生方·五痹论治》所说："皆因体虚，腠理空虚，受风、寒、湿、气而成痹也。"独活寄生汤：防风、独活、秦艽、细辛、制川乌祛风散寒除湿，当归、白芍、桂枝、川芎、鸡血藤养血活血，通阳理气；桑寄生、杜仲、牛膝补益肝肾。全方共奏祛风湿、补气血、养肝肾、止痹痛之功。

三、临证备要

（1）辨病位用药。辨病位用药是根据痹证的病位不同，在辨证的基础上有针对性地使用药物，以提高疗效。痹在上肢可选用片姜黄、羌活、桂枝、桑枝、秦艽以通经达络，祛风胜湿；下肢疼痛者可选用独活、川牛膝、木瓜以引药下行；痹证累及颈项，出现颈部僵硬不适，疼痛者，可选用葛根、伸筋草、桂枝以舒筋通络，祛风止痛；腰部疼痛、僵硬，弯腰活动受限者，可选用桑寄生、杜仲、巴戟天、䗪虫以补肾强腰，化瘀止痛；两膝关节肿胀或有积液者，可用土茯苓、薏苡仁、天仙藤以清热祛湿，消肿止痛。

（2）注重内外、动静结合。痹证不论急性、慢性，在内服药物的同时，要适当配合外治疗法，内外结合。慢性病患者病位局限于少数关节时，尤当结合外治，如煎汤熏洗、药物外敷、针灸、推拿按摩等多种疗法综合应用，以提高疗效。治疗痹证要动静结合。发作期，症情较重，又有心脏受累者，宜以静卧休息为主。病情缓解后，可逐步增加活动。恢复期，宜以动为主，加强关节功能锻炼，使经络气血流通，体质增强，有助于关节功能的恢复。

（3）谨慎应用有毒药物。治疗顽固性痹痛，常选择具有毒性的药物如川乌、草乌、马钱子、雷公藤等，往往获得显效。但在运用时，应注意以下几点：①注意炮制法。如雷公藤须去皮，马钱子一般不入煎剂，川草乌应制用，先煎 1 小时以上减毒。②要严格掌握用量。药量应根据病情、体质而定，一般应由小量递增。如制川乌、制草乌初用 3~5g，无反应者，可增加至 6~12g；马钱子单用散剂日 0.3~0.6g；雷公藤从 5g 递增至 15g。③为防止中毒，可加甘草同煎。④注意药后反应，如有唇舌发麻、恶心、头晕、心悸、脉迟有歇止者，为中毒反应，应立即停药，并予解毒处理。

第二节 痿 证

一、概述

痿证是指肢体筋脉弛缓，软弱无力，不能随意运动，或伴有肌肉萎缩的一种病证。临床以下肢痿弱较为常见，亦称"痿躄"。"痿"指痿弱不用；"躄"指下肢软弱无力，不能步履之意。

【病因病机】痿证形成的原因颇为复杂。外感温毒、湿热之邪，内伤情志、饮食劳倦、先天不足、房事不节、跌打损伤以及接触神经毒性药物等，均可致使五脏受损，气血亏耗，精津不足，肌肉筋脉失养，而发为痿证。

1. **病因** 感受温毒；湿热浸淫；饮食毒物所伤；劳病体虚；跌仆瘀阻。

2. **病机** 痿证病变部位在筋脉肌肉，但根底在于五脏虚损。

【辨证论治】

1. **辨证要点** 辨脏腑病位；审标本虚实。

2. **治疗原则** 痿证的治疗，虚证宜扶正补虚为主。肝肾亏虚者，宜滋养肝肾；脾胃虚弱者，宜益气健脾。实证宜祛邪和络。肺热伤津者，宜清热润燥；湿热浸淫者，宜清热利湿；瘀阻脉络者，宜活血行瘀。

3. **证治分类**

（1）肺热津伤证

治法：清热润燥，养阴生津。

方药：清燥救肺汤加减。

（2）湿热浸淫证

治法：清热利湿，通利经脉。

方药：加味二妙散加减。

（3）脾胃虚弱证

治法：补中益气，健脾升清。

方药：参苓白术散合补中益气汤加减。

（4）肝肾亏损证

治法：补益肝肾，滋阴清热。

方药：虎潜丸加减。

（5）脉络瘀阻证

治法：益气养营，活血行瘀。

方药：圣愈汤合补阳还五汤加减。

二、临床病案举隅

（一）肺热津伤证

黄某，48岁，女。2012年11月1日初诊。

主诉：突然发热后咳嗽咳痰不爽1个月，近1周皮肤干燥，伴消瘦。

病史：患者因感冒发热后，出现咳嗽咳痰不爽，食欲减退，咽喉干燥，皮肤干燥。

查体：脉濡滑而数，舌质红苔黄。

中医诊断：痿证（肺热津伤证）。

西医诊断：流行性肺炎。

治法：清热润燥，养阴生津。

方药：清燥救肺汤加减。

沙参15g，川石斛15g，天花粉15g，生甘草5g，川贝母15g，知母10g，瓜蒌皮15g，络石藤15g，桑叶15g，冬瓜子15g，芦根15g。10剂，水煎服，日2剂。

【按】患者温病后阴液已伤，虚火烁金，肺热叶焦，则生痿。延期日久，拟养肺阴，清阳明，下病治上。方中沙参、生甘草、石斛甘润生津养阴，知母、桑叶、川贝母、冬瓜子、瓜蒌清热化痰，天花粉、芦根润肺清热，络石藤清热凉血。（《中医历代医案精选》）

（二）湿热浸淫证

孟某，男，16岁。2012年10月15日初诊。

主诉：瘫软在床，时有身热2年，近1个月加重。

病史：患者瘫软在床，不能自己行走。呼之不应，双手不自主运动，夜间牙关紧咬。

查体：肌肉萎缩，舌红苔薄微黄，脉浮大。

中医诊断：痿证（湿热浸淫证）。

西医诊断：肌无力。

治法：清热利湿，通利经脉。

方药：加味二妙散加减。

黄柏10g，苍术10g，生地黄3g，熟地黄3g，龟甲15g（先煎），麦冬5g，桑白皮5g，地骨皮5g，石斛10g，生麦芽10g，川牛膝5g，郁金5g。10剂，水煎服，日 1 剂。

【按】湿热内蕴则夜间睡眠牙关紧咬，湿热不攘，则大筋软短，小筋弛张，肌肉痿软无力。湿热下注，阴精耗损。治以黄柏、苍术清利湿热，生地黄、熟地黄、麦冬、石斛清热养阴并用。（《张磊医案》）

（三）脾胃虚弱证

蔡某，男，28 岁。2012 年 9 月 13 日初诊。

主诉：肢体乏力，上楼明显 7 年，近 1 个月加重。

病史：疲倦，乏力，无体重下降，双侧肢体无力。

查体：舌淡暗，有齿痕，苔浊，脉滑，尺脉弱。

中医诊断：痿证（脾胃虚弱证）。

西医诊断：肌性营养不良。

治法：补中益气，健脾升清。

方药：参苓白术散合补中益气汤加减。

黄芪 120g，党参 30g，柴胡 10g，升麻 10g，当归头 15g，桑寄生 30g，白术 20g，陈皮 5g，巴戟天 15g，茯苓 15g，甘草 3g，菟丝子 20g，田七 10g。15 剂，水煎服，日 1 剂。

复诊：自觉好转，乏力减轻。

【按】补中益气汤为健脾补气之良方，黄芪为君，补气之力胜，以当归和气血，陈皮导气，党参、白术、茯苓补脾肺之气，升麻、柴胡升举阳气。又加巴戟天、桑寄生、菟丝子脾肾同调。诸药合用可起健脾起痿之效。（《邓铁涛医案》）

（四）肝肾亏损证

伍某，男，75 岁。2012 年 4 月 28 日初诊。

主诉：反复发作双下肢乏力伴随腰酸 5 个月，近 2 周加重。

病史：患者 5 个月前散步时突然出现双下肢沉重，乏力，腰酸，可行走，无下肢疼痛，放射痛。夜尿 2~3 次，纳可，睡眠尚佳。

查体：舌暗，苔浊，舌下脉络迂曲，脉右手寸弦、关浮、尺弱。

中医诊断：痿证（肝肾亏损证）。

西医诊断：肌无力。

治法：补益肝肾，滋阴清热。

方药：自拟方。

黄芪 60g，党参 30g，淫羊藿 12g，巴戟天 12g，田七 12g，牛膝 15g，茯苓 12g，半夏 10g，当归 15g，白术 15g，川芎 10g，枸杞子 12g，熟地黄 10g。20 剂，

水煎服，日 1 剂。嘱：每日运动 20 分钟为宜。

【按】患者脾肾两虚，气血生化不足。治宜益气补脾益肾，脾肾为先天后天之本，阳气虚衰，不能温煦滋养身体，而成痿。故用牛膝利关节；黄芪、党参补气；淫羊藿、巴戟天、枸杞子、熟地黄填精益髓；当归、川芎补血。（《胡建华医案》）

（五）脉络瘀阻证

病案一　严某，男，57 岁。2012 年 9 月 29 日初诊。

主诉：四肢无力，偶有手足麻木 3 年，近 1 个月加重。

病史：患者久病体虚，行走困难，时有四肢手足麻木，四肢有青筋显露，手脚不温。

查体：舌暗，有瘀斑，脉细涩。

中医诊断：痿证（脉络瘀阻证）。

西医诊断：肌无力。

治法：益气养营，活血行瘀。

方药：圣愈汤合补阳还五汤加减。

人参 20g，黄芪 15g，当归 15g，川芎 15g，熟地黄 10g，白芍 10g，川牛膝 15g，地龙 15g，桃仁 10g，红花 10g，木瓜 10g，鸡血藤 15g，甘草 10g。20 剂，水煎服，日 1 剂。

【按】该患者久病，气血不足，推动无力，血行不畅，导致脉络瘀阻。人参、黄芪益气；当归、熟地黄、白芍、川芎养血活血；川牛膝、地龙、桃仁、红花、鸡血藤化瘀通脉；木瓜舒筋活络；甘草调和诸药。

病案二　徐某，男，30 岁。1996 年 3 月 1 日初诊。

主诉：全身肌肉瞤动，面部及口舌颤动 1 个月余。

病史：患者 1 个月前因劳累始出现全身肌肉瞤动，面部及口舌颤动，两手大、小鱼际明显萎缩，于西医院诊断为"侧索硬化性肌萎缩"。现患者形体消瘦，精神不振，双手笨拙无力，大、小鱼际萎缩，两前臂肌肉萎缩，运动无力，头沉，面、舌及全身肌肉震颤，语言尚清，失眠，食少，二便失常。

查体：腕、肘、膝腱反射亢进，舌质淡暗，舌苔白，脉沉细涩。

中医诊断：痿证（脉络瘀阻证）。

西医诊断：侧索硬化性肌萎缩。

治法：活血通络，养血祛风。

方药：当归 10g，川芎 6g，干生地黄 10g，生白芍 15g，桃仁 10g，红花 10g，赤芍 10g，桂枝 10g，全蝎 9g，蜈蚣 3 条，羌活 10g，秦艽 10g，生甘草 9g，小麦 30g，大枣 5 枚。7 剂，水煎服，日 1 剂。

【按】本案为气血瘀阻而致局部气血失濡，故治疗之关键在于活血通络，方中重用桃仁、红花、赤芍、川芎等养血祛风。另外艾叶为褥，姜汁浴均能通经活血。(《名老中医临证验案医话》)

三、临证备要

（1）补益防止助邪，祛邪不可伤正。本病虚证居多，补虚要分清气虚还是阴虚，气虚治阳明，阴虚补肝肾，补虚扶正时应当防止恋邪助邪。此外，本病常有湿热、痰湿为患，用苦寒、燥湿、辛温等药物时要时时注意护阴，避免伤正。

（2）重视调畅气血。痿证日久，坐卧少动气血亏虚，运行不畅，治疗可酌情配合养血活血通络之品，即如吴师机所言："气血流通即是补。"若元气亏损，气虚血滞成痿，又当补气化瘀。若因情志太过而成痿者，必以调理气机为法，盖气化正常，气机畅顺，百脉皆通，其病可愈。

（3）"治痿者独取阳明。"《内经》原义指针刺治疗"取阳明"，但作为方药论治同样具有重要价值，主要是指采用补益脾胃的方法治疗痿证。肺之津液来源于脾胃，肝肾的精血亦有赖于脾胃的生化，脾胃功能健旺，则气血津液充足，脏腑功能旺盛，筋脉得以濡养，有利于痿证恢复。其次，"独取阳明"尚包括祛除邪气，调理脾胃。如《灵枢·根结》指出："故痿疾者取之阳明，视有余不足，无所止息者，真气稽留，邪气居之也。"又《症因脉治·痿证论》指出："今言独取阳明者，以痿证乃阳明实热致病耳……故清除积热，则二便如常，脾胃清和，输化水谷，生精养血，主润宗筋，而利机关。"可见清阳明之热亦属"独取阳明"之范畴。对于"治痿独取阳明"，临床可以从以下三方面来理解：一是不论选方用药，针灸取穴，都应重视补益脾胃；二是"独取阳明"尚包括清胃火、祛湿热，以调理脾胃；三是临证时要重视辨证施治。

（4）重视针灸治疗。《素问·痿论》曰："各补其荥而通其俞，调其虚实，和其逆顺。"提示治痿还需根据痿证的病变部位、虚实顺逆进行辨证论治。诚如张介宾所注："如筋痿者，取阳明厥阴之荥俞；脉痿者，取阳明少阴之荥俞；肉痿、骨痿，其治皆然。"临床上对痿证的治疗除内服药物外，还应配合针灸、推拿、气功等综合疗法，并应加强肢体活动，有助于提高疗效。

第三节 颤 证

一、概述

颤证是以头部或肢体摇动、颤抖为主要临床表现的一种病证。轻者仅有头摇或手足微颤，重者头部振摇大动，肢体颤动不止，甚则肢节拘急，生活不能自理。本病又称"振掉""颤振""震颤"。

【病因病机】颤证主要是由于年迈体虚、情志郁怒、饮食失宜、劳逸失当等各种原因导致气血不足，肝风内动，筋脉失养，久则肾精亏损，筋脉失于濡润。

1. **病因**　年老体虚；情志过极；饮食不节；劳逸失当。

2. **病机**　气血阴精亏虚或运行不畅，不能濡养筋脉；热甚动风，扰动筋脉，而致肢体拘急颤动。

【辨证论治】

1. **辨证要点**　要辨清标本虚实。

2. **治疗原则**　本病的初期，治疗当以清热、化痰、息风为主；病程较长，治疗当滋补肝肾，益气养血，调补阴阳为主，兼以息风通络。

3. **证治分类**

（1）风阳内动证

治法：镇肝息风，舒筋止颤。

方药：天麻钩藤饮合镇肝息风汤加减。

（2）痰热风动证

治法：清热化痰，平肝息风。

方药：导痰汤合羚角钩藤汤加减。

（3）气血亏虚证

治法：益气养血，濡养筋脉。

方药：人参养荣汤加减。

（4）阴虚风动证

治法：滋补肝肾，育阴息风。

方药：大定风珠加减。

（5）阳气虚衰证

治法：补肾助阳，温煦筋脉。

方药：地黄饮子加减。

二、临床病案举隅

（一）风阳内动证

穆某，男，65岁。2012年11月16日初诊。

主诉：患者头摇手颤1年，不能自主。近1个月加重。

病史：该患者出现头颅摇动，手颤连肢，不能自主，失眠多梦。

查体：面赤，舌红苔黄，脉弦。

中医诊断：震颤（风阳内动证）。

西医诊断：中风后遗症。

治法：镇肝息风，舒筋止颤。

方药：天麻钩藤饮合镇肝息风汤加减。

生地黄 12g，白芍 20g，麦冬 12g，石斛 10g，天麻 15g，钩藤 30g，石决明 30g（先煎），珍珠母 30g（先煎），僵蚕 10g，全蝎 3g。7 剂，水煎服，日 1 剂。

【按】该患者阳化风动，治疗宜镇肝息风。方中石决明重镇潜降平肝；天麻平肝潜阳息风；生地黄、石斛、麦冬、白芍养阴平肝，柔缓筋脉；全蝎、僵蚕息风镇痉，通络止痛；"诸风掉眩，皆属于肝"，故加羚羊角、珍珠母、钩藤平肝息风。

（二）痰热风动证

崔某，女，62 岁，退休工人。2012 年 11 月 3 日就诊。

主诉：双手震颤 2 年余，并逐渐发展至四肢，近 1 个月加重。

病史：患者头晕眼花，头重脚轻，手足运动失灵，躯体前倾，步态小且慌张，表情淡漠，体胖痰盛，神倦呵欠。见其双下肢肌力明显增高，喉间痰鸣，头摇不止，肢麻震颤。

查体：舌淡苔腻，舌体肥胖有齿痕，脉沉弦滑。

中医诊断：震颤（痰热风动证）。

西医诊断：帕金森病。

治法：清热化痰，平肝息风。

方药：导痰汤合羚角钩藤汤加减。

茯苓 10g，法半夏 10g，陈皮 10g，姜南星 10g，远志 10g，青皮 10g，菊花 10g，白芍 12g，生地黄 15g，鸡血藤 30g，天麻 10g，钩藤 10g。30 剂，水煎服，日 1 剂。

【按】患者为脾虚，痰湿内生，中州寒凝，痹而不通，筋脉失养所致颤抖不止，肌肉拘急。法当健脾温化痰湿，柔肝通络化瘀。半夏、南星清热化痰；钩藤、天麻、菊花平肝潜阳，息风止颤；生地黄、白芍育阴清热，缓急止颤；茯苓、陈皮、青皮健脾理气。（《中医期刊》）

（三）气血亏虚证

钟某，女，35 岁，2012 年 6 月 26 日初诊。

主诉：双上肢不自主颤抖、右侧为重半年，加重 1 个月。

病史：半年前因化脓性阑尾炎住院手术治疗，术后 1 个月自觉右手手指微微颤抖，近 1 个月来逐渐加重，伴神疲乏力，头昏眼花，失眠多梦，食少，时有便溏。

查体：形体消瘦，面色无华，舌淡红、边有瘀点，脉细弱。

中医诊断：颤证（气血亏虚证）。

西医诊断：帕金森病。

治法：益气养血，濡养筋脉。

方药：人参养荣汤加减。

人参 10g，黄芪 18g，白术 12g，茯苓 12g，当归 12g，白芍 12g，生地黄 12g，川芎 9g，枸杞子 12g，钩藤 12g，丹参 12g，天麻 10g，酸枣仁 9g，合欢皮 10g。10 剂，水煎服，日 1 剂。

【按】患者病起于手术之后，由于平素操劳耗气，加之术后失血伤气，以致体内气血两虚，筋脉失于濡养，故上肢颤抖不止，书写困难。脾为后天之本，气血生化之源，脾虚健运失职则食少，时有便溏；气血生化减少，则气血更虚，以致形神失养，故见神疲乏力，形体消瘦。心肝血虚，濡养失职则面色无华，头晕眼花，失眠多梦。（《中医内科教学病案精选》）

（四）阴虚风动证

魏某，男，12 岁，学生。2012 年 11 月 18 日初诊。

主诉：手颤抖不休。近 1 周颤抖加重，平举更甚，腿痿软，走路跌倒。

病史：患者 1 年前因惊吓后，大便溏，手颤抖，目视物模糊，头晕，肌肉无力瞤动。

查体：两尺虚，左关弦细，舌红无苔。

中医诊断：颤证（阴虚风动证）。

西医诊断：帕金森病。

治法：滋补肝肾，育阴息风。

方药：六味地黄丸合青蛾丸加减。

熟地黄 12g，山茱萸 6g，怀山药 6g，泽泻 5g，牡丹皮 5g，茯苓 5g，枸杞子 6g，菊花 3g，五味子 5g，麦冬 5g，补骨脂 3g，胡桃肉 3g。30 剂，水煎服，日 1 剂。

【按】患者恐惧而伤精，精伤则骨酸痿厥，肝虚则目不能视。故抓住根源，以六味地黄丸合麦、味、杞、菊加入青蛾丸而成，小儿纯阳，乃去桂、附。麦、味敛肺纳肾，合杞、菊治头晕目弱，补骨脂、胡桃肉推动阴药。（《岳美中医案》）

（五）阳气虚衰证

曾某，男，62 岁。2012 年 9 月 27 日初诊。

主诉：上肢震颤 2 年余，加重半年。

病史：2 年前自觉上肢不自主颤抖，头部不自主摇动，腰腿酸软，畏寒肢冷，大便溏，时有耳鸣，健忘，少气懒言。

查体：舌质淡，舌苔薄白，脉沉细无力。

中医诊断：颤证（阳气虚衰证）。

西医诊断：帕金森病。

治法：补肾助阳，温煦筋脉。

方药：参苓白术散合右归丸加减。

熟地黄 15g，生地黄 10g，附子 5g，肉桂 15g，党参 15g，白术 15g，茯苓 20g，生姜 5g，白芍 10g，杜仲 10g，当归 12g，钩藤 15g，甘草 10g。10 剂，水煎服，日 1 剂。

【按】患者肾阳肾精不足，筋脉失养而拘挛，颤抖不止。方用附子、肉桂、生姜益肾温阳；熟地黄补肾填精；党参、白术、茯苓补脾气；当归补血活血；白芍、甘草缓急止颤；钩藤镇痉息风。全方强肾助阳，肾精充足而肝得养，肝之阴足以制阳，从而止颤。

三、临证备要

（1）颤证的外在表现在筋脉，其病本在肝、脾、肾。肝风内动，筋脉失养是其基本病机。肝藏血主筋，脾为气血生化之源，主肌肉，肾藏精生髓，肝、脾、肾亏损，则阴精不足，筋脉失养而致肢体震颤，因此，养肝健脾益肾是治本之法。痰浊瘀血阻滞经脉，气血不畅，筋脉失养者，据"血行风自灭"之理，临证当用养血活血、化痰祛瘀通脉之品，对提高治疗效果具有重要意义。

（2）颤证属"风病"范畴，临床对各证型的治疗均可在辨证的基础上配合息风之法，常配伍清热、平肝、滋阴、潜阳等，常用的药物有钩藤、白蒺藜、天麻、珍珠母、生龙骨、生牡蛎、全蝎、蜈蚣、白僵蚕等。其中虫类药不但息风定颤，且有搜风通络之功。正如叶天士所言："久病邪正混处其间，草木不能见效，当以虫蚁疏通逐邪。"运用虫类药物，以焙研为末吞服为佳，入煎剂效逊。临床证明，羚羊角粉在颤证的治疗上有肯定的疗效，久颤不愈者可配合应用，但其价格较贵，临证可用山羊角代替。

（3）年高病久，治宜缓图。因老年体衰，脏腑气血失调，病理变化复杂，往往难以迅速收效，欲过分求速反易招致诸多变证，故治疗只宜缓缓图之，慎用耗伤气血阴阳等攻伐之品，可酌用填精补髓之品，如能减轻症状，控制发展，则应坚持治疗。

第四节 痉 证

一、概述

痉证是以项背强直，四肢抽搐，甚至口噤、角弓反张为主要临床表现的一种病证。

【病因病机】痉证的病因分为外感和内伤两个方面。外感由于感受风、寒、湿、热之邪，壅阻经络，气血不畅，或热盛动风而致痉。内伤是因肝肾阴虚，肝阳上亢，阳亢化风而致痉，或阴虚血少，筋脉失养，虚风内动而致痉。

1. **病因** 感受外邪；久病过劳；亡血伤津。

2. **病机** 痉证病在筋脉，筋脉依赖肝血的濡养而保持刚柔相兼之性。

【辨证论治】

1. **辨证要点** 外感与内伤；实证与虚证。

2. **治疗原则** 急则舒筋解痉以治标，缓则养血以治其本。

3. **证治分类**

（1）邪壅经络证

治法：祛风散寒，燥湿和营。

方药：羌活胜湿汤加减。

（2）风痰入络证

治法：祛风化痰，通络止痉。

方药：真方白丸子加减。

（3）肝经热盛证

治法：清肝潜阳，息风镇痉。

方药：羚角钩藤汤加减。

（4）阴血亏虚证

治法：滋阴养血，息风止痉。

方药：四物汤合大定风珠加减。

（5）阳明热盛证

治法：清泄胃热，增液止痉。

方药：白虎汤合增液承气汤加减。

二、临床病案举隅

（一）邪壅经络证

刘某，女，46 岁。2012 年 4 月 12 日初诊。

主诉：项背强直伴随头痛 2 周。

病史：患者 2 周前由于外出着凉后出现恶寒发热，肢体酸重，时有头疼，项背强直。

查体：舌红，苔薄白，脉浮紧。

中医诊断：痉证（邪壅经络证）。

西医诊断：流行性乙型脑炎。

治法：祛风散寒，燥湿和营。

方药：羌活胜湿汤加减。

羌活 20g，独活 20g，防风 15g，藁本 15g，川芎 20g，蔓荆子 20g，葛根 20g，白芍 20g，麻黄 15g，桂枝 15g，生姜 20g，甘草 10g。7 剂，水煎服，日 1 剂。

【按】本例患者因外感风寒之邪，出现恶寒发热，肢体酸重，头疼，项背强直。诊断为痉证邪壅经络证。治疗以祛风散寒，燥湿和营。方中羌活、独活、防风、藁本、蔓荆子祛风胜湿，散寒通络；桂枝、麻黄、葛根、生姜温经散寒，解肌止痉；白芍、甘草解肌和营，缓急止痛。

（二）风痰入络证

黄某，女，36 岁。2012 年 7 月 23 日初诊。

主诉：头痛如裹，项背强急 3 日。

病史：患者素体虚弱，外感风寒后，出现发热，手足麻木，胸脘胀闷，项背强急。

查体：舌淡，苔白腻，脉滑。

中医诊断：痉证（风痰入络证）。

西医诊断：流行性脑脊髓膜炎。

治法：祛风化痰，通络止痉。

方药：导痰汤加减。

半夏 15g，陈皮 15g，白附子 10g，胆南星 15g，木香 15g，枳壳 20g，茯苓 20g，白术 20g，鸡血藤 20g，天麻 20g，全蝎 15g，地龙 15g，甘草 20g。14 剂，水煎服，日 1 剂。

【按】患者素体虚弱，脉络空虚，风痰乘虚而入，气血闭阻，筋脉失养。出现手足麻木，头痛如裹，项背强急。诊断为痉病风痰入络证。治疗以祛风化痰，通络止痉。方中半夏、白附子、胆南星祛风化痰开窍；木香、枳壳理气行滞；茯苓、白术、陈皮健脾化湿；天麻、全蝎、地龙息风止痉；鸡血藤养血活血，祛风通络。

（三）肝经热盛证

董某，女，1 岁半。2011 年 8 月 13 日初诊。

主诉：患者 4 日前出现高热，抽搐。

病史：患儿于 8 月 9 日开始高热，精神萎靡，不思饮食，时有呕逆，曾呕吐两次，呈喷射性，于 11 日就诊于急诊，经体检为流行性乙型脑炎。治疗未效，病势反进，壮热无汗，四肢厥冷，体温持续在 39.5～40.5℃，嗜睡，躁动不安，不进饮食，小便短赤，大便不行，并时有阵发性抽风，发作时四肢抽搐，两眼上翻，呼吸闭止，口唇青紫。因病情日趋重笃，家长乃携患儿于 13 日来诊。

查体：患儿神愦，眼闭，唇青，呼吸短促，四肢厥冷，舌质绛，舌苔黄厚少津，指纹紫红透过命关，脉浮数。

中医诊断：痉证（肝经热盛证）。

西医诊断：流行性乙型脑炎。

治法：清营解表，透邪涤暑，清心开窍，平肝息风。

处方：羚角钩藤汤加减。

钩藤 6g，薄荷 5g，石膏 24g，金银花 6g，石菖蒲 6g，生滑石 9g，石斛 6g，香薷 5g，全蝎 5g，蝉蜕 5g，甘草 3g，淡竹叶 5g。7 剂，水煎服，日 1 剂。

【按】本案因暑热亢盛，内动肝风，气营两燔，邪传心包，故患者出现高热、神昏、抽搐等症状，治宜清营解表，透邪涤暑，清心开窍，平肝息风，方选羚角钩藤汤加减。方中钩藤、全蝎、蝉蜕清热平肝，息风止痉；金银花、淡竹叶、薄荷辛凉疏泄，清热平肝息风；石膏、石斛滋阴清热；香薷、石菖蒲开窍化痰；滑石清热利湿使邪从小便出。诸药合用，共奏清热凉肝、息风止痉之功。

（四）阴血亏虚证

蒋某，女，18 岁。2013 年 4 月 3 日初诊。

主诉：意识障碍，肌肉抽搐 1 日。

病史：患者于 1993 年 2 月 3 日吸入二氯乙烷后出现意识障碍，阵发性全身肌肉强直性抽搐而送到广州军区总医院治疗，病情稳定后转诊。入院时患者神志清楚，头目昏眩，自汗，神疲气短，不能坐立行走，语言不利，全身肌肉震颤性抖动，双上肢阵发性强直性抽搐，大小便困难。

查体：舌红无苔，脉细数。

中医诊断：痉证（阴血亏虚证）。

西医诊断：二氯乙烷中毒。

治法：滋阴养血，息风止痉。

方药：大定风珠汤加减。

生地黄 15g，熟地黄 15g，白芍 12g，麦冬 12g，阿胶 9g，五味子 6g，当归 12g，麻子仁 6g，生龟甲 12g，生鳖甲 12g，生牡蛎 12g，鸡子黄 2 枚。7 剂，水煎服，日 2 次。

【按】本案因阴血亏耗，筋脉失养而发生肢体抽搐，治宜滋阴养血，息风止痉，方选大定风珠汤加减。方中生地黄、熟地黄、白芍、麦冬、阿胶、五味子、当归、麻子仁补血滋阴柔肝；生龟甲、生鳖甲、生牡蛎息风止痉；鸡子黄养阴宁心。

（五）阳明热盛证

病案一　刘某，女，17 岁。2013 年 5 月 3 日初诊。

主诉：突发神昏，抽搐 1 日。

病史：患者于 2013 年 5 月 2 日晚突然出现抽搐，神情恍惚，壮热汗出，项背强急，手足挛急，甚则角弓反张，腹满便结，口渴喜冷饮，经急诊入院治疗。

查体：脑电图示中度异常，脑 CT 正常。脑脊液常规化验：蛋白（+++）。脑脊液细胞查体：低倍视野下细胞数 10 个左右。舌质红，苔黄燥，脉弦数。

中医诊断：痉证（阳明热盛证）。

西医诊断：脑炎。

治法：清泄胃热，增液止痉。

方药：白虎汤合增液承气汤加减。

生石膏 20g，知母 12g，玄参 12g，生地黄 12g，麦冬 12g，大黄 6g，芒硝 6g，粳米 6g，甘草 8g，水牛角 12g，牡丹皮 10g。7 剂，水煎服，日 2 剂。

【按】本案因阳明胃热亢盛，腑气不通，热盛伤津，筋脉失养，则神昏，抽搐，治宜清泄胃热，增液止痉，方选白虎汤合增液承气汤加减。生石膏、知母、玄参、生地黄、麦冬清热养阴生津，濡润筋脉；大黄、芒硝软坚润燥，荡涤胃腑积热；粳米、甘草和胃养阴；水牛角、生地黄、牡丹皮养阴清热。

病案二　陈某，女，34 岁。1976 年 8 月 10 日初诊。

代诉：神志昏迷，抽搐厥逆 10 日。

病史：10 日前突然高热，头痛项强。次日神志不清，抽搐厥逆，当地疑为"脑炎"，急转诊。患者昏迷，气促，牙关紧闭，二目直视，角弓反张，颈项僵直，10 日未大便，腹满拒按。

查体：舌生芒刺，苔燥黄，脉伏。

中医诊断：痉厥（阳明热盛证）。

西医诊断：流行性乙型脑炎。

治法：急下存阴。

方药：大承气汤。

大黄 30g，芒硝 15g，枳实 15g，川厚朴 15g。3 剂，水煎服，日 1 剂。

【按】本案属阳明实热、燥屎内结之证，邪热内郁，津液耗伤，筋脉失其濡养。故治用釜底抽薪之法，峻下热结，急下存阴，使热邪去，津液复，痉病自解。（《名老中医临证验案医话》）

三、临证备要

（1）详辨外感与内伤、虚证与实证。外感发痉多属实证，内伤发痉多为虚证，另外可从其发作的程度、频率、幅度辨别虚实。在治疗上，外感者，宜祛风、散寒、除湿；若邪热入里，消灼津液，当泄热存阴。内伤者，多属阴伤血少，治疗以滋阴养血为大法。此外，肝主筋，主风主动，故痉证治疗，在辨证用药的基础上，常酌加天麻、钩藤、石决明、代赭石、蜈蚣、全蝎等平肝息风止痉之品。

（2）结合辨病治疗。痉证常是临床危急重症，大多发病较急，变化迅速，预后较差。因此，除对症处理外，关键在于尽快明确诊断，寻找病因，治疗原发病。例如流行性乙型脑炎、流行性脑脊髓膜炎等各种急性热病在疾病的发展过程中，均可出现项背强急、四肢抽搐、角弓反张等痉证的表现，此时应充分发挥中西医各自的优势，积极治疗其原发病，防止病情恶化。

（3）痉证发病常有先兆，应积极采取措施预防。一旦发生痉证，则应积极救治，以挽救患者的生命。病情较轻者，可根据辨证给以相应的方药口服，如病情较重、较急者，则应立即选用紫雪丹、羚羊角粉，并采取相应的急救措施，以免贻误病情。

第五节　腰　痛

一、概述

腰痛，是指因外感、内伤或闪挫跌仆导致腰部气血运行不畅，或失于濡养，引起腰脊及腰两旁疼痛为主要症状的一种病证。

【**病因病机**】 腰痛病因，有外感风、寒、湿、热之邪，内伤久病，年老体衰，劳欲过度及劳力外伤。内伤、外感与跌仆挫伤导致筋脉痹阻，腰府失养而发为腰痛。

1. **病因** 外邪侵袭；体虚年衰；跌仆闪挫。

2. **病机** 腰为肾之府，由肾之精气所溉，肾与膀胱相表里，足太阳经过之。此外，任、督、冲、带诸脉，亦布其间，所以腰痛病变与肾脏及诸经脉相关。

【**辨证论治**】

1. **辨证要点** 腰痛的病因主要为外感、内伤与跌仆闪挫。

2. **治疗原则** 腰痛治疗当分标本虚实。感受外邪属实，治宜祛邪通络，根据寒湿、湿热的不同，分别予以温散或清利；外伤腰痛属实，治宜活血祛瘀，通络止痛为主；内伤致病多属虚，治宜补肾固本为主，兼顾肝脾；虚实兼见者，宜辨主次轻重，标本兼顾。

3. **证治分类**

（1）寒湿腰痛

治法：散寒行湿，温经通络。

方药：甘姜苓术汤加减。

（2）湿热腰痛

治法：清热利湿，舒筋止痛。

方药：四妙丸加减。

（3）瘀血腰痛

治法：活血化瘀，通络止痛。

方药：身痛逐瘀汤合抵当汤加减。

（4）肾虚腰痛

①肾阴虚

治法：滋补肾阴，濡养筋脉。

方药：左归丸加减。

②肾阳虚

治法：补肾壮阳，温煦经脉。

方药：右归丸加减。

二、临床病案举隅

（一）寒湿腰痛证

病案一 周某，男，45岁。2012年2月22日初诊。

主诉：腰痛数年，喜暖怕冷，劳累着凉后发作 1 周。

病史：患者腰痛数年，无外伤，近期阴雨连绵，工作劳累后受寒，腰部突然疼痛，喜暖怕冷。

查体：脉数，苔薄腻，舌偏淡。

中医诊断：腰痛（寒湿腰痛证）。

西医诊断：腰部软组织损伤。

治法：散寒行湿，温经通络。

方药：独活寄生汤加减。

大独活 9g，炒防风 9g，秦艽 4.5g，桑寄生 9g，细辛 3g，桂枝 3g，当归 9g，白芍 12g，丹参 9g，杜仲 9g，延胡索 9g，威灵仙 9g，大枣 6 枚。水煎服，10 剂，日 1 剂。

【按】风寒腰痛主要指风寒湿邪中于腰脊，气血循行受阻而致的腰痛。其主要特点是腰痛多痛无定处，或腰痛拘紧沉滞，属外感腰痛。本病腰痛喜温怕冷，风寒阻于经络，腰背气血运行受阻，治疗以祛风散寒为主。（《李国衡医案》）

病案二　徐某，女，50 岁。1990 年初诊。

主诉：腰痛 1 年余。

病史：患者腰中及肩疼痛伴冷感，月经 3~4 个月不利，时有时无，高血压病史 10 余年。

查体：舌淡暗苔白，脉沉细。

中医诊断：腰痛（寒湿腰痛证）。

西医诊断：腰椎间盘突出。

治法：散寒祛湿，温经通络。

方药：甘姜苓术汤加减。

干姜 20g，生白术 40g，通草 15g，甘草 15g，茯苓 15g，续断 30g。5 剂，水煎服，日 1 剂。

【按】本例为寒湿阻滞腰中经脉，此为《金匮要略》所著之肾着之证。邪在经脉，未及脏腑，故无里证，只需温化经络间寒湿即愈。方药以干姜、生白术温脾化湿，茯苓、甘草健脾除湿，通草利水渗湿，续断强腰膝祛风寒。全方共奏温脾散寒化湿之功。（《带教医案实录》）

（二）湿热腰痛证

陈某，男，57 岁，2012 年 3 月 20 日初诊。

主诉：右腰、髋关节、腿疼痛 1 年余，近 1 周加重。

病史：1 年前骨折后，腰痛，不能吃重，劳累后加剧，近 1 周来反复牙龈肿痛，口渴喜饮。

查体：舌红苔白，脉弦大紧数。

中医诊断：腰痛（湿热腰痛证）。

西医诊断：坐骨神经痛。

治法：清热利湿，舒筋止痛。

方药：四妙丸加减。

黄芪 15g，当归 6g，人参 10g，麦冬 10g，五味子 10g，石斛 10g，苍术 10g，黄柏 10g，怀牛膝 10g，海桐皮 10g。10 剂，水煎服，日 1 剂。

【按】湿热蕴结是本病产生的关键因素，患者舌红为内有热邪，病程较长并口渴喜饮，湿热蕴结，气阴两伤。故苍术、黄柏、清利下焦湿热；黄芪、麦冬、人参益气养阴；牛膝通利筋脉，引药下行，兼能强壮腰脊。（《朱进忠医案》）

（三）瘀血腰痛证

李某，男，45 岁。2012 年 10 月 5 日初诊。

主诉：腰痛 7 个月，近 1 周加重。

病史：患者腰痛 7 个月，经治疗以补肾、散风湿为主无效。目前腰痛时轻时重，轻时痛楚沉重，重则痛如锥刺，不敢俯仰，大便经常干燥。

查体：脉沉涩，舌苔薄白，质暗有瘀斑。

中医诊断：腰痛（瘀血腰痛证）。

西医诊断：腰部软组织损伤。

治法：活血化瘀，通络止痛。

方药：身痛逐瘀汤加减。

当归 12g，桃仁 9g，红花 6g，赤芍 9g，乳香 6g，没药 6g，丹参 25g，生地黄 18g，怀牛膝 12g，生大黄 9g，狗脊 12g，炒杜仲 12g。15 剂，水煎服，日 1 剂。

【按】腰痛如锥刺，不可俯仰，是瘀血之候；脉沉涩，舌有瘀斑，皆血虚有瘀之象。瘀血不去，新血不生。肠道失于濡润，故大便干燥。痛如锥刺及舌质暗有瘀斑点，脉涩等为瘀血腰痛之辨证要点。治疗以活血化瘀为法，使瘀化络通，以期痊愈。腰痛以肾虚为本，故在方中配用补肾气，强筋骨之品。（《中医内科学教学病案精选》）

（四）肾虚腰痛证

（1）肾阴虚

章某，男，37 岁。2012 年 3 月 20 日初诊。

主诉：右肾癌手术后 6 个月，腰酸背痛，头晕耳鸣，全身乏力。

病史：2010 年 9 月右肾切除后，出现腰酸背痛，全身乏力，并且面色稍红，语声不振，夜寐不安，小便偏黄。

查体：舌质淡红，苔薄，脉濡。

中医诊断：腰痛（肾阴虚证）。

西医诊断：肾癌后遗症。

治法：滋补肾阴，濡养筋脉。

方药：参芪苓蛇汤（自拟）加减。

党参 20g，黄芪 30g，女贞子 15g，沙苑子 15g，猪苓 30g，蔓荆子 15g，黄柏 10g，干地黄 20g，薏苡仁 15g，猫人参 40g，白花蛇舌草 30g，夜交藤 30g，小麦 30g，红枣 30g，佛手 10g。14 剂，水煎服，日 1 剂。

复诊：服药 14 剂后，症状减轻，服药 3 个月后自拟参芪苓蛇汤加减治疗，患者满意。

【按】不断扶正，适时祛邪，随证治之，为何任独创并以之治疗各类癌症的普遍准则。参芪苓蛇汤，即为国医大师何任自拟并以之体现此准则的药方。党参、黄芪补中益气；茯苓、薏苡仁健脾渗湿；枸杞子、女贞子、地黄补肾益阴；白花蛇舌草、猫人参解毒抗癌；夜交藤、红枣养心安神助寐。

（2）肾阳虚

陈某，女，41 岁，2012 年 3 月 20 日初诊。

主诉：近 1 年腰酸冷痛，不能俯仰。

病史：该患者腰痛近 1 年，近期因受凉加重，平素怕冷，腰部疼痛，得温痛减，严重时不能俯仰。

查体：脉象虚弱，舌苔薄净。

中医诊断：腰痛（肾阳虚证）。

西医诊断：腰肌劳损。

治法：补肾壮阳，温煦经脉。

方药：右归丸加减。

熟地黄 20g，山萸肉 15g，枸杞子 20g，巴戟天 15g，杜仲 15g，狗脊 10g，淫羊藿 15g，补骨脂 15g，菟丝子 15g，胡桃肉 20g。15 剂，水煎服，日 1 剂。

二诊：服 15 剂后，大见奇效，改服用龟鹿二仙胶，调理而愈。

【按】该患者明显肾阳不足之候，故用温补之法。方中巴戟天、淫羊藿培补肾中之元阳，温里祛寒，为君药。熟地黄、山萸肉、枸杞子滋阴补肾，养肝补脾，填精补髓，取"阴中求阳"之义，为臣药。佐以菟丝子、补骨脂、胡桃肉、杜仲、狗脊补肝肾，健腰膝。诸药合用，肝、脾、肾阴阳兼顾，仍以温肾阳为主，妙在阴中求阳。（《蒲元医案》）

三、临证备要

（1）化瘀通络是重要治法。腰痛病久，每多夹瘀，无论祛邪或补肾，均可配活血化瘀通络之剂，必要时亦可配伍虫类药搜风通络剔邪，多用川芎、赤芍、桃仁、红花、水蛭、土鳖虫、制大黄等。如泌尿系统结石的患者，临床可见腰部刺痛、钝痛、拒按，或有尿血，舌质隐紫或有瘀斑，此属血瘀征象。由湿热久蕴，脉络瘀阻，络损血溢所致，治疗当以化瘀为主，常用王不留行、失笑散、益母草、郁金、延胡索、怀牛膝、虎杖、桃仁、茜草根、藕节等。

（2）重视原发疾病的针对性治疗。腰痛的病因较多，外感、内伤、跌仆闪挫均属常见，与多种疾病相关，临床既要辨证治疗，又应针对原发疾病，采用不同的治疗方法。如泌尿系统的感染、结石可引起腰痛，肝胆系统疾病、骨伤科疾病、妇科生殖系统疾病等，也可累及腰部，引起疼痛，治疗应首先考虑原发疾病的治疗，切忌腰痛治腰，以免贻误病情。

（3）临证强调综合治疗。根据病情选用牵拉复位、推拿、针灸、拔火罐、膏药外敷、理疗、穴位注射、中药离子透入等方法，有助于疾病的治疗与康复。寒湿腰痛、肾虚腰痛、瘀血腰痛在内服药物的基础上，可配合熨法治疗，如将肉桂、吴茱萸、葱头、花椒四味捣匀，炒热，以绢帕裹包熨痛处，冷则再炒熨之，外用阿魏膏贴之，可提高治疗效果。